珍爱生命

罗学宏◎著

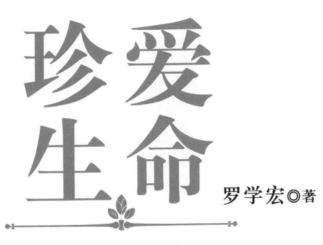

湘雅医院
知名急诊专家手记

不要等到救命时才明白
最好的"救命医生"是自己

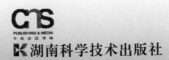

湖南科学技术出版社

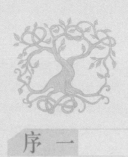

序 一

罗学宏教授的科普大作《珍爱生命——湘雅医院知名急诊专家手记》即将由湖南科学技术出版社出版发行。应罗学宏教授之邀为本书写序,我作为他的后辈学子,荣幸之余,诚惶诚恐;但作为湘雅医院的现任院长,又是我责无旁贷的义务。近日再次拜读罗老师的著作,敬佩之情油然而生,我不仅钦佩老师学识渊博、经验丰富,更敬佩他为我国医学科普事业的发展,为使广大人民群众远离伪科学、拥有正确的医学常识和健康的生活方式所做的不懈努力!借此机会,谨以此短文向读者推荐这本真正的科学普及著作,同时表达湘雅医院和我本人对罗学宏老师的敬意。

罗学宏教授1963年从湖南医学院(现中南大学湘雅医学院)毕业后留湘雅医院普通外科工作,成为一名优秀的外科医师;20世纪80年代末,受医院指派担任湘雅医院急诊科主任,率先在湖南省成立了第一个独立的急诊医学学科。在他的带领下,湘雅医院的急诊医学成为全国的行业标杆,并受命主编了我国普通高等教育"十一五"国家级规划教材《急诊医学》。罗老师在多年从医的经历中看到了很多患者由于缺乏医学常识,耽误了早期诊断和治疗的时机;由于听信了错误的宣传或旁人的误导而选择了错误的治病方法;更有甚者,不少患者不信医生信"神仙",因求神拜佛或旁门左道而耽误了最佳的治疗机会。于是,他在繁忙的医疗工作之余,拿起了另一支"治病救人"的利器——撰写科普文章的笔。用他的话说,"一个医生的半天门诊最多服务几十人,但一篇流传广泛的科普文章却有可能让成千上万人受益。做医生,不仅仅是看病,普及医学知识也是一种社会责任"。这是对医生职业责任更全面的诠释,是一颗升华了的医者仁心!从那以后,罗学宏老师笔耕不辍,在繁重的急诊科医疗、教学和科研工作之余,利用休息时间撰写了大量的科普文章。据初步统计,从20世纪80年代至今，他在全国各大报刊上共发表了超过1000篇医学科普文章，其数量为省内之最，也许，在全国也很少有超过这一记录者。当前，学术界评判学者水平的标准一般是高水平的学术论文、重要的发明专利、主持重要的科研项目和获得高层次的科技奖励。当然，学术追求"高、大、上"和创新是应该的；然而，作为一位医学院的教授和全国知名的学者，拿出宝贵的业余时间从事科普创作，只为让成千上万的人生活得更科学、更健康，其品格之高、胸怀之大，更加令人敬佩！

去年，我院急诊科的同事们为庆祝罗学宏老师的80岁寿辰，将他多年来撰写的科普文章收集、整理，选编成一本16开共504页的"一个急诊科医生的科普杂谈"的内部著作，其内容涉及临床医学的方方面面，很值得一读。为了让这本书流传更广，更好地惠及普通读者，湖南科学技术出版社和湘雅医院决定在这本内部流传的著作的基础上进一步整理和提炼，合作出版这本实用价值很高的"健康宝典"《珍爱生命——湘雅医院知名急诊专家手记》，以便让罗学宏教授数十年的心血和经验成为全国读者的财富。

本书共收集罗老师历年发表的科普文章242篇。它们不是简单地引用或摘抄旁人的著作和论文，更不是凭空想象或根据理论推断，而是从他亲历的医疗实践中总结和提炼，并按照疾病种类精心编排的，有很强的可读性。罗老师善于用轻松的话语、生动易懂的文字和简洁的逻辑向读者表述和解答医学上复杂的道理，使读者在"听故事"的同时获得了正确的医学知识。

今天，这本凝结着一位高尚的医学教授心血的大作终于得以与广大读者和病友见面了。如果这本书帮助您增添了正确的医学知识，获得了健康的身体或改变了不健康的生活习惯，我们将由衷地高兴。希望罗学宏教授的这部科普著作的出版能激励更多的临床医生写出更多惠及众生的、精彩实用的优秀科普作品来。

湘雅医院院长、耳鼻喉科教授、博士生导师、湘雅名医　孙　虹

2017年8月4日于湖南长沙

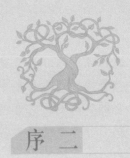

老哥，我在你的书中"吸氧"

2017年春夏之交，我有幸索要到罗学宏教授著的医学科普图书——《珍爱生命——湘雅医院知名急诊专家手记》样稿，回家一阅，便被牢牢吸引住了，一连数日埋头咀嚼，不得释手。过去，我也曾零星读过教授的论著和报刊文章，但此次一品他的医学"科普全席"，却是另一番畅快淋漓的味道。可以看出，整部著作决决数十万字，精诚博大深入浅出，声情并茂妙趣横生，宛如一条清澈的小溪粼粼闪烁、涓涓流淌，将科学健康普及知识细细数落、娓娓道来，使得百姓大众能够轻松自如地阅读下去，看得懂辨得清，更能用得上。

正如教授所讲："医学科普，是医生的社会责任，应时刻怀有敬畏之心，不断提高自身业务水平。"又如："科普创作，要坚持'四性'为本，即科学性、可读性、趣味性和实用性。"更有："在生命的长河中，八十岁只是一朵小小的浪花。流水滔滔，奔腾不息；浪花簇涌，永无止竭。"……

猛然间，我浑身一个激灵抖擞，一阵格外的惬意轻松——那是因为，我已经呼吸到了一股呼呼吹来的凉爽的风……

明代大学者方孝儒曾说："虑天下者，常图其所难，而忽其所易。"借古可以这样理解：人们在考虑重大问题时，常常把问题想得浪难，而花大力气去攻克。一段实践后猛然发现，这个问题也可以从其他途泾去解决，反而能收到事半功倍的效果。医疗卫生战线何尝不是同一道理呢？这部科普著作，把高深烦冗的临床病例诊断、发病机制、治疗手段和预防要素等寓于浅显易懂的俗语里笑谈中，不时还是趣味悠闲的故事会，让百姓轻轻松松就明白了，也知道怎么做了。这样的实践，一定是社会欢迎推崇的。

从"白衣天使"诗画开篇，你就已经感受到了一股强烈的气息——那是满满的爱！

罗学宏是我的同学，1963年毕业于湖南医学院（现中南大学湘雅医学院）之后，留任湘雅医院从事外科临床、教学和科研等工作。50多年来，不论在岗还是退休，始终没有离开过救死扶伤的第一线。1987年调任医院急诊科主任后，他更是没日没夜地泡在了病人堆里手术台前，细心大胆技艺超群，真诚相待平易近人，任劳任怨坦荡无私。

手捧著作细细读来，你会发现，通篇汇集了教授近30年里亲手撰写并在各类报刊发表的科普作品，可谓医学门类多样，剖析精辟入骨，方法贴切务实。——这是我们为之惊叹的！有人不禁要问：他有那么神通吗？百姓说：然也！

罗学宏上大学时，就已然出类拔萃了。教授出身贫寒，饱尝困苦，家乡的缺医少药坚定了他立志从医的人生目标。从此，牛背识字赤脚上学，孜孜不悔苦苦攻读，他终于走出了世代文盲的荒漠，欣然跑上了科学扶桑的快车道。湘雅医院为他施展才华创造了条件。学医、临床、教学、科研近60年来，教授常怀感恩之心，专心致志勤奋好学，科学严谨融会贯通，亲自手术不下数千台，拯救危难不胜枚举，学术研究成果丰硕，人才培育桃李满园……

"充分体会到操刀与提笔异曲同工之妙的大夫，要数湘雅医院急诊科主任罗学宏。"

"'要活命的，去找急诊科的罗主任！'这一消息在中南大学湘雅医院内外不胫而走，病人们还越传越神，到处述说着他如何救人于危难之时、如何让人起死回生的动人事迹。"……

若不是透彻的认知与实践，若没有换位的思考和摸索，若不具强烈的担当与责任，也若没有精巧的构思和笔功，科普创作是无从下手难以为继的。正因为如此，这部科普著作方显得弥足珍贵。——这是我们宝贵的生活养分！

罗学宏到急诊科后，更加清醒地认识到，许多疾病原不该发生，很多悲剧完全可以避免，这些都源于人们医药健康知识的匮乏和自我防范意识的缺失。教授想，如果能拿起科普之笔，将民众从这些茫然中解脱出来，不得病少得病，早预防早治疗，岂不是惠及百姓的大好事吗？从此，他与医学普及结下了不解之缘。

励精图治博览众长，呕心沥血厚积薄发。于是，这月几稿，那月十数篇，教授的科普文章纷纷扬扬洒落在杂志报端，获得了媒体的青睐和群众的好评。人们记得，他的作品也不乏适时性的忠告——

春天暖了，讲述预防感冒、流行病，节后多发食物中毒。

夏天热了，提醒又到毒蛇咬人时，断头蛇也可致人于死地。

秋天凉了，说明蚊子如何传染乙脑、登革热、疟疾。

冬天冷了，告诫防止燃气中毒、老年中风、心肌梗死。

跌倒了，老年人谨防脆性骨折，糖友晕倒要"五辨"。

……

多年以来，他总计发表作品1000多篇，文字总量不下百万，可谓随手拈来驾轻就熟，题材丰富挥洒自如。由此，教授被多家媒体评为优秀通讯员、优秀科普作者等，并获得了湖南省科普创作一等奖，今年又荣获湘雅医院优秀共产党员标兵称号。如今，已然耄耋之年的他，依然是笔耕不辍，畅所有余。有人说："刀下救人看似立竿见影，但罗主任笔下救的人，不知多过刀下救的人多少倍。"真是说到了点子上。我不禁调侃道："老兄，你这样没完没了地折腾，很多临床医生怕是会要失业哦？"虽然是句玩笑，却也侧面说出了心里话——《珍爱生命——湘雅医院知名急诊专家手记》是一部可以活学活用的大众健康百科典藏，是我们不可缺的良师益友。

老哥，在你的身上，我看到了那颗永远闪亮的心！

湖南省卫计委原副巡视员、原湖南医科大学兼职教授、全国科普工作先进工作者

郭雁宾

2017 年 7 月 24 日于长沙

　　我出生在湖南邵东县一个世代文盲的贫苦家庭，从小一边看牛，一边坚持读书到小学毕业。1952年春，我赤脚步行130多里（60多千米），考入了邵阳市第三中学，从此靠着国家的助学金完成了由中学到医科大学的学业，成为一名光荣的医务工作者。

　　年少时，我在贫穷的家乡，曾眼睁睁地看着活泼可爱的6岁侄儿因患白喉不幸窒息夭折，身心受到了极大的震动。"生命脆弱"和农村缺医少药的现状，在我幼小的心灵上留下了深深的烙印，从此立下了学医的志向。1963年从湖南医学院（现中南大学湘雅医学院）毕业后，我留在附属湘雅医院工作，从普通腹部外科到急诊科，从见习医生到主任医师、教授、急诊医学硕士研究生导师，从风华正茂到白发苍苍，我始终坚守在救死扶伤第一线，圆着深爱的从医梦。

　　临床教学科研50多年来，我一直对党和人民怀着深厚的感恩之情，以敬畏之心对待事业，勤学苦练，潜心提高理论知识和技术水平，各方面取得了长足进步。我总是以亲人般的温暖对待病患，想患者之所想，急患者之所急，全心倾注在临床第一线，抢救了数以千计急危患者的生命，以求无愧于医生这个光荣称号。

　　美籍华人解华真博士曾说过："中国人有百分之九十不是死于疾病，而是死于无知。"我从事急诊工作以后，亲眼看到了健康与现实生活中极不协调的窘况。譬如：有病乱投医，导致生命垂危；听信假医，乱食偏方，致使病情加重；有病不去医院诊治，烧香拜佛，错失救治时机；偏听偏信，乱吃食物，出现致病致残，甚至危及生命的情况；对"小毛病"不在意，延误诊治，如此等等。就这样，一个个鲜活的生命消失了，无不令人倍感痛惜！

一次又一次血的教训告诉我，对生命健康的漠视和无助，是天灾，也是人祸。"天灾"看似是身体的功能紊乱和病毒侵害，很无奈，但实质上与"人祸"是相互依存的。这种伤害在一定程度上讲，是健康意识淡薄招的灾，是医学知识匮乏惹的祸。要防止那些本不该发生的生命悲剧重演，每个人都应当对健康知识懂得更多更广，对诊治手段知道得更细更明。只有这样，生命才能更好地获得保护和尊重，生活才能更多地享有舒适与健康。

因此，我越来越强烈地感到，作为一名医生，除了尽职尽责、精益求精做好专业职能工作外，还应该付出时间与精力，承担起普及医学健康知识的责任和义务，为人民的健康尽其所能。位卑未敢忘忧国，我不忘初心，从此与医学科普创作结下不解之缘。自 20 世纪 80 年代以来，我从尝试写"豆腐块"式的小篇医疗新闻报道开始，逐步发展到创作完整的医学健康科普文章。

我写科普文章力求科学性、可读性、趣味性和实用性融为一体，选题多从实际出发，有的放矢；以临床所见所闻和各类病案为素材，选取典型的事例，揭示医学上的现象和问题；用轻松的话题和生动的语言，解释医学上的某些疑难或困惑；接受患者提问，解答常见病症的发生原因及诊疗方法；结合疑难杂症病案分析和相关文献资料，提供国内外新的诊疗知识和药物；通过对误诊误治病案分析，从中吸取经验教训，帮助提高诊疗水平；抓住滥用保健品典型个案，揭露医药虚假乱象，增强群众自我保护意识。由于这些医学科普文章适应现实生活实际，符合群众日常生活中涉及的医学健康问题，受到广大读者的欢迎，取得了良好的社会效益。

2016 年 8 月，中央召开了"全国卫生与健康大会"，提出"要倡导健康文明的生活方式，树立大卫生、大健康的观念，把以治病为中心转变为以人民健康为中心"，为医疗卫生事业指明了方向。坚定不移地贯彻预防为主的方针，普及医学和卫生知识，是时代的需要，人民的需要。人们需要通过大量通俗易懂的科普作品来获得卫生知识，选择最健康的生活方式，用科学知识来维护健康、促进健康，依靠自己的行动努力，担负起对自身健康的责任。要使科学的医疗卫生知识让群众掌握和应用，需要一个传播的形式和渠道，科普创作和宣传就是一个最普及、最有效的方式。一个医生半天门诊最多服务几十人，一篇流传广泛的科普作品却可以让成千上万的人受益。这是广大医务工作者义不容辞的责任。

我在半个多世纪的医学科普实践中，每年都撰写有数十篇医学科普文章见诸国内报纸杂志，先后发表达一千多篇。去年恰逢我八十岁生日，湘雅医院的同事们从以注的报纸杂志和网上收集了我写的科普文章1000余篇，遴选出343篇汇集成《科普杂谈》一书，作为我生日的庆贺。

这次《珍爱生命——湘雅医院知名急诊专家手记》的正式出版，是在湘雅医院领导和湖南科学技术出版社的大力支持下，在《科普杂谈》的基础上进一步精选，删减了有关医疗技术方面的篇幅，更集中突出了普及医疗知识的内容，涵盖了不同季节、不同系统、不同病种、不同年龄人群的病例。我相信这本书顺应时代的要求，符合群众的需要，也能为普及医药卫生知识做出微薄的贡献。

在生命的长河中，八十岁只是短暂的瞬间。如果把医学的传承与发展比作一条河，我写的这些科普文章，不过是河流中激起的小小浪花。没有河流就不会有浪花，没有延续不断的浪花，也没有逝者如斯的河流。医学如此，生命也是如此。流水滔滔，奔腾不息；浪花簇涌，永无止竭。我将牢记使命，继续努力，生命不息，为人民医疗卫生事业奋斗不止。

罗学宏

2017 年 8 月 18 日

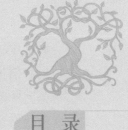

CONTENTS 目录

脑血管病是健康"第二杀手"

糖尿病是人类健康"第三杀手"

高尿酸血症危害健康"第四高"

意外伤害的预防与自救

消化系统疾病要警惕"隐形杀手"

急性传染病仍是健康"杀手"

呼吸系统疾病危害严重

肝胆胰疾病潜伏"杀手"

血液系统疾病与输血的危害

细数甲状腺疾病的危害

老年人疾病重在防

后记

心血管疾病已成健康
"第一杀手"

高血压危害知多少

据报道，我国高血压患者多达 2 亿人，每 10 个人中就有 2 个高血压患者，而且发病率还在呈持续上升的趋势。更可怕的是，患者对自己的高血压病情知晓率仅为 30.2%。殊不知，高血压是人类健康的幕后杀手，没有发现的高血压或未经治疗的高血压患者的心脑血管及肾脏受累的比例明显升高，且这些器官在遭到严重损害后会引发致死、致残率很高的并发症。

* **冠心病** 高血压是冠心病的主要危险因素之一，高血压患者患冠心病的比例是正常者的 2 倍，如果长期不治疗，死于冠心病的危险性达 50%。

* **房颤** 房颤是一种常见的心律失常。高血压不仅会显著增加发生房颤的风险，还会显著增加房颤患者发生脑血管疾病的风险。

* **心力衰竭** 流行病学研究表明，40%～50% 的心衰起因于高血压。血压越高，未经治疗者则发展为心衰的可能性越大。

* **猝死** 猝死是突然发生呼吸、心跳停止，意识丧失，并常于 1 小时内死亡。高血压因左心室负荷增加，而致左心室肥厚，易患心律失常、心衰，是猝死的高危因素。冠心病猝死约占全部心血管疾病猝死的 90%。

* **主动脉夹层** 人体主动脉是由内膜、中层弹力层和外膜构成，正常情况下这三层是紧密贴合在一起的。主动脉夹层是指主动脉中层在各种原因作用下发生撕裂，形成假腔，血液在假腔中流动，并挤压真腔。该病病情凶险，24 小时内的病死率约为 33%；48 小时为 50%；1 周为 80%。死亡原因主要是主动脉破裂。高血压是主动脉夹层最常见的致病因素，特别是不规则服药、血压控制不佳的患者。

* **高血压危象** 在高血压早期和晚期均可发生，因紧张、疲劳、寒冷、突然停服降压药等诱因，小动脉发生强烈痉挛，血压急剧上升。出现头痛、心悸、气急及视力模糊等严重症状。

* **糖尿病** 在糖尿病患者群中，高血压的发病率是正常人群的 2 倍。糖尿病与高血压并存相当常见，它是患者发生动脉硬化和肾衰竭的重要原因。

* **脑卒中**（包括脑出血和脑梗死） 血压越高，脑卒中的发生率也越高；高血压损伤血管内膜，促进斑块形成而致脑梗死。

　　＊**高血压肾病**　系原发性高血压引起的良性小动脉肾硬化和恶性小动脉肾硬化并伴有肾衰竭。高血压肾损害的发生率与高血压的严重情况和持续的时间呈正比。

　　＊**高血压眼病**　原发性高血压性视网膜病变是由于高血压引起，眼底病变的程度与高血压时间长短及其严重程度密切相关。

　　凡此种种，都是高血压惹的祸，但大量研究表明，控制血压可有效地减少高血压脑卒中、冠心病、心力衰竭和肾病等并发症的发生和发展，降低心脑血管疾病的死亡率。因此，定期体检、早期发现和治疗高血压是关键。

（2013 年 10 月 16 日）

血压居高不下　警惕嗜铬细胞瘤

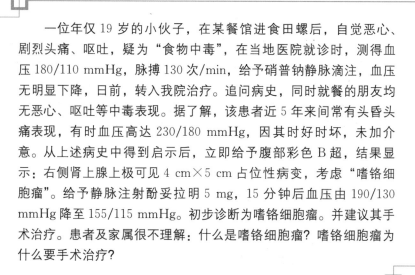

　　一位年仅 19 岁的小伙子，在某餐馆进食田螺后，自觉恶心、剧烈头痛、呕吐，疑为"食物中毒"，在当地医院就诊时，测得血压 180/110 mmHg，脉搏 130 次/min，给予硝普钠静脉滴注，血压无明显下降，日前，转入我院治疗。追问病史，同时就餐的朋友均无恶心、呕吐等中毒表现。据了解，该患者近 5 年来间常有头昏头痛表现，有时血压高达 230/180 mmHg，因其时好时坏，未加介意。从上述病史中得到启示后，立即给予腹部彩色 B 超，结果显示：右侧肾上腺上极可见 4 cm×5 cm 占位性病变，考虑"嗜铬细胞瘤"。给予静脉注射酚妥拉明 5 mg，15 分钟后血压由 190/130 mmHg 降至 155/115 mmHg。初步诊断为嗜铬细胞瘤。并建议其手术治疗。患者及家属很不理解：什么是嗜铬细胞瘤？嗜铬细胞瘤为什么要手术治疗？

　　嗜铬细胞瘤是起源于肾上腺髓质，交感神经节或其他部位的嗜铬组织肿瘤。在肾上腺以外者约各占 10%，嗜铬细胞瘤与其他疾病相继出现者也占 10%。因其瘤组织可持续或间断分泌大量去甲肾上腺素与肾上腺素及微量多巴胺。在临床上，嗜铬细胞瘤患者常呈现持续性或阵发性高血压，收缩压可达 300 mmHg，舒张压可达 180 mmHg，同时伴有头痛、心悸、恶心、呕吐、出汗、面色苍白、焦虑、恐惧感、视力模糊、心动过速、心律失常等。一般发作历时数秒、数分钟，1～2 小时或半日至 1 日。同时可有低热（38℃）、多汗，血糖升高，四肢乏力，体重下降等，或出现高血压与低血压相互交替的症候群，有时呈直立性低血压。

嗜铬细胞瘤所致高血压是一种罕见的继发性高血压，患病率占高血压病的 0.1%～1%，男女发病数相似，各年龄组均可发生，以 20～50 岁最多见。本病临床表现多种多样，极易误诊，有文献报道，误诊率高达 76.5%。本病诊断明确后，定位清楚的嗜铬细胞瘤，应尽早手术治疗，可达到治愈的目的。

减少漏诊和误诊主要应提高对本病的认识，熟悉嗜铬细胞瘤的特殊表现。在下列各种情况下应考虑本病的可能性：

1. 阵发性或持续性高血压伴有以下情况之一或数项者：①发生于青少年的高血压。②持续性或阵发性大汗淋漓，尤其是天冷的情况下。③发作性头痛、心悸、恐惧感、腹或胸痛、颤抖、恶心、呕吐、苍白、潮红。④初发高血压或其病程较短，而血压呈显著升高者（200～300/150～180 mmHg）。⑤血压大幅度波动和/或有休克者，或出现高血压与低血压相互交替的症候群，有时呈直立性低血压。⑥阵发性或持续性高血压伴严重阵发性加重者。⑦高血压病程短，而病情进展迅速，且伴有心、肾功能受损者。⑧高血压、代谢率增高及糖代谢紊乱或严重糖尿病同时存在者。⑨代谢率增高而无甲状腺功能亢进者。⑩常用降压药无效，甚至用药后血压反而增高者。⑪神经纤维瘤伴有高血压者，消瘦或近来体重下降者。

2. 在应激情况下，如任何手术、创伤、情绪激动或麻醉期间发生高血压或休克又无法解释者。

3. 按摩挤压肾区、腹部或站立排尿终末期发生不明原因的心悸，甚至晕厥的高血压症状发作者。

4. 孕妇在妊娠早期或分娩期间出现原因不明的高血压或休克者。凡疑有嗜铬细胞瘤者，应及时到有条件的医院进一步检查尿中儿茶酚胺及其代谢产物苦杏仁酸等以确诊，并通过肾上腺 B 超、CT、MRI 检查以确定肿瘤所在部位，以利于肿瘤摘除，达到根治的目的。

（2006 年 9 月 3 日）

当心房颤成为健康"杀手"

年过花甲的肖奶奶，体态胖，高血压、糖尿病 8 年左右，但一直控制不错。近年来，无明显诱因出现心慌，呈阵发性。自数脉搏不规律，每次持续数小时至数十小时不等。症状劳累后明显，休息时亦有发作，可自行缓解。医院检查：脉搏 124 次/min，血压 150/102 mmHg。心率 140 次/min，律不齐，强弱不等，各瓣膜听诊区未闻及病理性杂音。心电图：阵发性心房颤动。

据报道，目前我国房颤患者约有 1000 万，其中阵发性和孤立性房颤所占的比例高达 1/3 以上，此类病已严重威胁患者的生命健康、影响其生活质量。

主要危害

* **房颤诱发脑栓塞**　脑栓塞是房颤引起的主要栓塞病变，同时也是房颤患者致残率最高的并发症。流行病学研究发现：住院房颤患者脑卒中患病率高达 24.8%，且有明显随年龄增加趋势，80 岁以上脑卒中患病率高达 32.86%。

* **房颤加剧心力衰竭**　心力衰竭和房颤由于有共同的危险因素和复杂的内在关系使两者常同时存在，相互促进。我国资料显示，住院的房颤患者中有 1/3 存在心力衰竭。而心功能Ⅳ级的患者中，有近一半患者发生房颤。

* **心肌缺血**　有研究显示，房颤是冠心病患者死亡的独立预测因素，它使冠心病患者死亡的危险增加 1 倍。

* **房颤促使老年痴呆**　美国最新一项研究发现，中老年人房颤与老年痴呆有关，特别是在 70 岁以下中老年人群中，房颤患者罹患老年痴呆的风险比同龄健康人高 130%。

狙击"杀手"有"四要"

一要提高对房颤的认识，房颤是临床上最常见的心律失常。中老年人一旦自觉心慌、胸闷、头晕、昏倒等时，做心电图便可以确诊房颤。如果老年人症状不明显，超过 65 岁的老人，每年检查心电图也有助于房颤的早期发现。

二要抗凝治疗，预防血栓栓塞是房颤治疗的重点之一，抗凝是预防卒中最关键的治疗。抗凝药物选择：多项大规模临床实验比较了阿司匹林与华法林抗栓治疗，目前公认华法林疗效更确切，阿司匹林可作为低危患者或有华法林禁忌证或不能耐受华法林的选择。

三要重视原发病治疗，如控制血压、纠正心力衰竭，纠正缺氧，治疗甲亢、肺栓塞等。

四要根据情况，在医生指导下采取药物复律或电复律。

（2009 年 7 月 27 日）

"隧道"在心肌里穿行

一位 36 岁的农民，近 1 年来干活就觉得胸闷、胸痛、气短，严重时甚至晕厥。曾多次去乡卫生院和县医院，做了心电图和 X 线检查，未发现明显异常。不久前，来我院就诊，行冠状动脉造影检查，发现左前降支中段管腔缩窄 75%，被诊断为心肌桥。患者及其家属对这一诊断感到十分茫然。

什么是心肌桥

心肌桥又称心肌隧道、壁内冠状动脉，是一种较常见的先天性解剖畸形。一般人的冠状动脉走行于心脏心外膜下的脂肪组织中，当冠状动脉的某一段或其分支的某一段被形似桥的心肌纤维束所覆盖，该心肌纤维束就被称为心肌桥。由于心肌纤维覆盖部分冠状动脉血管，心脏收缩时，会挤压血管，导致冠状动脉管腔相对狭窄，影响局部心肌供血，从而引发心悸、心绞痛、心律失常、心肌梗死甚至猝死。

心肌桥曾被认为是良性病变，随着医学研究的发展，人们已经认识到心肌桥的危害。

心肌桥，临床上并非罕见。尸检及冠状动脉造影中检出率分别为 15%～85% 和 0.5%～2.5%。心肌桥从出生后即可存在，既往均无心脏疾病史，心肌桥出现率男性略高于女性，但也有研究者认为无明显性别差异。

心肌桥分为3级

心肌桥的临床表现多种多样。许多患者可长期无明显症状，产生临床症状往往在 30～40 岁以后，最常见的症状为不典型胸痛和劳力型心绞痛，重者可出现急性冠状动脉综合征、心律失常等。心肌桥也可与瓣膜病、心肌病共同存在，其临床表现有所不同。常规的冠状动脉造影仍是临床诊断心肌桥的金标准。

有学者根据冠状动脉管径的缩窄程度，将心肌桥分为 3 级，Ⅰ级可无任何症状，Ⅲ级症状较重，有缺血性心电图改变。前面提到的那位农民朋友经冠状动脉造影结果提示，其病变属于心肌桥Ⅲ级，故干活时就觉得胸闷、胸痛气短，严重时晕厥等症状就不难解释了。

药物＋介入＋手术治疗方法

心肌桥的治疗原则是减轻心肌桥壁冠状动脉的压迫，缓解压力。治疗措施主要有药物治疗、介入治疗和手术治疗。

＊ **药物治疗**　在医生指导下，可使用：①β受体阻滞药能降低心肌收缩力，如倍他乐克（酒石酸美托洛尔片）最常用，能减慢心率，降低心肌耗氧量。②钙拮抗药可降低心肌收缩力，如非二氢吡啶类钙离子拮抗药（维拉帕米、地尔硫䓬）等。

＊ **冠状动脉内支架植入术**　有心肌缺血表现的心肌桥，支架植入术不仅能纠正异常的壁内冠状动脉血流动，还可使下降的壁内冠状动脉血流储备恢复正常。

＊ **心肌桥切除术或冠状动脉松解术**　药物治疗后缺血症状持续存在的患者，可采用心肌桥切除术或冠状动脉松解术。

＊ **冠状动脉搭桥术**　有症状的心肌桥患者，且心肌桥有动脉粥样硬化时，应考虑行冠状动脉搭桥术。

（2009 年 12 月 8 日）

心肌梗死3小时　急救黄金期

一位年仅46岁的医学教授，平时他总说自己体健如牛，近年来，常规体检也都正常。只有抽烟的不良嗜好。2009年元旦，他在驾车回老家的途中，突然感到胸闷和剧烈的胸骨后疼痛。凭着职业的敏感，他认为自己的病情可能很严重。于是他当机立断，以最快的速度返回湘雅医院。接诊的医生恰好是一位有丰富临床经验的教授。经仔细检查后证实，这位年轻教授患了急性心肌梗死，随即被转入介入科进行治疗。经做血管造影检查发现，该教授的心脏血管有三支发生了阻塞，其中有两支血管已经完全闭塞。在接受了支架植入手术治疗后，他终于转危为安。大家都为此感到欣慰，但在欣慰之余笔者感到，如何正确认识突发的心肌梗死，突发心肌梗死后怎样进行确诊和救治，仍是值得很多人关注的问题。

心肌梗死并非是老年人的"专利"

过去，在很多人的印象中，心肌梗死患者大多为老年人。但近些年来，肥胖、嗜烟、酗酒的人日益增多，使得越来越多的年轻人也成为心肌梗死患者。据统计，目前在临床上，中青年患急性心肌梗死的人数已占该病患者总数的8%。患动脉粥样硬化年龄最小的为16岁，其中男性比女性多了近5倍。因此，青壮年人也要时刻提防心肌梗死。

疑似心肌梗死的患者该怎么办

典型的急性心肌梗死患者会自觉左胸部或胸骨后呈剧烈的压榨性疼痛或有紧迫、烧灼感，并伴有呼吸困难、出汗、恶心、呕吐或眩晕等症状，其疼痛可向左上臂、颌部、背部或肩部放射。此种症状常可持续20多分钟。有时疼痛也可能出现在上腹部或颈部等部位。患者一旦出现上述情况，千万不要惊慌，应立即停止一切活动，然后平卧休息，同时需在舌下含服1片硝酸甘油，可每隔5分钟重复含药一次。有条件者最好能吸氧。如果患者含服3片硝酸甘油后仍无疗效，或疼痛已持续了20多分钟，应立即拨打"120"急救电话，或由他人陪同直奔医院。

发病3小时以内是进行急救的黄金时期

迄今为止，除了做冠状动脉造影检查以外，一般的体格检查无法准确地判断一个人患有冠心病的严重程度。因此，临床上将冠状动脉造影检查的结果看作是诊断冠心病的"金标准"。但由于很多人不了解和不接受这项检查，使得我国冠心病的早期诊断及治疗率一直都处于较低的水平。做冠状动脉造影检查听起来似乎有些恐怖，其实，它只是一种微创手术。其操作方法也比较简单，即在受检者的桡动脉或股动脉处开一个小口，通过该小口将一根导管插入冠状动脉的入口处。然后向内注入造影剂，这样就可以清楚地看到受检者的冠状动脉有无狭窄以及狭窄的部位、程度和范围等。因此，对急性心肌梗死患者进行救治的最佳措施当属介入治疗。其方法主要有以下两种：

* **经皮腔内冠状动脉成形术（PTCA）** 该方法是经患者的股动脉或桡动脉将一根导管插入其狭窄的冠状动脉内，再通过在体外加压扩张气囊，使狭窄的血管张开，进而使病变处的冠状动脉重新构型。

* **冠状动脉内支架植入术** 有50%～90%的实施经皮腔内冠状动脉成形术的患者都需要在病变处植入1个或几个支架。冠状动脉内支架植入术的优点是：①可使狭窄的冠状动脉得到更理想的扩张。②使患者的冠状动脉再次发生狭窄的概率降低一半。③可使患者在术中撕裂的冠状动脉内膜迅速贴壁。④可降低患者在手术中发生并发症的概率。

介入治疗较内科药物治疗具有疗效直接、迅速、效果可靠的优点，同时它又能避免外科手术治疗带给患者的风险和创伤。该疗法可多次重复应用，患者在术后2～7日即可恢复正常的生活。需要说明的是，介入治疗主要适用于出现胸痛症状未超过12小时的心肌梗死患者，而出现胸痛症状在3小时以内则是应用该疗法进行救治的黄金时段。

（2009年10月3日）

警惕心电图正常 心肌梗死致猝死

82 岁的王先生，因"左胸部疼痛伴恶心 4 小时"来急诊。患者自述于入院前 4 小时突然出现左胸部剧烈疼痛，呈压榨性，放射至背部，同时上腹部胀痛。但急诊心电图提示正常，自行回家休息，未加介意。次日晚上 10 时多，又出现左胸部剧烈疼痛难忍，频繁恶心，大汗淋漓，急送入医院急诊室已心跳呼吸骤停，被诊断为急性心肌梗死致猝死。噩耗传来，人们扼腕之余，都有同一个疑虑"心电图正常为什么会心肌梗死致猝死"?!

标准心电图对部分早期急性心肌梗死病例具有诊断意义，但心肌梗死是由于长时间缺血引起的心肌细胞死亡，心肌缺血发生后，心肌细胞并非即刻发生坏死，直到冠状动脉闭塞后 20～30 分钟，缺血的心肌才开始少量坏死。因此，有时对极早期心肌梗死，心电图不一定能马上显示。据一组病理和心电图对照研究结果证明，心电图诊断心肌梗死的准确性为 80%，有 20% 的患者心电图不典型或无特异性表现而被漏诊。

王老的不幸遭遇告诫我们，在心肌梗死早期，有相当多患者的心电图无明显异常，成为心肌梗死早期漏诊或误诊的主要原因。因此，当临床有可疑心肌梗死时，应对心电图进行重复多次描记，反复比较，认真观察其细微变化，切不可轻易凭借一次心电图无特异性发现而武断地否定心肌梗死的可能，还应根据临床症状、肌钙蛋白、心肌酶，高危人群应追加血管造影等检查进行全面分析，综合判断等，从而明确诊断，以免悲剧重演。

（2014 年 3 月 28 日）

从歌唱家何纪光猝死说起

2002年9月18日，著名歌唱家何纪光在张家界湖南旅游节闭幕式上激情高歌，下午4时乘飞机回到家，晚上还与夫人一起观看了演出的录像带。19日凌晨1时，他自觉嗓子不适，耳朵背后有点痛，全身出汗，吃了点消炎药后，在夫人扶持下上床休息。凌晨3时许，夫人还听到他的呼噜声。上午10时左右呼之不应。"120"急救医生赶到时发现何纪光已与世长辞，推断其猝死时间为19日凌晨4～5时。最后认定是心肌梗死夺去了他的生命。

著名歌唱家何纪光先生猝然辞世，噩耗传来，犹如一石激起千层浪，不仅无比关心爱戴他的人们不胜悲哀，而且在社会上也引发了对猝死的极大关注。人们在震惊之余不禁要问：为什么心肌梗死来得如此突然？能否及早发现？发现了有救吗？

何纪光先生的这种情况在医学上称为猝死，是指平时看来健康或病情已基本恢复或稳定者，在短时间内突然发生意想不到的非创伤性死亡。发生猝死的原因很多，其中，心源性猝死最为多见，占61.6%～84.4%。心源性猝死中最常见的病因又是冠心病。由于营养心脏的大多数冠状动脉严重阻塞，突然使心脏需血和供血不相适应，以致引起心脏严重供血不足，最后导致急性循环衰竭、猝死。除此之外，心肌炎、原发性心肌病、风湿性心脏病、严重心律失常、二尖瓣脱垂等心脏疾病都是猝死的直接原因。另外，脑、肺性猝死、急性胰腺炎、药物中毒或过敏、重症感染等皆可引起猝死。

心源性猝死的先兆

很多人有关先兆发生在正常活动中未被注意，或出现在睡眠中。若出现下列情况，就应视为猝死先兆。

• 不明原因的昏厥。老年人出现不明原因昏厥或出现胸闷、胸痛、心悸及卧床或睡眠时呼吸困难、烦躁不安、大汗淋漓、异常鼾声等。

• 心肌梗死后频发心绞痛，或疼痛剧烈，梗死面积广泛或前壁心肌梗死伴有心衰、休克、严重心律失常。

- 心肌梗死脆弱期。心绞痛首次发作后 1 个月内发生心肌梗死的可能性达 59%。
- 不稳定型心绞痛。不稳定型心绞痛 44%～70% 发展为急性心肌梗死，16% 发生猝死。
- 陈旧性心肌梗死合并室壁瘤，可再次或多次发生心肌梗死，心肌梗死后 6～18 个月为危险期。
- 高血压伴左心室肥厚，出现无症状心肌缺血，应警惕心源性猝死。
- 特征性心电图改变，如 ST 段明显抬高及 T 波直立高耸，巨大 U 波，双束支传导阻滞，严重心动过缓等。
- 老年心源性猝死抢救成活的患者，其一年内复发率达 30%～40%，应警惕再次猝死。

心源性猝死的特点

- 60 岁左右的男性心源性猝死发病率最高，可能与嗜酒、吸烟等危险因素有关。
- 急性心肌梗死及猝死的发生，在夜间 12 时至凌晨最多，凌晨的发病率为傍晚的 3 倍。
- 在老年心源性猝死的病因中以冠心病猝死最为常见，且从发病至死亡的时间非常短。
- 心源性猝死的危险因素与冠心病相似，高血压、高血脂、糖尿病、肥胖、高龄等均可使其发生率增加。

猝死的居家急救

应让患者平卧在床上或地板上，严禁搬动。马上呼叫"120"，同时施行心肺复苏术，胸外心脏按压、口对口人工呼吸。当患者呼吸、心跳恢复后再就近护送至有条件的医院继续采用药物、头部降温、抗休克、抗感染、高压氧等综合治疗，以提高复苏的成功率。

（2003 年 9 月 25 日）

父亲死在儿子的背上

清晨 6 时多，一辆的士疾驰到急诊科门前。"嘎"的一声，车还没停稳，就听到急切而杂乱的呼叫："医生，快救救我父亲！""快点呀！"……

随着喊声，一个神色紧张的中年男子在几个人的簇拥下，背着一位老人冲进了抢救室。只见他面色青紫，鼻孔溢出粉红色泡沫痰。值班的医生进一步检查发现，他的呼吸和心跳都已经停止。经过近 1 小时的抢救，这位老年患者的心电图始终还是呈一条直线。医生随即宣布老人临床死亡。

在悲痛欲绝的家人断断续续的哭诉中，方得知，这位老人今年 70 岁，患高血压、冠心病已有 20 余年。当天凌晨，老人在睡梦中突然不停地咳嗽，并伴气急，呼吸困难，浑身大汗淋漓，鼻孔有粉红色的泡沫痰状液体不断往外溢，口唇及指（趾）端发绀。见此情形，家里人当时都惊呆了。

随即，大家就急急忙忙想办法应对，老人的儿子忙乱地将他从 4 楼往下背，放到车上的时候，老人就已不省人事，但还有一副咧嘴呼吸的样子。

综合家属介绍的病史和辅助检查，以及老人心脏扩大、下肢水肿等临床表现，最后的诊断是心源性哮喘急性发作，而家人的救治不当是造成老人过世的主要原因，而且问题就出在儿子的"背"上。也就是说，老人是死在了儿子的背上。

心源性哮喘常见于左心衰，发作时的症状与支气管哮喘颇为相似，多见于老年人。发病的原因有高血压、冠状动脉硬化或慢性肾炎等。

哮喘发作时，患者的机体极度缺氧，呼吸肌最大限度地工作，以吸入更多氧气和更多地排除肺内的残余气体，以缓解体内重要器官缺氧，如果此时急急忙忙地背送患者，使患者的胸腹部受到压迫，限制了患者呼吸，加重了缺氧。

这位老人正是心源性哮喘急性发作时，被家属从 4 楼背下乘车就医，这一不当的急救转移行为，正是其死亡的重要原因，实在令人痛心和惋惜。

前事不忘后事之师，这个惨痛的教训也应该引起我们的足够重视。当你或家人心源性哮喘发作时，应注意以下要点：

哮喘发作时，患者自身保持情绪的稳定和室内空气的流通湿润，是抢救成功的基础，杂乱无章，紧张躁动，反而会导致缺氧加重。应尽量保持镇定，严禁过多搬动。患者立即采取半卧位或坐位，双腿下垂，以减少流向心脏的血量，减轻心脏负荷。可舌下含服硝酸甘油片0.5 mg，必要时每2小时1次。

呼叫救护车，待病情稍稳定后，在医生监护下平稳就近转送至有条件的医院进一步治疗。

（2003 年 9 月 10 日）

运动性猝死的病因与预防

我们时常会看到一些运动员猝死的报道，例如喀麦隆球员维维安·福、西甲，西班牙队队长丹尼尔·哈尔克以及美国短跑名将乔伊娜、美国排球主攻手海曼等，国内外马拉松赛的猝死事件也屡见报端。人们不禁要问：一向认为他们身体很好，是什么导致了他们的不幸猝死？

运动性猝死的原因多

运动员或进行体育锻炼的人在运动中或运动后24小时内发生的非创伤性意外死亡，称为运动性猝死。运动性猝死发作突然、病程急、病情重，很难救治。运动性猝死90％以上都是心源性猝死（SCD）。因此运动性猝死不是由运动这个单一因素导致的，而是由运动和潜在的心脏病共同引起的，最常见的心源性疾病有：

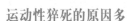

＊**肥厚型心肌病**　肥厚型心肌病（HCM）是年轻运动员猝死的主要原因，目前认为遗传因素是其主要病因。家族性病例以常染色体显性遗传方式传递，表现形式多样，很多病例到青春期才发病。最不幸的是，HCM经常以猝死为首发症状。

* **冠状动脉畸形**　先天性冠状动脉畸形是年轻运动员猝死的第二位原因。与 HCM 一样，这种先天性畸形的漏诊率也很高。一些冠状动脉畸形患者在发生猝死之前可表现出晕厥或心绞痛等症状。

* **特发性左心室肥厚**　特发性左心室肥厚（ILVH）约占年轻运动员猝死的 10%。ILVH 是一种匀称的向心型肥厚。与 HCM 不同的是，ILVH 与遗传无关，且无细胞排列紊乱的病理学表现。至于 ILVH 致死的确切机制，目前还所知甚少。

* **心肌炎**　病毒性心肌炎，在急性期后，还可留有心律失常，甚至有演变为扩张型心肌病而引起猝死，可能在心肌炎的急性期和康复期皆可发生猝死。因此罹患心肌炎的运动员需至少康复 6 个月后方能重返运动场。

* **冠心病**　冠心病仅占年轻运动员猝死的 2%，但却是绝大多数 35 岁以上运动员猝死的主要原因。患肥胖、高血脂、高血压、脂肪肝等病症的人，是隐匿型冠心病患者存在猝死的最大隐患。

* **先天性心脏病（马方综合征）**　其身体特征是：身体瘦小、臂长、指长、腿长、胸骨凹陷，脊椎异常弯曲，扁平足，高上腭等。在运动中出现猝死的概率非常大。

运动性猝死可预防

第一，要对在剧烈运动中可能存在的潜在临床症状有所了解，同时要进行体格检查以及早识别潜在的高危因素和高危人群。家族中有心脏病史、脑血管意外病史或猝死病史，本人有心脏疾病史、晕厥病史、高血压、高血脂、糖尿病史的要特别小心。如马方综合征的人属运动性猝死的高危人群之一，一定要劝其不做剧烈运动。

第二，重视健康检查，特别是心血管系统，在参加剧烈运动或比赛前更是如此，同时要加强运动现场的医护监督。

第三，动态体检。心肺运动试验是一个很好的选择。心肺运动试验通过在运动中对受试者的血压、心电图、经皮血氧饱和度、呼吸频率、潮气量等生理参数的实时连续监测，分析心肺等系统的最大储备功能，可早期发现这些器官潜在的病变，从而预测运动风险。

（2008 年 8 月 12 日）

"心肌梗死"躲在牙痛背后

84岁的张老太，患高血压多年。一天，老人家突然感觉牙痛，就去附近药店买了几片止痛药，可吃了药之后牙痛还是不见减轻。第二天，家人扶着张老太到口腔科就诊，经检查，张老太既无牙洞，牙龈也未见红肿。随后，转诊到急诊科。经详细询问病史并行心电图检查，张老太被诊断为"前壁广泛心肌梗死"并"心源性休克"。虽立即住院抢救，但为时已晚，张老太经抢救无效死亡。噩耗传来，家属悲痛欲绝，悲痛之余，人们不禁在想：牙痛怎么会和心肌梗死有关系？

众所周知，心肌梗死常以疼痛为首要表现，典型的心肌梗死多为胸骨后疼痛，呈压榨性、闷胀性或窒息性。但在临床实际工作中发现，很多心肌梗死患者，尤其是中老年患者，往往表现不典型，有时甚至会以"牙痛"的面目出现，这是怎么回事呢？

心肌梗死—放射痛—牙痛

人体心脏上分布着广泛的神经，这些神经同人体各部位之间联系紧密。当心肌某个部位发生梗死时，会刺激相应部位的神经，把梗死信号反射到躯体不同部位，进而使这些部位出现疼痛，这就是"放射痛"。如下壁心肌梗死常表现为上腹痛或腰腿痛，前壁心肌梗死则会出现牙痛或咽喉痛等。

因此，患有高血压、动脉硬化的老人在出现牙痛这种看似与表面情况不相符的症状时，应想到冠心病、心绞痛甚至心肌梗死的可能。

心源性牙痛

与心肌梗死相关的牙痛，医学上称为"心源性牙痛"。其主要表现为：牙痛剧烈，但无明显牙病；牙痛部位不确切，往往数个牙齿都感到疼痛；伴大汗淋漓、面色苍白、极度虚弱、无力行动，有濒临死亡的感觉；心电图检查有心肌缺血改变，或显示心肌梗死波形；服用一般止痛药疼痛不能缓解，按心绞痛或心肌梗死治疗后牙痛消失。本来就有高血压、冠心病的患者，一旦发生剧烈牙痛，又有上述表现者，一定要首先想到心肌梗死的可能性。

心肌梗死治疗，时间就是生命

中老年人，出现不明原因的牙痛，应立即去医院就诊。及时进行心电图、CT、心肌钙蛋白等检查，必要时进行冠状动脉造影检查，以免耽误诊治。

- 一旦确诊急性心肌梗死，应立即让患者平卧，保证呼吸道通畅，解开腰带和胸前衣扣，避免活动、用力。

- 当患者出现呕吐时应让其头偏向一侧，并清理口腔，避免呕吐物堵塞气管。同时舌下持续含服硝酸甘油、速效救心丸或硝酸异山梨酯（消心痛）。

- 若患者呼吸骤停，意识不清，面色青紫时，应立即做胸外心脏按压和口对口人工呼吸。

- 目前治疗急性心肌梗死不再主张不能搬动患者，而是建议患者到有条件的医院就诊，尽早行溶栓等治疗。在心肌梗死发生后 1 小时内治疗，可挽救大部分坏死的心肌，发病后 6 小时内治疗，还有可能挽救一部分心肌，发病 12 小时后再治疗，效果较差。

（2010 年 5 月 10 日）

胸痛并非都是心绞痛

据世界卫生组织统计，全世界在 65 岁以上的人群中，心脏病是最常见的一种死亡原因，而最多见的是冠心病。临床突出表现为心绞痛。典型的心绞痛发作是突然发生的位于胸骨体上段或中段之后的压榨性、闷胀性或窒息性疼痛，也可能涉及大部分的心前区；可放射至左肩、左上肢前内侧甚至无名小指，偶可伴有濒死的恐惧感觉，往往迫使患者立即停止活动。但无器质性心血管病变者引起胸痛，类似心绞痛的症状，临床上并非少见，常易误诊为冠心病。这不仅延误了针对其病因的治疗，也给患者造成了沉重的精神压力。现结合文献资料，试述下列综合征所致胸痛的机制与心绞痛的鉴别。

* 颈心综合征　颈椎病可引起胸闷、气短、心慌等类似心绞痛的胸部症状。这主要是由于颈部的交感神经干有上、中、下 3 个神经节，心脏受上述 3 个神经节发向心脏分支的支配，当颈椎某种病变影响这

些神经节或其纤维时，均可导致冠状动脉供血障碍或心脏传导系统功能紊乱，出现类似心绞痛的症状。但颈椎病患者还常有颈部转动不适和疼痛，痛甚时含服硝酸甘油无效。

* 胆心综合征　胆囊与心脏的脊神经支配在胸椎 4～5 处有交叉，这是胆病伴有心绞痛发作的主要原因。胆囊结石、胆囊炎、肝胆管结石合并蛔虫时，常导致胆道高压引起的冠状动脉收缩，冠状动脉流量减少，心肌缺血，再加之胰酶毒血症、电解质紊乱等而出现一过性心绞痛。但它并无冠状动脉器质性病变。只要胆道疾病治愈，胸痛症状亦随之消失。

* **Tietze disease**　又称泰齐病、肋胸关节软骨炎、肋软骨炎。多因病毒感染，为痛性非化脓性肋软骨肿大，多侵犯第 1、第 2 肋软骨，也可累及左第 3 或第 4 或第 5 肋软骨，常因其突然或逐渐出现胸前疼痛而被误诊为"冠心病心绞痛"，但本症多数起病前半月内有低热、上感或稀便腹泻史，经抗病毒治疗有效，可区别于冠心病心绞痛。

* 胸腔出口综合征　颈肋、第 7 颈椎横突过长，锁骨和第 1、第 2 肋骨畸形和前斜角肌及其间的异常肌束对锁骨下血管、臂丛神经所造成的骨性压迫或缚压而引起左上肢、上胸部疼痛，酷似心绞痛。如按抗心绞痛治疗无效，应想到此综合征的可能，可经胸部 X 线照片得到确诊。

* 肋尖综合征　又称肋骨尖端综合征、滑动肋综合征。常发生于第 8～11 肋，以第 10 肋多见，主要临床表现是季肋中持续疼痛，呈隐痛或烧痛，在胸部扭动、大笑或咳嗽时疼痛加剧，体格检查可发现某肋尖端活动度增大，有局限性触痛，但无红肿或结节。发病前可有病毒感染或局部外伤史，这是与冠心病心绞痛相鉴别的重要依据。

（1998 年 2 月 10 日）

警惕非典型性心肌梗死

急性心肌梗死的典型症状是胸骨后心前区疼痛，这一症状一般都能引起患者和医生的高度重视，不至于耽误对病情的正确判断。问题在于，很多老年患者心肌梗死发作时，心前区疼痛这一症状往往不典型，极易造成误诊。为了使大家对心肌梗死的不典型表现有所认识，以利于及时诊断和治疗，笔者现将多年在急诊科遇到的这类不典型病例及诊断经验简述如下。

＊ 以胆绞痛为首发症状的心肌梗死　患者，男性，62 岁，因突发上腹部剧痛 2 小时来院就诊。询问病史得知，该患者以前因胆囊结石做过胆囊切除手术。检查时发现，患者心肺无明显异常，但腹肌紧张，剑突下偏右有压痛感，病情很像是胆道残余结石引发的胆绞痛。然而，就在做 B 超检查的过程中，患者突然心跳、呼吸骤停，立即施行胸外心脏按压及除颤等抢救措施，终于心跳复苏。后做心电图检查，显示急性下壁心肌梗死。

＊ 以十二指肠梗阻症状为表现的心肌梗死　患者，男性，60 岁，因恶心、呕吐宿食，上腹部胀痛 1 日入院。翌日清晨突然出现胸闷、多汗、烦躁不安。做心电图检查，发现心脏前壁、下壁心肌梗死。

＊ 以腹痛、呕吐为首发症状的心肌梗死　患者，男性，65 岁，在无明显诱因的情况下，出现上腹部持续性疼痛，呕血，并屙黑便 1 日，急诊入院。该患者既往无冠心病史，也否认有肝、胃病史。入院后，做心电图诊断为急性广泛性前壁心肌梗死。

＊ 以牙痛为首发症状的心肌梗死　患者，女性，64 岁，因牙痛到诊所拔牙，牙没拔下来却晕倒在地，急送我院就诊。入院后，心电图检查显示为心肌梗死。

＊ 以偏瘫失语为主要表现的心肌梗死　患者，男性，54 岁，以失语伴右侧肢体瘫痪 5 小时入院，既往有高血压病史。检查发现患者右侧肢体弛缓性瘫痪，肌力仅存 2 级，病理征阴性，遂按"脑血管病"收治。而后，心电图检查确诊为急性广泛性前壁心肌梗死。

＊ 以胸闷、呼吸困难为首发症状的心肌梗死　患者，女性，57 岁，半夜突感胸闷，呼吸困难，不能平卧，于深夜 2 时急送医院。检查发现患者双肺有哮鸣音及湿啰音，遂以"支气管哮喘"留观。但随

后的心电监护显示为心肌梗死。

以腰、双下肢疼痛为首发症状的心肌梗死 患者，男性，75岁，中午 12 时左右出现胸前及上腹部不适，3 小时后转而表现为腰痛和双下肢游走性疼痛。外院以"肾结石待排除"送入我院，心电图检查显示为急性心肌梗死。

其他类型的非典型心肌梗死 ①患者，男性，73 岁，起病无胸痛，主要表现为突发的、进行性加重的心悸、气促、胸闷等心功能不全的症状。②患者，男性，68 岁，有慢性咳嗽、咳痰、尿急、尿痛、肾区痛等尿道结石症状，最后确诊为心肌梗死。③也有以糖尿病、高血压为突出表现的患者，最后确诊为心肌梗死。

综合分析以上病例发现，老年人急性心脏梗死的症状可能并不典型，其临床表现五花八门，很多患者没有典型的心前区疼痛，而且并发症、合并症多。

对心肌梗死的疑诊病例，一定要及时做心电图检查，并进行肌钙蛋白及心肌酶学检查，这些检查一般能够及时发现并确诊心肌梗死的。治疗上，可先按急性心肌梗死的治疗原则处理，严防早期心脏猝死发生。

（2005 年 3 月 15 日）

痛在腹部的心肌梗死

年过六旬的老李，早晨在公园锻炼时，突然发生上腹部疼痛，伴恶心呕吐、气促而前来就诊。经腹部检查及 B 超探查，未见异常。后来再做心电图示：急性下壁心肌梗死。立即收心内科治疗。患者很不理解，反复向医生陈述："我主要是腹痛，而不是胸痛！会不会搞错……"

腹痛是急诊科的常见病，其原因很多，心、肺、血管疾病等腹部脏器以外的病变也常可引起腹痛，且较容易发生误诊或漏诊，特别是老年人。因此，老年人出现腹痛时，要格外警惕下列心脏疾病。

心绞痛 心绞痛患者冠状动脉血管痉挛导致冠状动脉血流量减少，不能满足心肌的代谢需要，心肌由于急剧的缺血、缺氧而产生疼

珍爱生命——湘雅医院知名急诊专家手记

020

痛感觉，患者表现为上腹疼痛，易被误诊为急性胃肠炎。

﹡ **心肌梗死**　心肌梗死，特别是下壁心肌梗死，因迷走神经传入纤维感受器几乎均位于心脏下壁的表面，当心肌缺血、缺氧时，刺激周围的迷走神经，进而产生腹痛。

﹡ **主动脉夹层**　主动脉夹层指发自左心室的主动脉腔内的血液通过内膜的破口，进入主动脉壁的中层。受血流压力的驱动，逐渐在主动脉中层内扩展。患者常会出现突发的心前区、胸背部、腰背部或腹部剧烈疼痛，易被误诊为急性胃穿孔、急性胰腺炎。

﹡ **心包炎**　当心脏壁层下膈神经被炎症侵袭至胸膈膜时，所引起的疼痛放射至肩、背、上腹部时，易被误诊为胆囊炎。

﹡ **心包积液**　当心包内的积液压迫下腔静脉时，可出现肝淤血，进而引起腹痛。这类患者易被误诊为肝炎、胃炎等。

﹡ **扩张性心肌病**　扩张性心肌病多伴淤血、肝脾大、肝被膜紧张等表现，易引起腹痛，出现这种腹痛常被误诊为胃炎、胆囊炎。

﹡ **心力衰竭**　当心力衰竭时静脉回流出现障碍，胃肠道淤血，心输出量减少，机体缺血缺氧，易引起剧烈腹痛。

﹡ **风湿性心脏病**　风湿病常可并发风湿性腹膜炎、肠系膜淋巴结炎、心包炎、胸膜炎等，有时以腹痛为主要表现，有时则表现为单纯腹痛、腹肌紧张、明显压痛，常有腹型风湿病之称。

综上所述，凡老年人出现腹痛，特别是有心脏病、糖尿病、血脂异常、高尿酸病史的人，要想到有患心脏疾病的可能性，切不可轻易认为就是胃肠道疾病而擅自用药，应及时去医院进行心电图、心脏彩超、心肌生化标记物和 ACT（动脉血管造影）等检查，以免误诊漏治，造成难以挽回的损失而遗憾终身。

（2007 年 9 月 21 日）

从马季如厕猝死谈心肌梗死复发的预防

2006 年 12 月 20 日上午 9 时 34 分，北京 999 急救中心接到马季先生家属拨打的急救电话后，火速派医生赶到马家。只见马季先生坐在马桶上，身体靠在旁边的墙上。经检查，发现他已没有脉搏，四肢变得冰凉。医生没有放弃最后的希望，仍全力抢救 30 多分钟，但马老已没有任何反应……噩耗传开，令人感到无比痛惜！

据报道，马季先生早在 1987 年就发生过心肌梗死，幸亏抢救及时，才挽回了生命，但冠心病已在他身体里埋下了祸根。在此后将近 20 年的时间里，他以超凡的毅力和乐观、开朗的心态继续活跃在相声舞台上，为相声事业做出了不朽的贡献。

当冠心病患者度过心肌梗死急性期后，绝非万事大吉。心肌梗死的急性发作，可能只是某一二条冠状动脉的分支发生了闭塞，但其他冠状动脉也可能同样存在粥样硬化，随时可能第二次、第三次发生心肌梗死。因此，我们在缅怀马季先生的同时，更应该重视对心肌梗死复发的预防，避免类似悲剧重演。

* **预防诱发因素** 急性心肌梗死或心肌梗死复发一般都有各种诱因，例如天气的突然变化（骤冷骤热）、剧烈活动、精神紧张、过度兴奋，等等。特别容易被忽视的诱因是便秘。很多老年人因为肠胃功能减退而经常发生便秘，上厕所时不得不用力摒气排便，这极易导致血压骤然上升，诱发中风和心肌梗死。冠心病患者因上厕所用力排便而导致悲剧发生的病例，在临床上非常多见。积极防止和治疗便秘，是一件不容忽视的大事。

* **控制危险因素** 高血压是冠心病最重要的危险因素。高血压患者中，20％～30％的可查到左心室肥厚，而左心室肥厚又是恶性心律失常的危险因素之一。如此连锁反应，不难看出高血压是各类心血管疾病的基础和帮凶，也是猝死的危险因素之一。此外，最常见的危险因素还有糖尿病、高脂血症等。

* **严格坚持用药** 凡无禁忌证的心肌梗死患者，均应长期服用美托洛尔或服用阿替洛尔。同时服用阿司匹林能起到抗血小板聚集和预防血栓形成的作用。

* 饮食多样化 富含胆固醇的食物如动物内脏、鱼籽、肥肉、蛋黄等，如果进食过多，就会成为促发冠心病和心肌梗死的危险因素。特别是已经发生过心肌梗死的患者，一定要注意平衡膳食，提倡饮食清淡，多吃鱼、豆制品和蔬菜，切忌暴饮暴食和酗酒。

* 运动要适当 心肌梗死患者一味求静忌动是不利于心脏功能康复的，但如何搞好运动锻炼，怎样掌握好运动的量和度，因人因病情而各有区别，应该在医生详细检查身体后谨慎确定，马虎不得。

* 增强保护意识 心肌梗死基本康复后，还要坚持每1～2个月做一次心电图检查，监测心脏功能活动状况。如果因心肌缺血而胸闷或胸骨后疼痛时，应立即含服硝酸甘油，同时要及早就医，或直接拨打"120"急救电话，不要持侥幸心理。

（2007年2月26日）

急性心肌梗死溶栓治疗黄金6小时

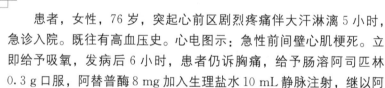

患者，女性，76岁，突起心前区剧烈疼痛伴大汗淋漓5小时，急诊入院。既往有高血压史。心电图示：急性前间壁心肌梗死。立即给予吸氧，发病后6小时，患者仍诉胸痛，给予肠溶阿司匹林0.3 g口服，阿替普酶8 mg加入生理盐水10 mL静脉注射，继以阿替普酶42 mg加入生理盐水250 mL于90分钟内滴完。2小时后，心电图示原抬高的ST段下降至基线，胸痛明显缓解，无出血和不良反应。3日后病情好转出院。

对于高龄的急性心肌梗死（AMI）患者进行静脉溶栓治疗，一直存在着争议，一般认为以70岁以下为宜。因为老年人的心脏在解剖与生理功能上逐渐发生退行性变化，当AMI发生时，容易出现泵衰竭、心源性休克、严重心律失常等严重并发症而导致老年人AMI病死率增高。目前公认的是AMI发病后6小时内溶栓最好，6～12小时有效，12小时以后基本无效。

因此，如能早期诊断、处理及时得当，不仅可降低死亡率，而且康复后可生存多年。因此，对老年急性心肌梗死的抢救力争做到 3 个"早期"，即早期发现、早期诊断、早期处理。具体措施如下：

＊ **认识心绞痛演变是心肌梗死的先兆**　①心绞痛每日发生 5 次以上可能发生心肌梗死。②心绞痛超过 20～30 分钟或以上，含硝酸甘油不缓解可能为心肌梗死。③老年人牙痛、胃痛或右上肢疼痛者可能为心绞痛或心肌梗死，应查心电图。④高血压患者突然血压下降、头昏、出汗者可能为心肌梗死。

＊ **熟悉诊断技术和生化标记物是关键**　①心电图可迅速诊断 2/3 的 AMI 病例，患者 ST 段抬高明显，但心电图改变出现在 AMI 发生后 2～4 小时。②生化标记物可诊断无 Q 波心肌梗死及病情复杂的心肌梗死。③心电图加生化标记物，对于 95％AMI 病例可确诊。

＊ **严格掌握溶栓治疗适应证和禁忌证**

溶栓治疗适应证：①典型的缺血性胸痛 30 分钟以上，含化硝酸甘油不缓解。②心电图至少有 2 个相邻导联 ST 段抬高。③发病在 12 小时内，最好 6 小时内。④年龄＜75 岁。

溶栓治疗禁忌证：①已知明显出血倾向或怀疑主动脉夹层。②有活动性溃疡。③发病前 1 周内发生过严重创伤或有颅内肿物。④感染性心内膜炎。⑤妊娠。⑥已知有严重肝病和肾功能不全者。⑦未控制的高血压：收缩压＞160 mmHg，舒张压＞100 mmHg。⑧有脑出血或半年内有脑血栓病史者。⑨发病前 8 周内接受过大手术者。

＊ **科学选择溶栓药物**　①尿激酶（UK）。②链激酶（SK）。③重组组织型纤维溶酶原激活剂（rt-PA）。

（2009 年 12 月 17 日）

贪杯引来心肌病　喝酒伤肝也"伤心"

　　年过半百的李先生，因劳累后出现气急、乏力、胸闷、心律失常、呼吸困难去医院就诊。心脏彩超显示左心房、左心室、右心房、右心室均明显扩大，诊断为扩张型心肌病、心功能Ⅲ级。李先生不解，"我过去身强体壮，既无高血压、又无心肌炎病史，近20多年来每天都能喝高度白酒一斤多……怎么会得心脏病？"

喝出来的心肌病

　　喝酒"伤肝"，早已众所周知；喝酒"伤心"，很少有人知道，尤其是被称为"扩张型心肌病"的心脏疾病。过量饮酒可刺激中枢神经引起兴奋，心跳加快，从而使心肌耗氧量增加而危害心脏，使心肌收缩力下降，日久则易形成酒精性心肌病。上述李先生的发病与长期大量饮酒尤其是白酒脱不了干系。有研究表明，每日饮烈酒超过100 g，历时10年以上，50%～60%的患者可发生酒精性心肌病。

酒精性心肌病的特征

　　酒精性心肌病起病隐匿，临床表现多样化，主要表现为心功能不全和心律失常。

　　* **心脏扩大**　为酒精性心肌病最早的表现，部分病例临床症状不明显，常在体检、胸部X线或超声心动图检查时偶然发现。心脏多呈普大型，伴有心力衰竭者室壁活动明显减弱，当心腔有明显扩大时可伴有相对性瓣膜关闭不全性杂音。

　　* **充血性心力衰竭**　早期患者仅表现为心悸、胸闷、疲乏无力等。严重者以充血性心力衰竭为突出表现，通常为全心衰竭，并以左心衰为主，出现呼吸困难、端坐呼吸及夜间阵发性呼吸困难等症状，亦可有颈静脉怒张、肝淤血、下肢水肿及胸腔积液等。

　　* **心律失常**　心律失常亦可为本病的早期表现。对嗜酒后出现不能解释的心律失常时应考虑本病之可能。

　　* **胸痛**　可出现不典型胸痛，亦有以心绞痛为突出表现者。

　　* **血压改变**　酒精性心肌病患者血压偏高者常见，特别是舒张压

增高，而收缩压正常或偏低，此点有别于原发性扩张型心肌病。

无特效治疗方法

酒精性心肌病没有特效治疗方法，目前主要是针对症状进行治疗：

1. 休息及避免劳累必须十分强调，如有心脏扩大、心功能减退者更应注意，宜长期休息，以免病情恶化。

2. 有心力衰竭者：治疗原则与一般心力衰竭相同，主要采用强心药、利尿药和扩血管药。

3. 有心律失常，尤其有症状者需用抗心律失常药治疗，对快速室性心律与高度房室传导阻滞而有猝死危险者治疗应积极。

4. 应预防栓塞性并发症，可用口服抗凝药或抗血小板聚集药。常用阿司匹林、肝素和华法林。

5. 改善心肌代谢的药物如维生素 C、三磷腺苷、辅酶 A、腺苷、辅酶 Q_{10} 等可作为辅助治疗。

6. 对酒精性心肌病终末期患者来说，心脏移植是最后一线希望。

（2013 年 3 月 28 日）

主动脉夹层是"不定时的炸弹"

> 62 岁的童大伯，因突发剧烈、持续性腰背部疼痛 1 小时就诊于当地医院，被诊断为"腰肌劳损"。给予止痛片治疗无效，剧烈腹痛向背部放射，疼痛加剧伴大汗淋漓、胸闷气短、四肢发凉，转至上级医院。患者既往有 5 年高血压病史，未进行系统降压治疗。急行 CTA 检查：主动脉全程附壁血栓及胸腹动脉夹层形成，双侧胸腔积液。经抢救无效，患者于发病后 18 小时死亡。

病因未明

主动脉夹层（AD）指主动脉腔内的血液通过内膜的破口进入主动脉壁中层而形成的血肿，而并非主动脉壁的扩张，有别于主动脉瘤。其病因至今未明，主动脉夹层是比较少见而严重的心血管疾病，发病率有逐年增加趋势。

因 AD 病因复杂，极其凶险，有人形容 AD 是"不定时的炸弹"。

在临床上，大多数病例为急性，其发病及病情进展均很快，病情凶险且病死率高。

我国曾一度认为 AD 是一少见病，但随着诊断水平的提高，AD 在最近的几十年里已成为心血管的常见病、凶险病，及时的药物及外科治疗能使此类患者早期生存率超过 90％，并使远期生存率增加。

容易误诊

由于病变累及的范围不同，疼痛涉及的部位不一，AD 的临床表现具有多样性、复杂性等特点，最常见的症状是胸、背、腹、腰部疼痛。AD 多发生于胸主动脉后背侧，胀大明显时可压迫右冠状动脉，因活动后出现胸痛而误诊为急性心肌梗死；由于 AD 可使主动脉局限性扩张、膨隆，压迫气管，纵隔移位，出现声音嘶哑、吞咽困难，常误诊为纵隔肿瘤；因腹痛、呕吐、少尿、水肿、血尿素氮增高而误诊为肾炎、尿毒症；由于 AD 使主动脉局限性扩张，甚至在肺部 X 线片上出现巨大包块，因咳嗽、咯血、肺内包块而误诊为肺内肿瘤；AD影响腹腔各器官供血，刺激相应交感神经链或血液渗入腹腔可引起腹膜刺激征，易误诊为急腹症；AD 最严重的并发症是破裂出血，当向食管、十二指肠穿破时可引起上消化道出血而误诊。

如何面对

＊ **提高对主动脉夹层诊断的认识**　AD 临床表现复杂，具有起病急、进展迅速、易致猝死的特点，很多患者在常规检查未完成或多专科会诊之前就已经死亡。因此，对有高血压、动脉硬化的患者，一旦出现激烈的心前区、胸背部撕裂样或刀割样疼痛，或者血压异常增高且很难被药物控制，或突然大量呕血、咯血、便血等，更要考虑到AD 的可能性。

＊ **掌握 AD 的临床特点，避免误诊**　对无明显原因出现颈、胸、腹部等主动脉走行区域的疼痛，应在迅速排除呼吸、消化系统及心脏本身的疾病之后，对合并有高血压及动脉粥样硬化者，应高度警惕 AD。

＊ **AD 表现不典型者**　常伴有错综复杂的临床表现，尤其对于心电图有 ST 段抬高者在确诊急性心肌梗死之前，必须先排除本病，否则一旦进行溶栓治疗，将造成 AD 进展或破裂，后果将不堪设想。

＊ **迅速完善特异性检查**　彩色多普勒超声、计算机体层摄影血管造影（CTA）、磁共振（MRI）等影像学检查对主动脉夹层的诊断具有重要价值。

处理原则

* **住院监护**　一旦怀疑或诊断本病，即应住院监护治疗。治疗的目的是减低心肌收缩力、减慢左心室收缩速度（dv/dt）和外周动脉压。治疗目标是使收缩压控制在 100～120 mmHg，心率 60～75 次/min，这样能有效地稳定或终止 AD 的继续分离，使症状缓解，疼痛消失。

* **紧急治疗**　①止痛：用吗啡与镇静药。②补充血容量：有出血入心包、胸腔或主动脉破裂者进行输血治疗。③降压：对合并有高血压的患者，降压治疗应在医生指导下进行，使血压降低至临床治疗指标。

* **巩固治疗**　对近端 AD、已破裂或濒临破裂的 AD，伴主动脉瓣关闭不全的患者应进行手术治疗。对缓慢发展的远端 AD，可以继续内科治疗。

* **介入治疗**　即用支架型人工血管封闭破口，使其假腔内自发形成血栓，从而大大降低了传统手术的死亡率及并发症，在大型中心医院已成为首选治疗方法，该手术创伤小，患者恢复快，其应用正日趋广泛。

（2010 年 1 月 4 日）

心脏黏液瘤为何会"流窜作案"

一位年仅35岁的汽车司机，出车后回家休息时突然晕厥，约几分钟后自行清醒，但口齿不清，右侧肢体乏力，跛行。3日后经CT检查诊断为左基底节、左颞、枕叶脑梗死而住院。在住院治疗过程中缓起右侧腹痛、贫血进行性加剧。转来我院经彩色B超检查："左心房内团块影""右肾包膜下积血"。患者既往体健，否认高血压、心脏病病史。经有关专家会诊认为：患者最大可能系左心房黏液瘤，并脑梗死、右肾动脉梗死所致肾破裂。在这种情况下，若不及早切除心脏黏液瘤，有可能再次引起其他部位的栓塞。经患者及家属同意，患者于起病后14日行剖胸探查，发现左心房壁有4 cm×5 cm的肿瘤，予以切除。病理报告为黏液瘤。患者术后恢复良好，大家都感到很高兴。但欣慰之余，患者及其家属总有挥之不去的疑虑：心脏也会长肿瘤？黏液瘤还会"流窜"？黏液瘤能根治吗？

黏液瘤是心脏原发性良性肿瘤

黏液瘤本身罕见，但在心脏原发性肿瘤中却常见，占40％～50％。心脏黏液瘤是起源于心内膜下间叶组织的原发性心脏良性肿瘤。可分为单纯的心脏黏液瘤和复杂的心脏黏液瘤两大类。80％～90％发生于左心房。且有远距离种植能力，脱落的肿瘤组织可在脑血管和周围血管上皮继续生长，破坏血管壁形成血管瘤。

黏液瘤"流窜"的危害

心脏黏液瘤表面碎片或血栓脱落，是心脏黏液瘤"流窜作案"引起其他器官栓塞的原因。来自左侧心脏（左心房或左心室）的黏液瘤的瘤栓可产生体循环动脉栓塞，如栓塞脑动脉，可突然出现偏瘫、意识障碍；栓塞冠状动脉，可出现急性心肌梗死；栓塞肢体血管，可出现剧烈疼痛，感觉和运动障碍，甚至组织坏死；内脏血管栓塞可导致各脏器梗死、出血和血管瘤。右侧心脏（右心房或右心室）黏液瘤和部位接近由左向右血液分流处的左侧心脏黏液瘤可产生肺栓塞，反复肺栓塞可致肺动脉高压，甚至发生肺源性心脏病。右心房和右心室黏液瘤通过阻碍血液流经三尖瓣和肺动脉瓣能引起右心房或右心室高压，并可能通过未闭的卵圆孔或房间隔缺损形成右向左分流，引起全身缺氧、发绀和杵状指，甚至可以发生猝死。本患者脑梗死及右肾破裂出血无疑与其左心房黏液瘤流窜直接相关。近些年来，由于超声心动图的应用，心脏黏液瘤的确诊率有所提高，但误诊率仍然很高。因此，提高医患双方对本病的认识是减少误诊的关键。

手术切除心脏黏液瘤是阻断其流窜的唯一有效方法

心脏黏液瘤一经确诊，应无例外地尽早做手术，以解除患者经常受到的动脉栓塞和（或）猝死威胁。为避免发生这种情况，首先，在确诊到接受手术治疗这段时间内，患者应尽量减少活动，以防止瘤体嵌顿而致猝死。其次，手术虽是唯一有效的治疗方法，但术后可再发或复发。再次，为及时发现术后再发或复发，应长期（终身）定时随诊。一旦发现再发或复发，仍可再次或多次手术治疗，这样可明显提高患者的长期存活率。

（2005 年 12 月 21 日）

吸毒长出假性动脉瘤

一位 31 岁男性患者杨某，因右腹股沟处出现小包块半个月，以"包块待查"急诊住某院。入院后发现其包块处有血痂，拟用棉签拨开血痂进一步检查时，动脉破裂，引起大量出血。与患者交谈中获悉，患者吸毒长达 6 年，右腹股沟血管搏动处曾多次注射毒品。遂诊断为假性动脉瘤。

假性动脉瘤是指动脉瘤的瘤壁由纤维组织构成，不具备动脉的内膜、中膜、外膜三层结构，常常由于动脉壁破裂后局部形成的血肿机化吸收而成，表现为动脉旁的一个或多个与动脉相通的腔隙，血流在收缩期经动脉进入瘤体，舒张期返流入动脉，呈现出血流往后流动的特征。静脉吸毒者因长期注射毒品致浅表静脉硬化、闭塞而选择经股静脉注射。在毒瘾发作时，由于情急和不熟悉解剖知识，有时会误穿入股动脉，之后又不加压包扎，加之用不洁注射器、针头和液体注射引起局部感染等综合因素，易导致动脉壁破损而形成假性动脉瘤。股动脉假性动脉瘤如增大或破裂会导致瘤体破裂出血、瘤腔内血栓脱落导致远端动脉栓塞、瘤体压迫周围的血管或神经导致下肢功能障碍、局部皮肤张力增加导致皮肤及皮下组织坏死。因此假性动脉瘤在诊断明确后应积极治疗。吸毒者多在出现包块和感染时才来就诊，且常隐瞒病史，有可能将其误诊为"脓肿"。因此，在吸毒人员较多的地区应提高对本病的认识。

注射毒品致假性动脉瘤一旦发生大出血，压迫止血效果不佳，出血后由于血液压力的冲击，股动脉破裂口不断增大，出血凶猛，因此手术治疗强调及时、正确处理。其治疗方法包括动脉瘤切除、自体静脉修补破裂口或人工血管置换等。

（2008 年 5 月 13 日）

吸毒易致感染性心内膜炎

而立之年的宋某，因反复高热、寒战、咳嗽、咯脓痰、胸痛、呼吸困难，曾在当地医院抗感染及对症治疗，体温一度降至正常；几天后又发热，如此反复月余，来中南大学湘雅医院就诊。患者 2 年前有长期静脉注射海洛因史。体查：面黄肌瘦，气促。X 线胸片提示：肺部感染。心脏彩超：三尖瓣前叶赘生物。血培养：金黄色葡萄菌生长。诊断为"右心感染性心内膜炎"。

众所周知，心脏如一套房子，有两房两室。但是，房与房之间或室与室之间是不相通的，血液从同侧心房流入同侧心室时，必须经过横在房室间的"门"，即心瓣膜。心内膜炎就是心脏这扇"门"内层——心内膜的炎症。心内膜炎通常由细菌引起，严重的感染性心内膜炎可突然发生并在数天之内危及生命；而缓慢发生并持续数周到数月的，临床称为"亚急性感染性心内膜炎"。发生心内膜炎时，若瓣膜被破坏并穿孔，可发生瓣膜功能不全或发生心力衰竭，其病死率可高达 97%。

另外，如果堆积在瓣膜上的细菌和血凝块突然松脱并随血液流向重要脏器，导致该器官血供的阻塞，可出现脑卒中、心肌梗死等危重并发症；而血液流经组织器官亦可发生感染，导致肺炎、肺脓肿、肝脓肿，等等。

静脉吸毒与心内膜炎

据报道，吸毒者中约 44.5% 发生过感染性心内膜炎，主要累及右心系统，多单纯累及三尖瓣。上文中患者以往无基础心脏病史，在静脉吸毒 2 年后发病，据此推测发病与吸毒有关。

临床诊断及治疗措施

静脉吸毒致急性右心感染性心内膜炎患者，一般年龄都较为年轻，发病初始常无心脏受累表现，除发热或有轻度贫血外，一般以咳嗽、咳痰、咯血、胸痛、气急等肺部感染症状最为突出。当细菌性赘生物脱落造成肺栓塞，引起肺部感染、肺脓肿及败血症时，患者一般表现为持续高热及呼吸困难。

而右心衰严重者，可出现肝大、腹水、下肢水肿及肝功能不全等症状。临床观察发现，大多数患者合并肾脏损害，多表现为镜下血尿及尿蛋白阳性，部分患者可合并急性肾衰竭。而超声心动图和血培养对本病的诊断有重要价值。

对于静脉吸毒所致心内膜炎患者应采取以下措施积极治疗：

• 对静脉吸毒致感染性心内膜炎者应早期、足量、联合、全程应用 2～3 种有效抗生素治疗，同时密切关注肺部病灶、心瓣膜杂音的变化等，以便观察临床治疗的疗效；血培养阳性的可根据药敏结果调整抗生素的使用。

• 若患者出现心脏衰竭的症状，发现有巨大的赘生物，或在适当抗生素的治疗下仍无法控制感染的进展，则应接受进一步的手术治疗。

（2010 年 5 月 10 日）

远离心源性脑卒中

在我国，脑卒中的发病率是心肌梗死的 8～10 倍，死亡率是心肌梗死的 3～5 倍，已成为心脑血管疾病中的第一"杀手"。临床实践证明，心源性栓塞性脑卒中（CES）与很多心脏性因素密切相关。要想有效地预防心源性栓塞性脑卒中，必须重点防范下列几种高危因素。

﹡**收缩压高**　大量研究显示，收缩压升高为 CES 的明显独立危险因素。使用抗高血压药物治疗老年人单纯收缩压高，可显著减少脑卒中发生。

﹡**房颤（AF）**　据调查，AF 约占 CES 半数以上，尤以风湿性瓣膜病相关的 AF 所致 CES 危险最高，可达正常人群的 18 倍；非瓣膜病 AF 致 CES 危险次之。各种 AF 所引起的 CES 随年龄而递增。临床实践证明，以华法林等抗凝治疗可减少各种 AF 所致 CES 的初发及复发率。

﹡**风湿性瓣膜病**　有研究证明，风湿性心脏病二尖瓣狭窄并发 CES 危险性显著增高。抗凝治疗可大大降低二尖瓣狭窄并发 CES 率。

﹡**急性心肌梗死（AMI）**　前壁 AMI 多见，并存心衰或 AF 时 CES 危险性明显增高。然而约有 20% 的 AMI 属无症状型，往往以 CES 为首发表现。因此对于所有脑卒中患者，常规检查有无 AMI 的证据尤显重要。抗凝治疗既可降低附壁血栓形成的危险，又能降低 CES 的发生率。

﹡**心脏病换瓣术后**　无论置换生物瓣还是机械瓣，均可并发多种栓塞。临床经验证明，换瓣术后，常规中小剂量抗凝治疗可降低 CES 的发生率。

﹡**心脏肿瘤**　尸检发现，心脏原发肿瘤的发生以左心房黏液瘤最多见，其他原发或继发心脏肿瘤也可引起 CES。手术切除心脏黏液瘤是防止 CES 的有效手段。

﹡**心内膜炎**　感染性心内膜炎或非感染性心内膜炎均可引起 CES。预防和治疗 CES 的关键在于纠正原发病及控制感染。

﹡**心腔内血栓**　左室腔内附壁血栓脱落可致 CES。一般而言，左心房附属组织血栓形成多见于 AF、二尖瓣狭窄、二尖瓣换瓣术后、严重左心室功能不全及左心房扩大五种情况。因此凡对有 CES

可疑患者，均应仔细查体，并辅以心电图或经食管超声检测，以求提高检出率，防止漏误诊。

（2006 年 3 月 22 日）

莫把带状疱疹当作心绞痛

年近七旬的李大爷突发左侧胸部剧烈疼痛，呈阵发性跳痛和乏力。因既往有冠心病史，自疑为"心绞痛"，经舌下含化硝酸甘油，鼻孔吸入亚硝酸异戊酯 30 分钟后仍未见缓解，立即送至医院急诊科。但血压、听诊、心电图检查均未见异常。后经皮肤科会诊考虑为"带状疱疹"。给予抗病毒药物治疗，一天后疼痛明显好转。

心绞痛是冠状动脉供血不足，心肌急剧的、暂时的缺血与缺氧所引起的胸痛。其特点为发生阵发性的前胸胸骨后部压榨性疼痛，可放射至心前区和左上肢。

带状疱疹是由水痘-带状疱疹病毒感染所致。一般情况下表现为急性炎症性皮肤损害，成簇水疱疹沿体表一侧的周围神经作带状分布，并有明显神经痛，最常见者为沿肋间神经分布。这种情况，一般都容易明确诊断。但个别病例有神经痛而没有疱疹，称顿挫型。这种疱疹如果发生在左侧胸前区，亦可表现为胸、背部难以忍受的、阵发性加剧的疼痛。无水疱的顿挫型带状疱疹临床少见，诊断较困难，极易误诊，本例的李大爷就属此种类型。

（2005 年 8 月 15 日）

当心消化道症状掩盖心血管疾病

心血管病的消化道症状是心血管疾病病理发展的必然结果，然而，某些心血管病患者以胃肠道症状表现为主，或因胃肠道症状而就诊，有时易误诊为消化道疾病，甚至行剖腹手术。因此，医患双方都能熟悉心血管病的消化道症状，可减少误诊误治。

腹痛

* **风湿热**　常可发生风湿性腹膜炎、肠系膜淋巴结炎、心包炎、胸膜炎等，有时以腹痛为主要表现，甚至表现为单纯腹痛、腹肌紧张、明显压痛，常有腹型风湿热之称。疾病早期可误诊为胰腺炎，亦有误诊为急性阑尾炎而手术者。

* **心肌梗死**　急性心肌梗死，尤其是梗死灶在心室后壁，可能与迷走神经紧张直接相关，其首发症状可为突发上腹部疼痛，或剑突下胸痛不适，常伴有恶心、呕吐，易误诊为胃痉挛、急性胃炎、胃穿孔等。

* **主动脉夹层**　随夹层动脉逐渐波及延伸至腹部，常出现刀割样或撕裂样腹痛，常误诊为急性胃穿孔、急性胰腺炎。其腹痛用止痛药不能缓解，且腹痛重而腹部体征少。如能及时做彩色 B 超检查，有可能避免误诊。

* **心力衰竭**　右心充血性心力衰竭常因肝充血肿大、肝包膜紧张、缺氧所致胃肠功能障碍。由于心排血量减少、肠系膜血管紧张、肠道缺血，可致非栓塞性小肠坏死等，常出现腹痛，多呈钝痛，偶呈绞痛，易误诊为胆囊炎。

消化道出血

* **心力衰竭**　充血性心力衰竭时，胃肠道因淤血致黏膜营养障碍及急性胃肠黏膜糜烂或胃肠道毛细血管和静脉被动性充血、水肿，偶尔可导致消化道出血，易误诊为消化性溃疡。

* **肺心病**　由于长期缺氧，致使胃肠道黏膜糜烂、弥散性血管内凝血（DIC）、淤血性肝硬化所致的食管静脉曲张破裂，可使少数肺心病患者有时以消化道出血而就诊。

* **主动脉夹层**　腹主动脉瘤或主动脉夹层可导致肠系膜血管阻塞、肠坏死、瘤体破裂至消化道或合并溃疡病，有时可引起致命性大出血。

吞咽困难及疼痛

* **二尖瓣狭窄**　二尖瓣重度狭窄，常引起左心房增大。而极度扩大的左心房可压迫食管，引起吞咽困难。

* **心包炎**　心包与食管毗邻，大量心包积液时可压迫食管，引起吞咽困难及疼痛。

（2005 年 8 月 17 日）

谨防肿瘤向心脏转移

吴女士，36 岁。3 个月前因胸痛经 X 线胸片检查发现右上肺肿块，经抗感染治疗后自觉好转，未加介意。近一周来，突然出现胸闷气促症状，病情迅速进展成严重心力衰竭，经抢救无效死亡。家属很不理解。最后经尸检病理解剖证实为"肺癌心脏转移，心脏压塞"。

心脏肿瘤并非罕见，心脏原发性肿瘤少见，但继发性肿瘤的发病率约为原发性肿瘤的 20 倍，并且发病率有增高趋势，与癌肿的发生增多、存活时间延长以及检查手段的进步有关。

心脏转移是疾病恶化的一个佐证，是肿瘤的晚期现象，常与其他部位的转移癌并存。心脏转移一方面由于癌直接浸润或转移所致，另一方面也可能是全身性恶性疾病（肺癌、乳腺癌、白血病、淋巴瘤）的心脏侵袭，后者常容易被忽视。本患者 3 个月前就发现了肺部肿块误以为炎症，而忽视了肺癌性心包炎的诊断，应视为教训。

肿瘤性心包炎有哪些临床表现

心包如同心脏的外衣，是由脏层和壁层组成，两者之间为一腔隙，称为心包腔。正常人心包腔内含有约 30 mL 液体，能对作用于心脏上的重力起平衡作用。还能防止肺部和胸膜腔的炎症向心脏蔓延。

当肺癌转移至心包时，心包腔液体增多，压迫心脏，使心脏的射血功能发生障碍。如出现呼吸困难，患者往往采取坐位，身躯前倾，面色苍白，头面部、下肢水肿。最初劳动或活动时气急、心跳加快，逐渐出现静息下气急，不能平卧，更严重时出现烦躁、大量冷汗、血压下降等心脏压塞症状，为常见的引起迅速死亡的原因之一。

癌性心包积液应如何处理

心包积液是心脏恶性肿瘤最大的危险之一，及早解除心脏压塞是关键。

• 少量心包积液时，可用利尿药治疗，并通过化学抗癌治疗延缓其发展。

- 中到大量心包积液，应给予心包穿刺引流。由于穿刺抽液易引起心包腔的瞬间压力改变，影响血液返回心脏，加之迷走神经反射，可引起血压降低。

- 目前主张心包腔内放置硅胶管持续缓慢引流，待心包积液完全引流完毕，再向心包腔内注射抗癌药物，以控制心包积液的产生。并在患者全身情况好转后，给予全身化学治疗，以控制病情。

（2009 年 2 月 10 日）

谨防心衰被误诊

心力衰竭（简称心衰）是各种心血管疾病终末阶段的表现，病情重，病死率高。早期发现心衰，及时治疗，对于控制病情发展，改善患者预后十分关键。

心脏是血液循环的发动机和总枢纽，与全身各脏器在功能上有着密切关系。由于心脏的冠状动脉粥样硬化到一定程度后，心脏得不到充分的血液供应，缺血缺氧，使心肌代谢受到严重影响，长此以往，心肌逐渐硬化，导致心肌收缩力下降而出现心力衰竭。由心衰引起的血液循环障碍除影响心脏本身外，还可直接或间接影响呼吸、消化、神经等系统的功能，并出现相应的症状和体征。当这些系统的症状首发或较突出时，往往会干扰对心衰的识别，加之老年人身患多种疾病，彼此相互影响和掩盖，若用先入为主的思维方法诊断疾病，往往容易造成误诊。为避免误诊误治，要善于寻找慢性心衰的蛛丝马迹。

※ 乏力　由于心排血量下降，引起全身骨骼肌的血流灌注不足，导致全身乏力，极易疲劳，少气懒言，走路稍快或轻微劳动即感心慌胸闷、气喘如牛。但由于症状缺乏特异性，往往被误认为是"年老体弱"而听之任之。

※ 尿少、水肿　由于心功能减退，心排血量降低，使肾血流减少及体循环淤血，常出现双足、双小腿水肿，劳累后加重。患者往往 24 小时总尿量减少，但夜尿却相对增多，这是因为在夜间平卧休息状态下，回心血量增多，肾灌注好于白天，故夜尿相应增加，易误诊为慢性肾炎，男性患者易误诊为前列腺增生。

※ 咳嗽、气喘　严重高血压、主动脉瓣狭窄、肥厚型梗阻性心肌

病等，都可发生急性左心衰。左心衰患者，有的出现干咳或咯粉红色/白色泡沫痰；有的在睡眠中突然出现胸闷、气短或喘息，需要高枕卧位或被迫坐起。这是由于左心衰导致肺淤血及气管黏膜水肿，分泌物增加，致使呼吸道通气受阻，常被误诊为支气管炎或哮喘。

* **纳差、腹胀、腹泻** 主要见于右心衰。由于右心吸纳血液的能力下降，使体循环的静脉压升高，导致内脏（胃肠道、肝、胆等）淤血，严重者还可引起胃肠平滑肌痉挛，表现为食欲不振、纳差、腹胀、恶心、呕吐，少数人还出现腹痛、腹泻，偶尔出现消化道出血。容易被误诊为急性胃肠炎等消化道疾病。

* **神经或精神异常** 由于老年人常有不同程度的脑动脉硬化及脑供血不足，心衰时由于心排血量下降，使脑缺血症状进一步加重，加之心衰后继发水、电解质平衡紊乱，引起脑缺氧及代谢障碍而出现头晕失眠、烦躁不安、幻觉妄想、谵妄、昏厥甚至猝死。

（2005 年 5 月 18 日）

哪些高血压患者不宜旅游

年过七旬的李翁，平生第一次登机旅游，心情十分激动。当飞机腾空而起时，他却感觉到剧烈头痛，天旋地转，恶心、呕吐，心前区不适，大汗淋漓，瘫倒在座位上。空姐立即予以救助，测得血压为 210/120 mmHg，给予舌下含服硝酸甘油和硝苯地平（心痛定），虽然安全到达了目的地，但只能暂时终止旅游。

旅游日益成为现代人的时尚，但并非人人皆宜，高血压就是一个绊脚石。

高血压是老年人的常见病，虽然绝大多数患者并无明显的症状，甚至旅游时几乎可将其当成"健康人"来看待。然而，高血压与脑血管疾病、心脏疾病息息相关，国内脑卒中发病率及死亡率居世界第二，令人不敢忽视。为确保旅游安全，特提醒人们，凡有以下情况之一者不宜长途旅游：①高血压难以用药物控制。②必须依赖大量抗高血压药物，远超乎一般用药需求。③易变的持续高血压，其血压一向偏高

（舒张压持续大于 115 mmHg 以上）且不可预测。④恶性高血压，舒张压为 120～130 mmHg 或以上，伴有视神经盘水肿或眼底出血及渗出。⑤高血压并有心脏极度扩大，充血性心力衰竭、心肌梗死后 1 个月以内、脑卒中后 2 周、主动脉夹层、肾功能不全等。⑥曾有赴急诊室紧急处置高血压的经历。⑦高血压合并有其他心肺疾病、癫痫、重感冒、急性鼻窦炎或中耳炎等。⑧妊高征患者。⑨没有得到有效病因治疗的继发性高血压。

对于曾有血压偏高记录者，也应在出游前检查血压是否控制得当，所用抗高血压药是否有效，是否需重新变更治疗药物等。高血压旅游者最好随身携带健康卡，包括心血管状况、血压控制情形，正在使用的药品种类、剂量；最好能有英文或旅游地区文字记载，以备不时之需。

对于通常轻度高血压（140～159/90～99 mmHg）者，应尽量将血压控制到理想水平，最好备用一点降压药物，或在乘机（车）前 1 小时服用一点降压药物。还应注意每日早晚测量血压，根据情况增减药量。

一旦在旅途中发生剧烈头痛、恶心呕吐、心前区不适、呼吸困难、大汗淋漓等症状时，应立即服用应急药物（硝酸甘油或硝苯地平），同时向乘务员或同行者请求帮助。

（2002 年 9 月 5 日）

高血压脑出血的救治

今年 58 岁的刘先生，患有高血压多年，自认为身体还不错，除了平时有点头昏外，没有其他不适，从未吃过降压药。近期因女儿患病，老刘心情很不好，喝了点白酒解愁，谁知饮酒后突感剧烈头痛，伴呕吐，继起昏迷，被家人紧急送入医院。查体：血压 260/160 mmHg。CT：右侧颞部脑内血肿。经紧急会诊，认为其出血量和出血部位符合手术适应证，故于发病后 7 小时施行了血肿清除术。该患者术后是否会留下左侧肢体瘫痪的后遗症尚难预测，但为其保住了性命而感到欣慰，欣慰之余，更多的则是反思。

高血压脑出血并非罕见

高血压脑出血又称脑溢血。原发性高血压常导致脑底的小动脉发生病理性变化，突出的表现是：在这些小动脉的管壁上发生玻璃样或纤维样变性和局灶性出血、缺血和坏死，削弱了血管壁的强度，出现局限性的扩张并可形成微小动脉瘤。高血压脑出血即是在这样的病理基础上，因情绪激动、体力劳动或其他因素引起血压剧烈升高，导致已病变的脑血管破裂出血所致。

高血压脑出血发病年龄多在 50～60 岁，但 30～40 岁的高血压患者也可发病。在我国，高血压脑出血患者占所有脑卒中患者的 21%～48%，发病后 1 个月内的病死率达 30%～50%，超过 30% 的存活者遗留有功能缺损。该病起病急，病情进展迅速，及时的诊断、综合的治疗是挽救患者生命的关键。

高血压脑出血治疗

高血压脑出血的治疗主要有内科治疗和手术治疗，这两种治疗方法应根据病情进行适当选择。内科治疗包括卧床休息，使用降压药物控制血压，维持血压比基础血压稍高。静脉输注甘露醇减轻脑水肿，降低颅内压。维持营养和水、电解质平衡，积极防治并发症。高血压脑出血多在出血后 20～30 分钟即停止，止血药物的使用并无确切疗效。

＊ **内科治疗适用情况** ①出血量较小者。一般认为壳核出血或大脑皮质下出血小于 30 mL 或血肿直径在 3 cm 以下者，可进行内科治疗。②出血后意识一直清楚或仅嗜睡者。③发病后即陷入深昏迷，或病情已发展至晚期。④患者年龄太大，且有心、肺及肾脏疾患，或有严重糖尿病者。

需要注意的是，高血压脑出血内科治疗的死亡率较高，为 50％～90％。

＊ **手术治疗要抢早** 有研究发现，脑出血后 20～30 分钟即形成血肿，6～7 小时后，血肿周围开始出现血清渗出及脑水肿。随着时间的延长，将继发心、肺、肾、电解质紊乱等并发症，这些并发症又进一步加重脑损害。病情出现恶性循环，危及生命。近年来的研究表明，早期或超早期手术能取得较好的治疗效果。因此，手术能及时清除脑内血肿，减少或解除血肿对周围脑组织的压迫，使被挤压移位的部分脑组织及时复位，改善了局部血液循环，使继发性脑水肿、脑缺氧症状减轻，颅内压降低，明显降低了死亡率（3％～51％），提高了生存质量。目前，中、重度脑出血手术治疗优于保守治疗已成定论。

（2009 年 7 月 9 日）

脑血管病是健康
"第二杀手"

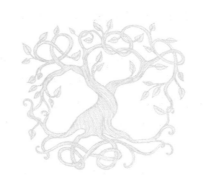

"瞬间"不适　脑卒中的预警信号

脑血管阻塞或破裂引起的脑血液循环障碍和脑结构损害的疾病，称为脑卒中。

"从来没有一种疾病像中风一样，让如此众多的人在如此短的时间内丧失尊严！"这并非危言耸听，脑卒中已成为我国居民健康第二大杀手，每年因脑血管病死亡的人数为 150 万，新发病例 250 万～350 万，目前现存患者 700 万。病后幸存者约有 75％的患者遗留下不同程度的后遗症，重度致残者占 40％以上。尽管脑卒中发病急骤，难以预测，但若掌握了脑卒中先兆的蛛丝马迹，有利于早期识别。

＊一过性黑蒙　当脑动脉硬化时，眼底视网膜供血不足，发生短暂性缺血，会引起突然眼前发黑，看不见东西，有时伴有恶心、呕吐、头晕及意识障碍，数秒钟或数分钟即恢复。

＊一时性视力障碍　视网膜中心动脉及其分支发生痉挛或闭塞时，眼底供血量减少，可造成视物模糊或视野缺损，往往 1 小时内自行恢复。

＊一阵性手臂无力　颈动脉硬化者转动头颈时，可使硬化的颈动脉被扭曲或受压，加重了颈动脉的狭窄，致使脑急性供血不足而突然感到手臂无力，持物落地伴说话含糊不清，1～2 分钟后完全恢复。

＊一连串的哈欠　有资料显示，缺血性脑卒中发作前 5～10 日内，80％的人会频频打哈欠。这是脑部氧供减少，缺氧引起哈欠反射。

＊一反常态的嗜睡　脑部血供不足会抑制中枢神经，致使患者不仅夜间酣声雷动，连大白天也昏昏入睡。有研究表明，75％的嗜睡者在 6 个月内发生了脑卒中。

＊一次短暂性脑缺血发作　即一过性偏瘫、感觉障碍、复视、失明、构音障碍、吞咽困难、共济失调、定向障碍等。据文献统计，具有上述表现者有 10％～35％可发生脑梗死。此外，通过 3 个运动也有助于识别脑卒中：①对着镜子微笑，看有无口角㖞斜。②双手平举，坚持一会，看是否有一只手坠落或抬不起来。③说一句绕口令，看是否有措词困难或听不懂别人的言语或语不对题。

凡有上述表现之一者，应及时到有条件的医院进行脑 CT、MRI、颈部及经颅多普勒（TCD）等检查，以免延误病情。

发生短暂性脑缺血后，应积极对高血压、心脏病、糖尿病、高血脂等引起脑缺血的疾病进行治疗。同时要忌烟限酒，避免情绪激动。

（2003 年 10 月 27 日）

谨防危险因素可遏制脑梗死

脑梗死不仅死亡率高，致残率也高，约 3/4 的患者遗留有不同程度的偏瘫、失语和痴呆等残疾，给家庭和社会带来沉重的经济负担和精神压力。临床实践证明，脑梗死的发生与很多因素密切相关。因此，要想有效地预防脑梗死，必须重点防范下列高危因素。

* **高血压**　现已公认高血压是脑血管病最危险的因素。据统计，47%～90%的脑梗死患者伴有高血压、动脉硬化，而高血压患者患脑梗死的发生率较血压正常者高 7 倍。采用药物治疗和非药物治疗紧密结合的办法，将血压控制在正常水平（血压水平＜140/90 mmHg，有糖尿病和肾病的患者血压以＜130/80 mmHg 为宜），可有效降低脑梗死的发病率。

* **糖尿病**　糖尿病患者发生动脉硬化的概率是非糖尿病患者的4.2 倍。故老年人每年至少要做两次血糖检查，以便及早发现和治疗糖尿病，降低脑梗死的发病率。

* **心脏病**　有文献报道，心脏病患者比无心脏病患者脑梗死发病率高 1～1.5 倍。冠心病脑梗死发病率是非冠心病的 5 倍。为了避免脑梗死发生，要善于发现脑梗死发作前的蛛丝马迹，如有房颤、二尖瓣狭窄、心肌梗死等。

* **肥胖症**　肥胖的老年人大多有血脂增高。血脂增高是诱发动脉硬化的主要危险因素，动脉硬化是老年人发生脑梗死的直接原因。因此，体形较胖的老年人应积极减轻体重，并通过改善饮食、适度运动及药物治疗等综合措施来调节脂质代谢，防止发生脑梗死。

* **吸烟与饮酒**　吸烟和饮酒是老年人发生脑梗死的重要诱因。据调查，半数以上的脑梗死患者都有长期的吸烟和（或）饮酒史。吸烟可引起血液中的脂质及纤维蛋白原含量升高，致使血黏度增高。饮酒后，血液中酒精的含量迅速增高。酒精有使脑血管发生收缩、痉挛的作用。故饮酒可增加脑梗死的发病率。因此，老年人应尽早戒烟、戒酒或限制酒的摄入量。

＊ **短暂性脑血管缺血**　是脑暂时性的血液供应不足，俗称"小中风"。表现为突然发生的，持续几分钟至几小时的某一区域脑功能的障碍，可在 24 小时内完全恢复正常。短暂性脑缺血发作是缺血性卒中的最重要的危险因素或临床前期，频繁发作是脑梗死的特别警报。第一次短暂性脑血管缺血的患者中有 28％～40％的患者发生脑梗死，其中约 50％发生在头一年内，频发短暂性脑血管缺血者，脑梗死的发病率也高。因此，及时诊断和治疗短暂性脑缺血发作是预防脑梗死的重要手段。如长期服用抗血小板聚集药物（阿司匹林、氯吡格雷类药物）、缓解脑血管痉挛药物（尼莫地平）及调制稳定斑块药物（他汀类药物）。抗高血压治疗有助于早期预防和减少脑梗死的发生。

　　同型半胱氨酸与缺血性脑血管病的关系越来越多的研究证实，血同型半胱氨酸水平升高，是缺血性脑血管病的独立危险因素。遗传和维生素 B_6、维生素 B_{12}、叶酸缺乏可能是其增高的重要因素。因此，叶酸、维生素 B_6、维生素 B_{12} 合用可降低血浆同型半胱氨酸的浓度，从而降低发生脑梗死的风险。

（2003 年 10 月 27 日）

跛行　谨防血管闭塞

　　张先生今年 50 岁，半年前右脚足趾背部发生溃疡，时常会出现一阵跳痛，休息一会又好了。这样反复发作，让他痛苦难忍。张先生也曾去过医院检查，诊断为"脉管炎"，可经治疗始终不见好转。最后才知道是患了闭塞性动脉硬化。

　　动脉硬化是老年人的常见疾病。粥样硬化斑块如果阻塞冠状动脉可发生心肌梗死；阻塞供应肢体的动脉，造成患肢缺血，便称为闭塞性动脉硬化。

　　闭塞性动脉硬化是动脉因粥样硬化病变而引起的，多见于腹主动脉下端及下肢的大、中型动脉。由于动脉内膜粥样硬化斑块、中层变性和继发血栓形成而逐渐产生管腔狭窄或闭塞，使肢体的供血发生障碍，表现为发冷、麻木、疼痛、间歇性跛行以及足趾发生溃疡或坏疽。

有些老年人经常感到四肢无力，容易疲劳，或出现四肢冰冷和麻木的感觉。当稍走路以后，有的还会出现间歇性跛行；小腿肚或足部乏力、酸胀、疼痛，休息后疼痛又会消失。有的甚至在不运动的情况下，足趾、足部或小腿肚也出现持续性的疼痛，到了夜里更为剧烈，皮肤颜色也出现异常，苍白、发紫、变黑，严重时还会发生溃疡和坏死。人们往往把这种症状误认为脉管炎。其实，这是老年人闭塞性动脉硬化的典型症状。患这种病的人，多数是男性，年龄在 50～70 岁之间，男女的发病率约为 6∶1。

　　国内外大量的流行病学资料证实，高血压、血脂异常、吸烟、肥胖、少运动、糖尿病等都是导致动脉硬化的危险因素。因此，对闭塞性动脉硬化的防治，合理的饮食是有效的措施之一，如要少吃含高胆固醇和高脂肪的食物；糖类在人体中可能转化为甘油三酯，故也要限制糖类食物；食盐过多，会使血压增高，促使动脉粥样斑块的发生与发展，所以，饮食不宜过咸。平时，要多吃含有植物蛋白的食物（如大豆及其制品），各种蔬菜及瓜果，多饮茶。"生命在于运动"，适当的体育锻炼，也是积极的防治措施。必要时，患者可接受血管重建手术，或用人造血管代替，以改善肢体血供，尽量避免因肢体坏死而截肢。

（2008 年 11 月 6 日）

脑梗死和动脉栓塞源于房颤"黑客"作怪

何女士今年57岁，从小患有风湿性心脏病并二尖瓣狭窄和关闭不全，仍能坚持家务劳动，未加介意。2001年冬天的早晨外出买菜时，突然感到右手不听使唤，菜篮子跌落在地。她刚弯腰去拾篮子，发现右脚也不能动弹了，晕倒在地。过路行人见状，立即送她到医院急诊。所幸经过医生的抢救，脱离了生命危险，但却留下右半身瘫痪的后遗症。出院诊断为脑梗死、风湿性心脏病、房颤。回家后扶拐杖行走尚能生活自理。2003年5月，突起左下肢剧烈疼痛，呈刀割样，无法动弹，3天后送入医院时，左下肢已缺血坏死，被诊断为"左股动脉栓塞"（房颤所致）。为保存生命，只好行左下肢高位截肢术，从此后卧床不起。同年12月又突然右下肢剧烈疼痛，急送医院，经股动脉插管造影，被诊断为右股动脉栓塞。立即从股动脉内取出血栓，保住了肢体。何女士，一次脑梗死，两次股动脉栓塞都是风湿性心脏病并发房颤在作祟，人们不禁要问：什么是房颤？它怎么会成为"黑客"到处流窜而引发脑卒中和动脉栓塞？

心脏就像一个泵，每次搏动都将血液泵向全身，这种机械活动是受电活动控制和支配的，正常情况下，电活动来源于心房的窦房结，窦房结规律发出电脉冲，每分钟60～100次，引起心脏各部位顺序收缩。若心脏的电活动不再受窦房结支配，被心房内快速、杂乱无章的电活动替代，心室也相应出现快速而没有规律的收缩和舒张，称为心房颤动，简称房颤。

房颤多见于各种器质性心脏病，如风湿性心脏病、高血压性心脏病、冠心病、心肌病、甲亢等，多表现为持续性房颤，也有少部分找不到原因者，称为孤立性房颤。

房颤时心排血量减少1/4以上。其主要危害：一是心律快而不规则，出现心悸；二是心功能明显受损而疲惫乏力，气促和下肢水肿；三是血栓栓塞事件明显增多，尤其是脑梗死。据有关资料统计，非瓣膜病导致的房颤可使脑卒中发生率升高 5.6 倍。

房颤时血栓栓塞绝大多数来源于左心房。由于心房无规则颤动，导致左心房内血流淤滞，在凝血因子的活化下，红细胞易于聚集，并与血浆中的纤维蛋白结合，很容易形成血栓。血栓一旦脱落，即成为"黑客"随血流进入体循环动脉，形成动脉栓塞，其中绝大多数发生在脑动脉，从而导致脑梗死，若其栓子游走于外周大动脉，即出现相应的动脉栓塞，如不及时处理，亦可出现肢体缺血致残，甚至危及生命。

遏制房颤"黑客"肆虐，积极预防有"二要"：

一要及早诊断与治疗原发病，如甲亢、高血压、冠心病、风湿性心脏病等。上述何女士若能及早治疗风湿性心脏病，有可能不遭此厄运。

二要重视复律治疗。其方法主要有两种：一种是药物复律，即服用各种抗心律失常药物，如奎尼丁、胺碘酮、普罗帕酮等可使房颤复律，但选用何种药物，必须由医生决定。另一种是电复律，具有操作简便、安全、迅速、高效和避免药物副作用等优点，目前已被国内外心血管医生广泛使用。

(2004 年 12 月 5 日)

消化道出血需警惕脑梗死

年过七旬的张大爷，有骨关节炎病史，长期服用阿司匹林。一周前，张大爷出现黑便 2～3 次/天。在当地县医院按上消化道出血治疗两天，出现讲话含糊不清，并伴有右下肢运动障碍，遂转入上级医院。经检查，诊断为上消化道出血并脑梗死。患者家属很不理解：患者既往无胃病史，为何会上消化道出血？上消化道出血与脑梗死又有何关系？

众所周知，上消化道出血是危害老年人健康的常见急症，而消化性溃疡、食管静脉曲张破裂出血、胃癌及长期服用非甾体抗炎药（如阿司匹林）是其常见诱因。非甾体抗炎药可直接刺激、损伤胃黏膜，削弱黏膜的屏障保护功能，并可降低血小板的凝血功能，导致上消化道出血。因此，长期服用阿司匹林，出现黑便等上消化道出血的表现是可以理解的。可上消化道出血又和脑梗死有什么关系呢？

消化道出血并发脑梗死的危险因素

上消化道大出血并发脑梗死，主要与以下因素相关：

* **年龄因素** 随着年龄增长，出现动脉粥样硬化、管腔狭窄的概率增加，患者在合并高血压、血脂异常、冠心病、糖尿病等情况下，这种变化更为显著，形成脑梗死的病变基础。而当患者因某些原因出现上消化道出血后，随着血容量、血红蛋白总量的降低，血液携氧能力下降，脑组织灌注不足，本身已存在明显狭窄的脑血管，只有最大程度扩张、增加血流量以提高供氧。当血红蛋白下降至一定程度，可导致这部分脑组织梗死。

* **失血过多** 当患者在短时间内失血量超过身体循环血容量20％以上或是超过1000 mL时，就会反射性地引起血管运动中枢和肾上腺髓质系统兴奋，导致微循环功能障碍和小血管收缩而使血流缓慢甚至停止，进而导致血液黏稠度增高，组织缺氧，红细胞聚集，形成脑梗死。

* **糖尿病** 糖尿病患者易发生血管壁退行性病变，血小板黏附聚集功能异常亢进，形成微血栓，继而形成粥样斑块，更易形成脑梗死。

* **药物因素** 上消化道大出血后，抗纤溶止血药物的应用，易致血小板聚集，纤溶酶原结构异常、活性降低，抑制微血栓溶解，加重脑梗死。

消化道出血并脑梗死重在防

如上所述，上消化道出血并发急性脑梗死后，治疗上有一定的矛盾和难度，导致患者预后不良。因此，更应高度重视，早期防治。

如果发现上消化道出血者有意识持续障碍时，应首先考虑脑梗死的可能，尤其是对有糖尿病、血脂异常、高血压等病史的中老年人，脑梗死在出血后1周左右发生率最高。

一旦确诊为脑梗死，迅速控制脑水肿、降低颅内压是治疗的关键，同时应尽早使用胃黏膜保护药（如枸橼酸铋钾），防止感染及其他并发症；早期使用脑保护药（如依达拉奉），挽救尚未受损的脑细胞，可为上消化道出血并大面积脑梗死患者赢得治疗时间，对其预后具有十分重要的意义。

上消化道出血并脑梗死者，若血红蛋白低于40 g/L，除积极治疗原发病外，迅速有效地纠正贫血是治疗的关键。为避免在扩容中进一步降低红细胞比容，适当放宽输血指征，应早输全血或浓缩红细胞。如上消化道出血并非凝血功能异常，而是黏膜破损所致，应以强力抑酸为主（如埃索美拉唑镁），尽可能内镜下局部用药，避免使用止血药，尤其抗纤溶药（如氨甲苯酸），以此减少或避免脑梗死的发生。

（2013 年 6 月 13 日）

恶性头痛时别忽视脑肿瘤

头痛是一个很常见的临床症状。老年人发生头痛时，常想到的是伤风感冒引起的头痛，或者是高血压性头痛、颈椎疾病引起的头痛等。然而，老年人需特别警惕的是，有些头痛并非由上述疾病所致，而是脑肿瘤的首发症状。

脑肿瘤有良性和恶性之分，但无论肿瘤是良性还是恶性，都会压迫脑细胞，表现头痛等症状。

脑肿瘤头痛的特点：①进行性加重。早期呈间歇性发作，多发生于夜间或清晨。当肿瘤增大时，疼痛加剧，并逐渐转为持续性。咳嗽、打喷嚏、呕吐、用力排便等都会使头痛加重。改变体位也会影响到头痛的程度，如站立时颅内压力相对降低，则疼痛减轻；卧位时颅内压力相对增加，则疼痛加剧。②头痛剧烈时伴有恶心、呕吐，但吐后短期内头痛症状减轻。③头痛时，患者可以伴有非眼科疾患的视力下降、复视、斜视或单侧眼球突出。这是脑肿瘤直接压迫视神经所致，有时还可能导致失明。④身体其他部位已发现恶性肿瘤者，如果出现头痛、呕吐等，则提示有可能是癌细胞转移至脑所致，常见的这类癌症有鼻咽癌、肺癌、绒毛膜上皮癌、恶性黑色素瘤等。

鼻咽部检查、颅脑 CT 扫描、头部磁共振（MRI）及脑血管或脑室造影等检查，可以帮助确诊脑肿瘤。一旦确诊，要尽早手术切除。不宜手术切除者，应采用减压、姑息手术，或者放疗及免疫治疗。

（2010 年 3 月 20 日）

脑出血警惕并发应激性溃疡

"应激性溃疡"是泛指各种应激状态下发生的胃肠道溃疡性病变。一般理解为严重损伤特别是合并了感染后，也多见于脑外伤、脑血管意外、败血症、呼吸衰竭患者，患者虽经抢救成功，但消化道仍可发生应激性溃疡。病变主要在胃、十二指肠、小肠、结肠等处。它可为单独的出血性溃疡，也可能是多系统脏器衰竭在胃肠黏膜方面的表现。患者常可出现出血、穿孔和腹痛。应激性溃疡一般为表浅的病灶，但也可为较深的穿透性溃疡，造成穿孔；即使合并穿孔，诉说疼痛者仅占 1/3。脑出血并发应激性溃疡引起消化道出血，是脑出血最常见的并发症之一，占脑出血的 19％左右，死亡率很高，若抢救不及时，常危及生命。

对应激性溃疡引起消化道出血的治疗，首先是提高警惕，定期检查血红蛋白及红细胞，注意观察出血先兆。如突然发生面色苍白、出汗、脉数、血压骤降等现象时，应考虑有应激性溃疡的可能。如果发现呕血、便血、大便潜血阳性或从胃管中抽出咖啡色内容物时，即可确诊。应立即采取如下措施：

1. 积极处理那些产生应激性溃疡的基本因素，如抗休克、补充血容量、纠正酸中毒、消除血管痉挛的因素、改善组织血液灌流。

2. 及早给予营养支持：胃肠黏膜细胞需要能量以再生，分泌黏液保护黏膜。对于不能进食的患者可进行管饲，但应避免进刺激性食物。

3. 停用激素，使用各种止血药，如卡巴克络（安络血）、氨基己酸、血凝酶（立止血）等。

4. 放置鼻饲管，经管把胃内容物抽空，注入云南白药、白及粉或大黄粉；亦可与氢氧化铝凝胶交替应用。

5. 前列腺素具有较强的舒缓血管作用，能增加胃肠黏膜血流量，轻度抑制胃酸和胃蛋白酶分泌及刺激胃黏膜细胞分泌黏液和碳酸盐，保护黏膜，达到止血目的。

6. 凝血酶局部止血。将凝血酶 2000～4000 IU 用 0.9％氯化钠注射液溶解成 50 IU/mL，自留置的胃管注入（每次注入 40～80 mL），转动患者体位，使药与出血创面充分接触。每 1～2 小时给药 1 次，待呕血和黑便停止后改为 6 小时 1 次，用药 1～4 日，止血效率达 90％以上。

（2006 年 2 月 28 日）

嗜酒如命魂断脑梗死

谢某每日饮酒量达 500 mL，而且经常抽烟。日前，酩酊大醉后蒙头入睡，鼾声如雷，次日凌晨被家人发现其鼾声消失时，却已呼之不应，在当地医院抢救两天两夜效果不佳。送入上级医院时，深度昏迷，双侧瞳孔散大……经头部 CT 证实为右侧大脑半球梗死，呼吸、心跳骤停，虽全力抢救，却无力回天。年仅 37 岁的谢某就这样抛开老父老母和娇妻幼子，过早离开了人世。人们不禁要问，年轻轻的怎么会得脑梗死，而且一病不起？难道嗜酒也会患脑梗死？

青年脑梗死并非罕见

脑梗死又称缺血性卒中，一般来说，多见于 45～70 岁中老年人。但现在临床上，青年人卒中的发病率越来越高，45 岁以下成人发生的卒中占全部卒中的 5％～15％。其祸首多为不健康的生活方式，如频繁饮酒、吸烟、运动量少、高热量饮食、夜生活过度等；而工作压力大、精神紧张、情绪焦躁等，又加重了对人体的损害，从而导致脑卒中发病。吸烟、饮酒是青年脑卒中的最危险因素。

嗜酒是促使脑梗死的帮凶

长期中等量或大量饮酒，可使血清胆固醇（TC）、甘油三酯（TG）、低密度脂蛋白胆固醇（LDL-Ch）升高，高密度脂蛋白胆固醇（HDL-Ch）降低，促使动脉粥样硬化过早发生；长期饮酒使皮质醇、肾素及醛固酮分泌增加，肾上腺素活性增强，导致收缩压和舒张压均明显增高，加速动脉硬化的发生；酒精中毒还可阻碍脑血流的自动调节功能，血流量减少，速度减慢，可增加血细胞比积，引起血小板功能障碍，降低红细胞的柔韧性，促使脑梗死的发生；暴饮后的急性酒精性木僵以及不合适的睡眠体位，使颅外血管受压，干扰血流，也可促进脑梗死的发生；嗜酒亦可促使代谢紊乱，特别是脂质代谢紊乱，产生高脂血症。由于脂质沉积，促进动脉管腔狭窄，从而加速动脉硬化的形成，且可直接刺激脑血管平滑肌而引起脑动脉痉挛。这些因素也是青年脑梗死的促发因素。

青年人应如何预防脑梗死

第一，定期体检，有一些脑部症状要及时诊治。有脑梗死危险因素，如高血压、血脂异常等的青年人应该进行全面检查，系统治疗。

第二，戒烟限酒。烟酒在青年脑梗死的发生中占有重要的地位。为减少青年脑梗死的发生，应提倡戒烟限酒。

第三，保持平和、淡泊的心态十分重要。在休闲和健身的过程中应该选择轻松、运动量不大的项目或方式。

第四，要将膳食的总热量及动物性脂肪、胆固醇、盐、糖的含量控制在正常需要的范围内，多食富含维生素的食品和植物蛋白。对体重超过正常标准的人，应减肥，食用低脂、低胆固醇膳食。

第五，青年人一旦发生脑梗死的相关症状，应立即送往有神经专科的医院进行治疗，使类似谢先生的悲剧不再重演。

(2004 年 8 月 5 日)

热中风很多是药闹的

一到盛夏，随着气温的"节节攀升"，中风患者也明显增多。这种"热中风"除了与高血压、肥胖、血脂异常、糖尿病、血管硬化等高危因素有关外，高温天用药不当也是一个诱因。

* **降压类药物**　夏季人体血压不太稳定，若服药物剂量过大或多种药物同时服用，会使血压在短时间里突然大幅度下降，导致脑部供血不足，血流缓慢，血液易于凝集。那些已有脑动脉硬化、动脉内膜表面粗糙不平的中老年人，很容易形成脑血栓，堵塞血管，导致缺血性卒中。因此，夏天用降压药，切不可操之过急，应合理用药，使血压逐渐下降至理想水平。

* **利尿类药物**　呋塞米（速尿）、氢氯噻嗪（双氢克尿塞）等利尿药直接作用于肾脏，促进电解质和水的排出。若使用利尿类药物剂量过大，尿液排出增多，易使体内水分大量丢失，可导致血液浓缩，黏滞性增加，易导致脑血栓形成。

＊ **镇静催眠药** 当气温超过 35℃、日照超过 12 小时、湿度高于 80％时，易发生"情绪中暑"，常有情绪烦躁、内心烘热、头脑糊涂、夜间不能入睡等表现。若盲目服用地西泮（安定）与巴比妥类药物，均有抑制大脑皮质、扩张血管等作用，如果用量较大，会促使血压过度下降，易引起缺血性中风。

＊ **滋补保健药物** 盛夏如需进补，重点应补阴，而补阳药如鹿茸、海狗，补气药如人参、黄芪不宜用。因为服用人参会加速血液循环，导致心悸，使病情加重。患有高血压的人，如长期服用，更有发生脑血管破裂的可能。

因此，在盛夏季节服药应格外提高警惕。一旦发现家人在服药后出现头痛、头昏、肢体乏力等不适时，切勿掉以轻心，不能误认为是"感冒""中暑"或休息不好，应在第一时间送到医院，以免耽误病情。

（2008 年 7 月 22 日）

警惕脑内"定时炸弹"

年仅 39 岁的刘先生，近两年来时有头痛发生，未加介意。日前饮白酒后突起剧烈头痛，等到第二天凌晨 4 点，刘先生如厕时突然晕倒，心跳呼吸骤停，经复苏后转来我院。入院体查：患者深度昏迷，双侧瞳孔散大；呼吸以呼吸机维持，心率靠药物维持。头部 CT 示：蛛网膜下腔出血；CTA 显示：前交通动脉瘤。入院诊断：动脉瘤破裂致蛛网膜下腔出血。

一提起脑动脉瘤，很多人都不十分了解，甚至谈"瘤"色变。其实，脑动脉瘤并不是真正意义上的肿瘤。所谓动脉瘤即动脉血管壁局部薄弱而产生的瘤样突起。既有先天性的血管发育异常，也有由于动脉粥样硬化、血压增高等因素，导致血管壁长期受到异常血流冲击而后天形成。

危险性高

脑动脉瘤可发生于任何年龄，但最常见的是 30～50 岁，女性多于男性。90％以上的患者在动脉瘤破裂前无任何症状，并不知道自己颅内埋藏着一颗随时会爆炸的"定时炸弹"。

脑动脉瘤一旦破裂，危险性极高，约有 30％的患者会在入院前死亡；虽经积极治疗后，仍会有 50％患者死亡，仅有 25％的患者有幸康复。像我国的"小品大王"赵××就是这"25％"之一，其在 2009 年被上海华山医院确诊为"前交通动脉瘤"，手术非常成功，恢复良好。

脑动脉瘤在发生破裂之前，可以没有任何症状，但近半数患者可有一些先兆症状，如动脉瘤小量漏血可造成突发性剧烈头痛，而不是缓慢的头痛。头痛范围可向颈肩、腰背和下肢延伸，并伴有恶心、呕吐，面色苍白，全身出冷汗，半数以上出现不同程度的神志不清，严重者可发生突然死亡。另外，如动脉瘤增大、压迫到邻近神经可引起一侧眼睛睁不开、视物成双，失语、偏瘫、偏感觉障碍及偏盲等。脑动脉瘤的破裂出血发病往往都非常突然，可以在没有任何诱因的情况下突然起病，也可在体力劳动、情绪波动、酒后、解便时突然发病。

尽早治疗

凡年龄在 40～60 岁的中老年人，若有高血压、动脉硬化、各种感染及脑外伤者，应当小心动脉瘤的"插足"；出现前额痛或感觉减退、眼睑下垂、偏盲、瞳孔大小不一等症状的患者，应迅速到医院行 CT、MRI 及脑动脉造影（DSA）等检查。脑血管造影是确诊颅内动脉瘤必须的检查方法，它对判明动脉瘤的准确部位、形态、内径、数目、血管痉挛和确定手术方案十分重要。

脑动脉瘤虽来势凶猛，但并不可怕，这是一种可以彻底治愈的疾病，可怕的是人们还没有意识到及早治疗的重要性。在发达国家，至少有 70％的动脉瘤在没有破裂以前，就被发现并得到及时的治疗。而在中国这一比例非常低，大多数地区甚至连 5％都不到。

目前治疗脑动脉瘤多采用开颅直接处理动脉瘤的手术方法，用特制的动脉瘤夹，夹闭动脉瘤颈部，并保护载瘤动脉的通畅性。亦可采用动脉内栓塞治疗，以达到治疗目的。

（2001 年 1 月 17 日）

千万不要忍 这5种头痛可能会让你丧命

几乎每个人都有过头痛的经历，许多人常靠吃片止痛药、休息一下来缓解。但其实，有些剧烈头痛往往是严重疾病的先兆或初始症状，一旦延误诊治会危及生命。

* **脑血管病性头痛** 很多老年人患有动脉硬化和高血压，因此伴随而来的头痛症状也较多。比如脑出血的首发症状就是头痛，特别是蛛网膜下腔出血，会引起剧烈头痛，感觉仿佛刀劈或是爆炸一般。而脑血管狭窄或闭塞引起的缺血性卒中发作时，严重头痛是唯一的临床表现。一般高血压引起的头痛症状只是头昏和钝痛，只有当急性高血压和高血压脑病发作时，会发展到头痛难忍，有爆裂沉重感，若血压骤升时，有可能成为卒中的前兆。

* **颅内动脉瘤或先天性脑血管畸形** 此瘤多为先天性的，平时可隐匿在大脑深处的颅底，若不破裂，多不发生头痛，也不损伤神经。一旦破裂出血，病情便急转直下，首先出现的是突然剧烈头痛、恶心呕吐、头胀如天崩地裂，接着是昏迷。1～2日后若能清醒，头痛依然，此时多可见一侧眼睑下垂，眼球活动不灵、视力下降或失明等。

* **颅骨骨折或颅内出血** 头部受伤之后出现的头痛主要表现为短暂的神志丧失，不久就苏醒，但苏醒后30分钟到1小时又再度发生剧烈头痛并伴有呕吐、吵闹不安，渐渐地神志不清。

* **慢性硬脑膜下腔出血** 有些患者头部外伤后恢复较好，但几个星期到几个月之后突然出现剧烈头痛、频繁呕吐，有时还有视物模糊、小便失禁甚至抽搐等症状，这时可见瞳孔两侧不等大。出现这种情况，患者千万不可掉以轻心。

* **颅内肿瘤** 在脑肿瘤患者中，90％以上的患者存在头痛症状。这种疾病的头痛常发生在早晨四五点钟，往往在熟睡中被痛醒，起床活动后，到上午八九点钟，该症状会逐渐减轻，以至消失；除清晨头痛外，还常伴有恶心、呕吐、癫痫及局灶神经功能障碍等症状。因此，当患者经常出现清晨头痛时，应考虑是否有颅内肿瘤的可能。

（2015年5月27日）

脑出血关键8小时

高血压脑出血是急性脑血管病中最危险的疾病，以50岁左右患者最常见。有研究发现，脑出血后20～30分钟即形成血肿，6～7小时后，血肿周围开始出现血清渗出及脑水肿，随时间延长，将继发心、肺、肾及血气、电解质紊乱等并发症又进一步加重脑损害，出现恶性循环，危及生命。夏季是高血压脑出血的高发期，因此，做好高血压脑出血的院前急救8小时是关键。

熟悉高血压脑出血的先兆表现是抢救成功的前提。

首先，要认识高血压并脑出血的先兆表现：意识障碍。轻者神志恍惚，昏睡，叫醒后又很快入睡，重者突然昏迷；肢体无力或麻木，面部、上肢、下肢感觉障碍，有蚁行感，无痛觉感，单侧上肢或下肢运动不灵活，不能提举重物，行走易摔跤；语言障碍。突然说话不利索。理解能力下降或记忆力减退；视觉障碍，单眼视物不清，眼球转动不灵活；平衡功能失调，站立不稳，突然昏迷，血压显著升高达180/100 mmHg以上；呼吸微弱，断续、叹息样呼吸，6次/min左右等，应考虑为急危重症脑出血。

其次，一旦家中有人出现上述脑出血症状和体征，要保持镇静，让患者平卧，还要避免震动，以免加重病情。同时，为了使患者呼吸道通畅，可将其一侧肩部垫高，头偏向一侧，以防呕吐物吸入气管造成窒息。迅速松解患者衣领和腰带，保持安静，以免加重出血。

再次，对呼吸、心搏骤停者，立即就地行心肺复苏，注意呼吸道畅通，足量给氧，避免因缺氧而加重脑水肿。观察血压、瞳孔的变化，防止血压过高加重出血而出现脑疝。及时把患者送达医院。

(2009年7月20日)

卒中的家庭急救

按脑血管损害性质不同，卒中可分为出血性和缺血性两大类。出血性卒中多因情绪激动、脑力紧张、使劲排便、用力举物等，促使血压骤升而突然发病。患者突然感到头痛，并有恶心、呕吐，病情往往在数分钟至数十分钟内发展到高潮，随即发生偏瘫和意识模糊或昏迷。昏迷时患者呼吸深沉带有鼾声。缺血性卒中多在安静状态下发病，常在睡醒时出现症状，病情进展较缓慢，偏瘫症状在数小时到数日内越来越明显，意识常保持清醒。也有的患者临床表现介于两者之间，仅靠上述表现难以鉴别属出血性还是缺血性。

对待卒中，应该像对待心肌梗死一样有抢救意识，争取时间，积极治疗，减少致残率，提高生活质量。一般来说，凡疑为卒中患者，应尽早送往有条件的医院进一步检查确诊，进行有针对性的治疗。如果一时难以送往医院，或遇有特殊情况必须在家庭抢救时，应采取以下措施：

1. 患者应保持安静，绝对卧床，避免过多搬动。血压过高时，应使床头抬高 30°～45°，血压下降接近正常时，再将床头放平，尽量减少再出血，使血肿不再扩大，减少脑组织损伤。

2. 保持患者呼吸道通畅。对昏迷较深的患者，应及时清除其口腔内的异物、义齿、分泌物、呕吐物，勤吸痰。应将患者的头偏向一侧，以免舌根后坠阻塞呼吸道。有条件者应给氧。

3. 脑出血早期，亚低温（32℃±0.5℃）处理可阻止脑出血和脑组织水肿，可在患者头部两侧放置冰块（但不可紧贴头部），以降低颅内压，减少大脑氧的消耗。

4. 调整血压，正确使用降压药。无论是出血性或缺血性卒中，急性期常会出现血压升高，特别是原有高血压的患者。血压升高可加重或诱发脑出血，或加重脑缺血、脑水肿。收缩压持续高于 200 mmHg 时，应逐渐调整至 160 mmHg 为宜。常用药物是尼莫地平，对轻、中型患者安全有效。

5. 患者如果处于昏迷状况，应暂时禁食，以免引起窒息和肺炎的危险。

6. 昏迷患者应留置导尿管，防止膀胱过度充盈导致张力性尿失禁及尿路感染。

7. 如果心跳和呼吸停止，应立即就地进行人工呼吸和胸外心脏按压，与此同时呼救"120"，或用担架送患者上医院，不要盲目在家中等待，错失抢救良机。但在运送途中，应尽量少颠簸，可在患者头部两旁，用布团或沙袋固定，不使头部摇动。保持平稳，对脑出血的患者尤其要紧。

（1998 年 8 月 5 日）

心脑血管病发作　急救有禁忌

冬春交替时，脑出血、冠心病、猝死的发病人数占全年发病人数的比例高达 69.5%，因心脑血管疾病住院的人数比其他季节高出 3～5倍，且有逐年递增的趋势。一旦发生意外，50% 的人是因为病情发作时，目击者急救不及时或在急救中存在误区而匆匆结束生命。在此，我总结了几个临床上常见的急救禁忌，希望大家重视。

* 脑出血　忌猛烈摇动昏迷者。脑出血往往在白天的活动中骤然起病，发病时有头痛和呕吐，甚至出现昏迷、偏瘫、大小便失禁等症状。一旦患者发生昏迷，家属一定要尽量克制情绪，让患者平卧在床上，切勿为了弄醒患者而大声叫喊或猛烈摇动昏迷者，否则只会使病情迅速恶化。此类患者常有颅内压升高，极易发生喷射性呕吐，如不及时清除呕吐物，可因呕吐物堵塞呼吸道而窒息死亡。因此，如果患者没有颈椎外伤，应将其头转向一侧，让呕吐物流出口腔，避免窒息。

* 猝死　最怕家属茫然惊恐无策。多数"猝死"无明显预兆，发生在正常活动中或安静睡眠中。有心绞痛史，症状突然加剧，表现为面色苍白、大汗淋漓、血压下降，特别是出现频繁的室性早搏，都可能是"猝死"的先兆。当患者表现为神志不清、高度发绀（如面色青紫）、痉挛时，很多家属会很茫然和惊恐，盲目等待"120"的到来而失去急救的最佳时机。这时应轻拍患者肩部，呼唤后无反应时，应在拨打 120 的同时实施心肺复苏。即发现患者没有颈动脉搏动，立即进行胸部按压，左手的掌根放在胸骨中下 1/3 处，右手掌根重叠放于左手手背上，手指翘起脱离胸壁，双肘关节伸直，双肩在患者胸骨上方正中，肩手保持垂直用力向下按压。需要注意的是，如果按压的部位不对，或手的按压角度不对，或是用力过大，不仅复苏无效，还易导致胸骨、肋骨骨折，甚至刺穿肺泡，引起血胸、气胸。

＊ **心肌梗死** 忌搀扶下步行去医院。心肌梗死发作时的典型症状有：胸前压迫样疼痛，并可能放射到肩部、颈及下颌；心跳不规则，呼吸困难，焦虑恐惧，恶心呕吐，大汗，口唇、甲床苍白或发绀，皮肤苍白青紫等，这是由于急性暂时性心肌缺血缺氧引起的。国内外大量实践经验证明，1/3 甚至 1/2 的患者在发病 1 小时内死亡。究其原因，除了梗死面积大外，还因为当时未采取正确处理措施，如乱搬动患者，或者患者自认为还能坚持，在他人搀扶下步行去医院，使梗死面积加大，诱发合并症。此时应首先停止活动，消除发作诱因。如果休息不能缓解，要立即服用硝酸甘油等药物。如果心绞痛次数增加，疼痛加重或服药效果不好，应及早就诊。

（2015 年 4 月 1 日）

双眼视力莫名下降勿忘脑膜瘤

年仅 44 岁的易女士，左眼出现视力减退，有时看东西有黑点。她先后在多家医院检查，被诊断为左眼球后视神经炎，经激素和营养神经的药物治疗无效，接着左眼失明，右眼视力减退伴前额疼痛。两年后又去另一家医院做了 MRI 检查疑有蝶鞍结节脑膜瘤，最后经手术证实此症。虽然手术十分成功，但却留下双眼视力无法恢复的遗憾。遗憾之余，人们不禁要问：什么是脑膜瘤？如何才能早期发现呢？

蝶鞍结节脑膜瘤多发于女性，此病早在 1899 年已被发现，1929 年将其称为"鞍上脑膜瘤"，包括起源于鞍结节、前床突脑膜瘤。因上述解剖结构范围不超过 3 cm，临床对上述区域脑膜瘤习惯统称为蝶鞍结节脑膜瘤，其占颅内肿瘤的 3‰～11‰。女性发病者较多，男女患者之比约为 1：2，可发生于任何年龄，但以 30～40 岁的中年人较多见。

蝶鞍结节脑膜瘤有哪些表现

蝶鞍结节脑膜瘤的发展过程可分为以下 4 个时期。

- 初期和症状前期，由于肿瘤体积较小，无症状表现。

- 当肿瘤体积增大，压迫视神经和视交叉时，可有视力减退、视物范围缺损等表现。视力减退多先由一眼开始，以后另一眼也出现障碍。两眼同时出现障碍者少。两眼视力减退的程度不同。

- 肿瘤继续增大，压迫其他结构时，可出现尿崩症、嗜睡、眼肌麻痹、不全偏瘫、脑积水和颅内压增高等。

- 最后视力完全丧失，颅内压增高明显，甚至引起明显的脑干受损表现。鞍隔脑膜瘤因较容易压迫下视丘，尿崩症症状出现较早。

脑干的功能主要是维持生命活动，包括心跳、呼吸、消化、体温、睡眠等。尿崩症是以多尿、烦渴、多饮与低比重尿为主要表现的一种疾病。

怎样早期诊断蝶鞍结节脑膜瘤

凡成年人出现单眼或双眼颞侧偏盲，视乳头呈原发性萎缩，蝶鞍无明显改变，都应怀疑有蝶鞍结节脑膜瘤。

* 脑血管造影　当肿瘤处于早期时，颈动脉造影可以正常。只要出现上述典型症状，也可做出蝶鞍结节脑膜瘤的诊断。

* CT 检查　鞍结节及其周围有高密度、边界清楚的肿瘤影像，蝶鞍早期不扩大。

* MRI 检查　可见等密度或较高密度的肿瘤跨在鞍结节上，不同于垂体腺瘤及颅咽管瘤，前者在鞍内；后者在鞍口，且有囊变及钙化，可向不同方向发展。

蝶鞍结节脑膜瘤一般为良性肿瘤，手术是唯一的治疗方法，确诊后应尽早彻底手术切除，术后视力常能恢复。

（2009 年 7 月 10 日）

糖尿病是人类健康
"第三杀手"

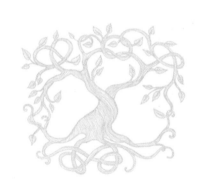

谨慎预防糖尿病并发症

糖尿病本身不一定造成危害，但长期血糖增高，会导致大血管、微血管受损并危及心、脑、肾、周围神经、眼睛、足等。据世界卫生组织统计，糖尿病并发症高达100多种。糖尿病发病后10年左右，将有30％～40％的患者至少会发生一种并发症。这些并发症会极大影响患者的生活质量，甚至减少其寿命。若尽早做到"五提高""七控制""三勤"，可抑制或延缓糖尿病并发症的进展。

做到"五提高"

*** 提高对糖尿病危害的重视**　最新研究结果显示，我国已经成为糖尿病第一大国。更可怕的是时至今日，尚有大量无症状的患者未被发现；而确诊的糖尿病中约2/3的患者血糖未得到控制，以致造成高致残率和病死率。因此，普及糖尿病相关知识刻不容缓。

*** 提高对糖尿病高危人群的识别**　有下列情况应视为高危人群：①直系亲属中有糖尿病患者。②年龄≥45岁者。③超重或肥胖者。④高密度脂蛋白低和（或）高甘油三脂血症者。⑤高血压患者，高压≥140 mmHg和（或）低压≥90 mmHg者。⑥患有心脑血管病变，如中风患者。⑦年龄≥30岁的妊娠妇女，有妊娠糖尿病史者，曾有分娩巨大婴儿者，曾有不明原因的滞产者，有多囊卵巢综合征的妇女。⑧有不良生活习惯，如久坐者。⑨使用一些特殊药物的人，如糖皮质激素、利尿药等。

*** 提高对糖尿病早期信号的警惕**　糖尿病患者"三多一少"的典型症状出现前，还有一些早期信号应引起重视，如饭后还经常感到饥渴，就餐前容易出现心慌、出虚汗、乏力等，感染伤口不易愈合，近期视力明显减退，无明显原因的手足麻木、疼痛、发凉等感觉异常现象，容易激动、疲劳等，小便次数增多等，出现这些表现应想到可能已是糖尿病早期。

*** 提高对运动的认识**　运动可以减轻外周组织对胰岛素的抵抗，提高肌肉组织对葡萄糖的利用率，调节糖代谢，降低血糖，减少尿糖；促进脂肪组织分解，纠正脂肪代谢紊乱，减少体内脂肪，降低血脂，调节体重而减肥；提高体力，促进健康，预防和控制感染及其他并发症的发生。每日运动30分钟，可以选择散步、慢跑、游泳等，非常

有益。

* **提高对营养物质选择的知识** 糖尿病患者在饮食安排上要做到定时定量，清淡少盐，粗细搭配，易于消化吸收。患糖尿病并不意味着要完全和糖类说再见，可选择一些消化较慢、能提供稳定能量的糖类，如全谷类、豆类、坚果、新鲜蔬菜和水果。关键是要控制好每餐糖类的摄入量。

做到"七控制"

* **控制体重** 肥胖，尤其是腹型肥胖是 2 型糖尿病发生的危险因素。首先就要把体重降下来，使体重接近正常。一般用体重指数（BMI）表示：体重(kg)÷身高^2(m^2)。正常 BMI 为 18.5~24。通过运动和饮食来实现减肥，特别要关注腹部脂肪，因为腹部减肥能大大提高糖耐量。

* **控制血压** 高血糖是血压增高的原因，高血压又是糖尿病死亡率的一个显著独立因素，因此这两个病治疗要齐头并进。应当从血压≥130/80 mmHg 开始干预，并在医生指导下进行调整降压药。

* **控制血糖** 空腹血糖应低于 6.0 mmol/L，至少应低于 7.8 mmol/L；餐后血糖不高于 10 mmol/L。凡是已经发生了并发症的患者，说明糖尿病治疗很不理想。

* **控制胆固醇** 糖尿病患者每年应检查血脂一次，低密度胆固醇（LDL-C）应≤2.6 mmol/L。调脂药物治疗后 6~8 周复查，如达标后每半年复查一次。患者坚持服用他汀类药物，是减少冠心病危险性的重要措施。

* **控制感染** 感染对于糖尿病患者，是一次严重的应激。糖尿病一旦遇到感染，哪怕是感冒发热都要及时接受治疗，及时遏止感染的发展。

* **控制胰岛素抵抗** 胰岛素抵抗是 2 型糖尿病发病的重要因素之一，其对人的危害是相当严重的。要减轻胰岛素抵抗，就要改变原来不合理的生活方式，要控制饮食，加强运动，积极减肥；二甲双胍是肥胖型糖尿病患者的首选药，不仅能降糖，还能降低胰岛素抵抗，增加胰岛素的敏感性。

* **控制不良生活习惯** 如限酒，戒烟，可减少糖尿病并发症发生的风险。吸烟的糖尿病患者死于心血管疾病的风险比不吸烟者高出 3 倍。

做到"三勤"

* **勤看医生** 每年应看 2~4 次医生，注射胰岛素者就诊频率还应

增加。

　　* **勤查糖化血红蛋白**　一年查 2～3 次糖化血红蛋白，该指标可反映患者过去 2～3 个月的平均血糖值。

　　* **勤做相关检查**　每年做一次眼底、心电图、肾脏及神经系统、足部检查，争取早期发现糖尿病并发症，早期治疗，以防不测。

（2016 年 2 月 18 日）

糖尿病患者要防危险"杀手"

　　目前我国糖尿病患者已达 1.5 亿人，占世界糖尿病患者的 1/5。糖尿病本身并不会置人于死地，但糖尿病的急、慢性并发病却是危险的"杀手"。

　　据最新资料，我国糖尿病引起的冠心病和脑卒中分别为正常人的 24 倍和 10 倍，75％的 2 型糖尿病患者最终发生心脑血管疾病，约 80％都死于心血管疾病特别是缺血性心脏病。现将对患者生命威胁最大的"杀手"亮相如下，希望引起患者重视。

　　* **糖尿病肾病**　在糖尿病患者中，病史超过 8 年以上者，80％都会遭受糖尿病肾病的威胁，甚至有些 2 型糖尿病患者在刚刚诊断糖尿病时就已是慢性肾病的晚期——肾衰竭、尿毒症。1 型糖尿病患者有 50％死于慢性肾衰竭，2 型糖尿病患者有 5％～10％死于慢性肾衰竭。

　　* **严重的低血糖**　病程过长（10 年以上）的糖尿病患者，注射胰岛素或口服降糖药物品种多、数量大的糖尿病患者以及老年人（尤其是 70 岁以上的人）等三类人群，对低血糖的调节能力较差，容易发生低血糖意外，严重时可发生低血糖昏迷。昏迷时间过久（超过 6 小时），会造成脑组织不可逆的损伤，甚至死亡。

　　* **酮症酸中毒**　糖尿病患者在急性感染、过食或中断胰岛素治疗时均可发生酮症酸中毒，年龄越小发生率越高。

　　* **高渗性非酮症昏迷**　非酮症高渗性糖尿病昏迷（NHDC）可继发于各种严重疾病，以严重脱水症状（如烦渴、多饮、眼球凹陷等）和神经精神症状（如神志恍惚、嗜睡、定向力障碍、肢体抽搐、偏瘫、失语等）为主要临床表现。易被原发病掩盖而误诊漏诊，不能及时、恰当地治疗使病情恶化；同时，不少 NHDC 病例合并多脏器功能衰竭，死亡率高达 50％～70％。

＊**糖尿病并发感染** 糖尿病病情发展到一定程度，病情控制较差，各组织器官损伤严重，机体极易遭受损害而导致感染。常见感染包括呼吸道感染和肺结核、泌尿系感染和皮肤感染，一旦感染即进展迅速，不易控制，死亡率增加。

＊**糖尿病足** 据估计，在世界上每30秒就有一个患者由于糖尿病的原因下肢被截肢，由糖尿病导致的小腿的非创伤性截肢接近50％。糖尿病足溃疡与坏疽是糖尿病患者致残、致死的重要原因。

＊**糖尿病患者患癌率高** 糖尿病患者罹患癌症的风险比一般人高约20％。患癌风险增高的原因是胰岛素为降低血糖而出现的过度分泌，可能导致癌细胞的加速增殖。肿瘤是我国糖尿病患者的主要死亡原因之一。

遏制"杀手"关键在预防

对于尚未出现急、慢性并发症的糖尿病患者，为有效地防治并发症，应定期到医院进行检查。每周测定空腹和餐后两小时血糖，每2～3个月测定糖化血红蛋白，以了解血糖控制情况，并据此指导糖尿病的治疗；每3～6个月应进行血脂、肾功能、尿蛋白的测定，行眼底和神经系统的检查；每年行心电图、胸片检查。

糖尿病患者还应注意自我监测，如测尿糖、体重、血压、心率；每日进行足部检查，注意有无皮肤破损，即时清除鞋、袜内的异物；注意下肢有无水肿。

（2010年1月5日）

血糖升高并非都是糖尿病

血糖正常值为空腹时 $3.5\sim6.1$ mmol/L，餐后2小时血糖$\leqslant7.8$ mmol/L。众所周知，高血糖症是指血糖超出正常上限，可以表现为葡萄糖耐量减低或糖尿病。在日常生活中，很多人一旦发现自己的血糖升高，就认为得了糖尿病，然而非糖尿病性高血糖并不罕见。因此，对高血糖的正确认识和处理，已成为人们共同关注的问题。

引起非糖尿病性高血糖的主要原因

＊**应激性高血糖** 强烈的应激因素，如严重烧伤、脑血管意外、急性心肌梗死、感染性休克等所致应激状态，体内升糖激素分泌增加，拮抗胰岛素而出现血糖升高。

＊ 甲亢性高血糖 由于甲状腺激素过多，常因胃肠吸收葡萄糖增加，交感神经系统兴奋性增加导致胰岛素分泌减少；肝糖原产生增加，组织吸收葡萄糖减少，糖原分解增加等原因而致血糖升高。

＊ 肝病性高血糖 广泛性肝脏损害，使肝糖原储备能力下降，发生餐后高血糖。

＊ 急性胰腺炎 胰腺急性炎症反应可直接致胰岛受损胰岛素减少或胰高糖素升高，都可以导致血糖值升高。

＊ 内分泌肿瘤 引起高血糖的内分泌肿瘤很多，如嗜铬细胞瘤患者有60％空腹血糖升高，这可能与其分泌的儿茶酚胺类物质在体内使肝糖原和肌糖原分解加速，并促进糖异生有关。胰高血糖素可促进糖原、脂肪、蛋白质分解，促进糖异生，引起高血糖。

＊ 药物性高血糖 能引起血糖升高的药物很多，包括利尿药、泼尼松、吲哚美辛（消炎痛）、三环类抗抑郁药、苯妥英钠、抗癌药、女性避孕药等可升高血糖。

非糖尿病性高血糖处理原则

高血糖状态对机体的危害是多方面的，常易引起酮症酸中毒、高渗性昏迷、严重感染、肢体坏疽、视网膜病变、急性白内障、周围神经病变等。因此，对非糖尿病性高血糖不得掉以轻心，在处理上一般应遵循以下原则：

＊ 积极寻找引起高血糖症的病因，及时治疗原发病 如应激性高血糖，应尽快消除应激因素，并给予胰岛素治疗；甲亢性高血糖，随着甲亢的治疗而好转；切除嗜铬细胞，即可根治嗜铬细胞瘤之高血糖。

＊ 对症调整治疗 一旦确诊为药源性高血糖，首先应停用相关的药物，在停药后血糖可恢复正常。但对应用糖皮质激素治疗的患者不能突然停药。其治疗方法在医生指导下调整。

（2006 年 1 月 4 日）

发现糖尿病后全面检查并非多余

有不少的患者常因疖肿感染经久不愈或下肢间歇性跛行等症状前来急诊。经初步检查确诊为糖尿病后，还会进行一系列的检查，患者及家属对此很不理解，甚至误认为是乱检查……面对糖尿病患者，进行必要的检查，是否多余？还得从头说起。

糖尿病的病因尚未完全阐明。目前公认糖尿病不是唯一病因所致的单一疾病，而是复合病因的综合征，与遗传、自身免疫及环境因素有关。其病变波及全身各系统：脑、心血管、肾、神经、视网膜、皮肤及足。若得不到及时地、恰当地治疗，则会发生双目失明、下肢坏疽、尿毒症、脑血管病变或心脏病变，以致危及生命。因此，要使糖尿病病情得到满意的控制和降低病死率，如何早期发现其合并症和并发症，必要的检查是关键。

＊ 血糖　在各项监测指标中最为重要。血糖化验的频度因人而异，应遵循个体化的原则。一般在监测的初始阶段，病情不稳定时或应用胰岛素期间，测定次数应酌情增加，每日数次；待血糖控制稳定后，每月监测 1～2 次便可。

＊ 糖化血红蛋白　是血红蛋白与葡萄糖的聚合物，与血糖浓度呈正相关，能客观地反映取血前较长一段时间内（2 个月左右）的平均血糖水平。

＊ 尿糖　在肾糖阈正常情况下，尿糖与血糖呈正相关，通过化验尿糖可以间接反映血糖水平。

＊ 尿酮体　主要用于胰岛素依赖型糖尿病（1 型糖尿病），尤其是血糖明显升高（14 mmol/L），"三多一少"症状加重，并伴有恶心、呕吐及意识障碍，疑有酮症酸中毒时，必须进行尿酮体监测。

＊ 血脂　糖尿病不仅有糖代谢紊乱，还有脂质代谢紊乱。脂质代谢紊乱对动脉粥样硬化的发生密切相关。所以糖尿病患者要经常检查血脂。如出现高脂血症，早期予以降脂治疗，以防冠心病患者心肌梗死和脑动脉硬化、脑卒中的发生。

＊ 血压　糖尿病患者高血压发病率比一般人高 2～6 倍，患病年龄高峰比一般人提早 10 年。约一半以上合并有高血压，一般糖尿病高血压患者的血压应控制在 130/80 mmHg 即可，如果有糖尿病肾病血压

应控制在 125/75 mmHg 为佳。

　　* **自身抗体的检测**　进行自身抗体的检测，能区别是 1 型还是 2 型糖尿病。1 型糖尿病自身抗体检测多为阳性，而 2 型糖尿病自身抗体为阴性。区别是 1 型还是 2 型糖尿病有利于治疗方案的制订和预后的评估。

　　* **肝肾功能**　药物一般都经过肝脏和肾脏的代谢和排泄，检测肝肾功能，有利于正确选用不同的药物治疗，如肾功能受损时，一般选用经胆道排泄的格列喹酮（糖适平），而严重肝肾功能不全时需选用胰岛素治疗。

　　* **尿蛋白的测定**　正常尿液中，蛋白质含量甚微。正常人尿中蛋白的排出率＜15 mg/min。糖尿病患者出现早期肾病时，尿中的蛋白的排出率＞20 mg/min。因此定期检查尿中的蛋白含量可以及早发现糖尿病肾病。

　　* **眼底检查**　糖尿病患者定期进行眼科检查，不仅可以及早发现视网膜病变或眼部其他病变，以便及时予以治疗，减少致残率。

　　* **胸部 X 线照片**　糖尿病患者为罹患肺结核病的高危人群。糖尿病患者若体重下降明显，且出现呼吸道和结核中毒症状，或糖尿病在治疗期间血糖波动度大，应警惕并发肺结核。胸部照片能早期确诊，尽早治疗。一般糖尿病患者应每年进行胸片检查一次。

（2004 年 12 月 1 日）

预防糖尿病　关注糖耐量

　　在职工体检时，发现有不少的离退休老同志空腹血糖接近正常值的上限，葡萄糖耐量曲线比正常曲线略高，但自觉无糖尿病症状，医生却叮嘱其"少吃、多动、控制体重，必要时使用药物治疗"。不少的同志对此提出质疑，"糖耐量降低就是糖尿病吗？"

　　什么是糖耐量

　　空腹血糖≥7.0 mmol/L 或餐后 2 小时血糖≥11.1 mmol/L 即可确诊为糖尿病，而健康人空腹血糖＜6.1 mmol/L，餐后 2 小时血糖＜7.8 mmol/L。您可能已经发现，两组血糖值之间各有一段空白值。血糖水平如在此范围之内，即为"糖耐量降低"，又称"糖尿病前期"。

警钟为谁而鸣

糖耐量降低的发病率随年龄增长而逐渐上升，且主要集中在30～50岁的青中年人，后果一般有三种：患上糖尿病、保持现状或恢复正常。

国内研究表明，糖耐量降低患者若不治疗，今后7～8年内患糖尿病的可能性要比糖耐量正常者高7倍，而且患心血管疾病的危险性也较高。糖耐量降低者如能坚持治疗，有可能不患糖尿病，发生心脑血管疾病的机会也可减少。

综合防治 消除危机

* **消除诱因** 肥胖、不爱活动、血脂异常、有糖尿病家族史和高胰岛素血症，均是诱发糖耐量降低的高危因素。一旦确诊，应密切观察和定期检测血糖。

* **调整饮食** 应在日常生活中养成良好饮食习惯，戒烟戒酒并适当节食，坚持以清淡饮食为主，避免吃过甜食物，保证膳食中含丰富的维生素和无机盐，减轻胰岛细胞的负担，改善胰岛B细胞的功能，争取使糖耐量恢复正常。

* **防治合并症** 如血脂异常患者应行调血脂治疗，高血压患者应行降压治疗等。

* **适当运动** 坚持进行适当运动，是防治糖尿病及其并发症的有效方法。其中，步行最安全、简便，同时也最易坚持，但切忌空腹运动，以免加重病情。同时，应选择空气新鲜、环境安静的地方进行运动。

* **服用降糖药** 一旦发现糖耐量降低，可在医生指导下应用阿卡波糖（拜糖平）和二甲双胍（甲福平）等。

（2010 年 5 月 10 日）

隐性糖尿病有"案"可查

据专家估计，我国每年将新增糖尿病患者100多万。但是，糖尿病不一定都有"三多一少"的典型症状，特别是2型糖尿病，其起病隐匿，通常无显著症状，甚至完全无症状。国内的糖尿病患者能自己发现患糖尿病的只有25%，而75%的患者身在病中不知病。糖尿病发现过迟，容易引起并发症，因此，遇到下列情况者，必须引起高度警惕。

反应性低血糖表现。在午饭前或晚饭前感觉饥饿难忍、心悸、出汗、手颤、疲乏无力，进食后症状缓解；体重减轻而找不到其他原因者；结核病患者，对抗结核药物疗效不佳者；反复尿路、胆管、肺部、皮肤等感染者；口腔症状，如口干口渴、口腔黏膜瘀点、水肿、口内烧灼感；不易治愈或经常复发的牙龈炎、牙周炎、牙龈出血及牙痛等。若经常出现烂嘴角而且持续时间较长，可能是糖尿病作祟；全身皮肤发痒，早期糖尿病患者即有此现象，多发生于外阴、肛门、头皮等部位，另伴全身性皮肤干燥，手足部易裂口。视力改变，视力减退或过早出现白内障，且发展很快。

当有上述糖尿病可疑症状时，应及时到医院检查，即使一次检查结果尚正常，也不能轻易否定糖尿病，应定期复查，以防漏诊误治。

(2009 年 7 月 6 日)

夫妻性生活不和原来是糖尿病作祟

刘先生 40 多岁，原本有个幸福的家庭，夫妻十分恩爱。可是近半年来却大不一样，夫妻生活中他总感到力不从心，被妻子怀疑有外遇，争吵不休，已闹到离婚的边缘。最近单位组织体检，刘先生查出了 2 型糖尿病，立刻被安排住院。医生详细询问他的病史，提及夫妻性生活时，刘先生满腹怨气。医生开导他："你们夫妻不和不是你的错，罪魁祸首其实是糖尿病。"

原来，勃起功能障碍（ED）也是糖尿病并发症之一，在中青年糖友中发生率据统计高达 30％～60％。近年来研究发现，阴茎勃起要靠神经末梢释放的化学物质发挥作用，一种叫做一氧化氮的物质对勃起的促进作用很大，若缺少一氧化氮，就容易发生 ED。糖尿病恰恰会减弱、干扰一氧化氮的作用，因此糖友发生 ED 就不足为奇了。

我安慰夫妻俩："糖尿病引起的性功能下降是可以治的，除了治疗糖尿病，最重要的是心理调节，应克服悲观情绪，树立信心，消除焦虑、紧张造成的精神负担，保持心情愉快、身心放松。规范治疗一段时间，相信这种情况会改善的。"

（2017 年 3 月 3 日）

频繁腹泻竟是糖尿病惹的祸

李大爷是环卫工人，辛辛苦苦扫了几十年的马路，终于把一双儿女拉扯大。这两年，儿女们都工作了，按理说李大爷的舒服日子也该开始了，可他却高兴不起来。原来这段时间，李大爷不知怎么回事，被反复腹泻缠上了，每日都有十几次，浑身没劲，人也消瘦了很多。助消化药、止泻药和消炎药也吃了不少，却总不见效。

不过奇怪的是，老人家的饭量却不见少。去医院看病，医生考虑到李大爷的情况，给开了查血糖的单子。抽了血，李大爷还在纳闷：自己不喜欢吃糖，查这个血糖有啥用呢？结果出来了，让李大爷没有想到的，自己竟然有糖尿病，而这反复的腹泻，罪魁祸首也正是糖尿病。

慢性腹泻勿忘查血糖

类似李大爷这种与糖尿病有关的慢性腹泻，临床上并不少见。据统计，糖尿病患者约 20％以上有腹泻，但由于常想到消化不良、肠炎和肠道肿瘤等，往往忽视了不典型的糖尿病，容易造成漏诊和误诊，延误有效治疗。

很多糖尿病患者起病隐匿、缓慢，不一定有口渴、多饮、多尿的症状，但不少患者常以胃肠症状就诊。由于长期高血糖，会造成胃肠功能障碍，引起腹泻。如出现顽固性、间歇性、无痛性腹泻时，应想到糖尿病腹泻的可能。顽固性腹泻是部分糖尿病患者的突发症状。这种腹泻，夜间较白天多见，大便常为稀水样或半稀便，量不多，无黏液和血便，没有明显的腹痛，有时会出现腹泻与便秘交替，常因忧虑、情绪激动而复发。血糖控制不好时可加重，严重时甚至可危及生命，以中老年人居多。

因此，中老年人一旦发生慢性腹泻，除想到消化不良、肠炎和肠道肿瘤外，勿忘查血糖。

糖尿病腹泻不只要降糖

一旦确诊糖尿病腹泻，应消除顾虑，稳定情绪，合理控制饮食和选用降血糖药物，使血糖稳定在正常范围内。同时还要在医生的指导下，进行综合治疗。

1. 正确选用降糖药：急性期应首选胰岛素，使血糖稳定在正常范围内，随着血糖逐渐恢复正常，腹泻情况可随之减轻乃至停止。

2. 应用钙通道阻滞药：如盐酸维拉帕米片（异搏定），较为有效和安全，可较好改善糖尿病腹泻情况。特别适用于糖尿病合并高血压患者的腹泻，既可止泻又可降压，且不良反应很少，是这类患者的首选药物之一。

3. 在医生的指导下，服用控制腹泻的药物，如复方地芬诺酯片、蒙脱石散剂（思密达）等；部分糖尿病腹泻患者，应用盐酸小檗碱及甲硝唑等抑制肠道菌群，对腹泻也有一定疗效。切忌滥用广谱抗生素。

4. 给予神经营养剂如维生素 B_1 和维生素 B_{12}，并适当给予助消化药、乳酸杆菌制剂或双歧杆菌制剂，效果会更好一些。

5. 控制好血压、血脂与控制血糖同样重要，最好能将血压控制在 125/75 mmHg 左右。

6. 合理控制饮食：多吃些富含优质蛋白、高维生素类食物，特别是糖尿病肾病患者，应选择蛋清、鱼、虾、瘦肉等优质蛋白，少用或不用植物蛋白。

（2009 年 6 月 10 日）

天天喝甜饮　19岁的男孩昏迷了

前不久，急诊来了一个19岁的曾姓小伙。小伙子很胖，足有85公斤。那天，他喝了一瓶可乐后就开始恶心、呕吐，继而神志不清，被家人连忙送到医院急诊。体格检查：体温高，脉搏、呼吸加快，神志昏迷。一查血糖竟然高达38 mmol/L，是正常人的6倍，尿酮体（＋＋＋），血液检测提示严重的酸中毒。这是典型的"糖尿病酮症酸中毒"。家属很吃惊，全家都没有糖尿病，他是怎么得的？后来，医生仔细一问，原来小曾平时特别爱喝甜饮料，5年来基本上以饮料代替白开水。他的糖尿病就是喝甜饮料喝出来的。

青少年的糖尿病发病率持续上升，遗传、肥胖、饮食结构改变、不良生活方式（酗酒、熬夜、暴饮暴食）都是其原因。

调查显示，我国糖尿病患病率约为9.7%，平均每10个成人中就有1人是糖尿病患者，并且青少年的糖尿病发病率持续上升，遗传、肥胖、饮食结构改变、不良生活方式（酗酒、熬夜、暴饮暴食）都是其原因。特别是大量摄取含糖饮料成为很多青少年的日常习惯，有的小孩子对"喝水"的理解就是喝饮料。事实上，为了维持适口的甜度，一瓶500 mL的饮料大约要加50 g蔗糖。这么多的糖进入人体，每日的热量必然超标。长期如此，糖尿病就悄悄盯上了这些孩子们。

近期，英国剑桥大学最新研究显示，每日喝100 mL甜饮料，会使糖尿病风险增加18%。研究人员发现，含糖饮料每日的饮用量减少至50 mL，就能使糖尿病风险降低15%；用纯水、茶或咖啡来代替含糖饮料，则能降低25%的风险。患者小曾虽然没有糖尿病家族史，但其长期以饮料代水等不良生活方式引发肥胖，就是元凶。

糖尿病患者若血糖急剧升高，身体所需能量就会严重不足，机体为了供能，会加速脂肪的分解作为"救兵"。脂肪分解会生成"副产品"——酮体，酮体是酸性物质，如果在体内大量积聚，就会引发代谢性酸中毒。这时候，患者会表现为极度口渴、多饮、多尿、乏力，接下来会出现气喘、呼吸深快、恶心、呕吐，呼出的气体有股"烂苹果"味，如果治疗不及时，有死亡的危险。

要想避免出现像小曾的险情，首先要预防糖尿病。要管住嘴，不乱吃，切忌以甜饮料代替水，夏季应多饮白开水或淡茶。有糖尿病家族史、高血压、肥胖症等的糖尿病高危人群要定期体检，注意检查血糖、血脂、血压。糖尿病患者如果出现发热、感冒、腹泻等情况，应求助医生、积极治疗，密切监测血糖和尿酮体，调整治疗方案，千万不要自作主张，以免延误病情。

（2015 年 6 月 27 日）

糖尿病患者突然发狂　小心低血糖

58 岁的李先生，因烦躁两天入院。既往有 5 年糖尿病病史，坚持口服二甲双胍、格列本脲片，入院前两天因腹痛，在外院疑为急性胰腺炎予以禁食，继起意识恍惚、大汗淋漓、狂躁等症状，处于昏睡状态转入我院，急查血糖 1.3 mmol/L，疑为糖尿病低血糖。立即静脉注射 25% 葡萄糖 100 mL，逐渐清醒，自行进食，观察未再发作狂躁等症状。

低血糖症为什么会发狂

葡萄糖是脑组织主要能量来源，大脑对缺糖最敏感，当血糖低于 2.8 mmol/L 时，可出现大脑皮质抑制，多见于老年 2 型糖尿病患者，因为老年人糖尿病患者常合并脑动脉硬化，低血糖时脑的能量供给发生障碍，尤其以大脑皮质等处最为严重，常表现为躁动不安、精神失常、恐惧、幻觉等，受损晚期可发生昏迷。

糖尿病为什么会低血糖

在糖尿病的治疗过程中很容易发生低血糖现象，其发生的原因主要有以下几点：

* **饮食不当**　本患者在用降糖治疗的过程中，突然减少饮食，而降糖药物却未作相应调整，结果降糖药的作用相对过大，从而导致低血糖。

* **降糖药物**　磺脲类药物最常见的不良反应为低血糖症，以长效磺脲类药物氯磺丙脲和格列本脲最为突出。格列本脲的代谢产物也具降糖活性，两者均由肾脏排泄，因此对老年患者尤其是合并有肾功能减退者，可引起严重而持久的低血糖反应。本患者本有糖尿病肾功能损害，加之较长时服用格列本脲和盐酸二甲双胍制剂是致低血糖症的重要原因。

* **长时间剧烈运动，尤其是空腹进行剧烈运动**　低血糖多发生于急性运动的初期，这可能是由于运动后肌肉对葡萄糖利用增加。另外，饥饿时运动、运动前进食不够、运动时间较长或运动后未及时加餐等，均会导致低血糖。

* **饮酒过量，特别是空腹饮酒**　在饥饿及空腹状态下，机体主要通过糖异生途径以及肝糖原分解来提供葡萄糖以维持自身血糖的正常。而乙醇可以抑制体内糖异生，所以，糖尿病患者如果空腹大量饮酒，当体内有限的肝糖原储备被完全耗竭以后，就会发生低血糖。

糖尿病低血糖的预防

1. 凡接受胰岛素或磺脲类药物治疗的糖尿病患者，若突然出现意识混乱、行为异常、狂躁者，应进行快速血糖测定。

2. 中老年糖尿病患者采用药物降糖时，特别是有肝、肾功能不全等并发症时，降糖药物半衰期延长，易发生药物蓄积而致低血糖，因此，应提高警惕，及早检测血糖，减少低血糖的致残率和致死率。

3. 为了防止低血糖昏迷，糖尿病患者平时注意随身携带两样东西：一样是"糖尿病患者卡"，说明自己的姓名、所患疾病名称、用药情况、家庭住址等；另一样就是食品或糖果，必要时吃点，以迅速改变低血糖状态，但千万注意不要用甜味剂食品治疗低血糖。

4. 轻度低血糖患者可口服水果汁或糖水、糖块。

5. 重症低血糖有意识障碍无法口服者，则可静脉注射50%葡萄糖40～60 mL，或静脉滴注10%葡萄糖。大多数低血糖患者用药后，症状会很快得到控制。大剂量应用胰岛素或口服降糖药的患者存在再发生低血糖的倾向，所以需要持续静脉滴注，并使血糖浓度稍高于正常范围。

6. 对口服葡萄糖疗效不好而静脉注射葡萄糖有困难的严重低血糖症，在医生指导下，可采用胰高血糖素治疗。

（2009 年 7 月 28 日）

喝出来的低血糖昏迷

黄先生患糖尿病已有 8 年了，他还有个酗酒的毛病。不久前，他在家连喝了 3 日高度白酒，终于瘫倒在椅子上。开始家人以为他喝醉了，后来发现他全身大汗、面色苍白、手脚抽搐，立即送医院抢救。检查发现，黄先生已深度昏迷，血糖只有 1.5 mmol/L，原来是发生了糖尿病低血糖昏迷，经紧急治疗才转危为安。

低血糖昏迷是糖尿病治疗中最常见、最严重的急性并发症之一，可由进食过少、胰岛素过量等多种因素所致。若发现、就诊不及时而延误治疗，常导致不可逆的脑损害，甚至死亡。

当乙醇（酒精）吸收到人体血液之中，会刺激胰腺分泌大量胰岛素，血糖就会随之降低。同时，乙醇迅速进入肝脏，从而抑制肝糖原的分解，更容易导致低血糖现象的出现。值得警惕的是酒后低血糖症状很容易被误认为是醉酒反应，从而导致严重持久的低血糖。如果低血糖昏迷超过 6 小时，会导致脑水肿、中枢神经不可逆损害，甚至死亡。因此，糖友最好不要饮酒，特别是在使用胰岛素或口服降糖药治疗时，以免酒精与药物相互作用。

如果糖友酒后出现了心慌、出冷汗、体温低、脉搏很快、昏迷等症状，一定要考虑酒后低血糖的可能，家属应立即为其检测血糖，并及时拨打 120 求救。患者尚有吞咽动作时，家属可喂些糖水，一般能迅速改善症状。昏迷者应平卧，头侧向一边，保持呼吸道通畅，清除呕吐物，防止误吸引起窒息。

（2016 年 6 月 21 日）

糖尿病伤了谁的心

自从几年前被诊断为糖尿病，张大爷就严格按照医生的建议，开始每日按时吃药、饮食控制、有空就去运动，血糖一直控制得不错。心想得了糖尿病也没最初想得那么可怕，张大爷渐渐放松了对自己的要求，近1年来吃药断断续续，没事也懒得出去运动了。一天，张大爷刚从外面买米回来，突然觉得胸口痛得厉害，休息后也不见减轻，被邻居送到医院抢救，诊断是糖尿病冠心病。

据报道，中国的糖尿病患者已有1.5亿，并以每年100万的速度递增。随着糖尿病患者的增多，同时伴发或并发心脏病的患者也在不断增多，其发生率比非糖尿病患者高2~4倍。作为糖尿病的"第一并发症"，75%~80%的糖尿病患者最终难逃心血管病变的厄运。

糖尿病患者最易并发冠心病

有人说，糖尿病和心脑血管疾病就像一对亲兄弟。也就是说，高血糖常与血脂异常、高血压、肥胖危险因素共存。患糖尿病后，心血管疾病的风险会进一步增加；其次，糖尿病是冠心病的危险因子，与普通人群相比，糖尿病患冠心病发生的危险性增加2~3倍。

其特点是发病年龄早、发病隐蔽，且心律失常、无症状心肌缺血和心肌梗死、心力衰竭的发病率高，治疗效果差。

及早发现是治疗的关键

糖尿病性心脏病如果单纯控制血糖，只能减少眼睛、肾脏等并发症的发生，并没有减少危及生命的心血管疾病。那么，治疗糖尿病性心脏病，应该采取哪些措施呢？

第一，糖尿病患者必须经常做心电图等心脏相关检查，以及时发现心脏病。由于糖尿病患者对疼痛不敏感，往往没有任何临床症状或仅感觉轻微憋闷，这使很多患者容易忽视病情，错过最佳治疗时机，甚至造成猝死等严重后果。所以不管是否有胸闷、胸痛等症状，糖尿病患者都要定期做心电图等检查。必要时还需通过冠状动脉造影确诊。

第二，确诊糖尿病后要严格控制血糖。患者应尽量避免选择对心脏有不利的药物，如格列酮类药物可加重某些患者的水肿，心力衰竭患者需谨慎服用。在治疗中还要尽量避免低血糖。对于冠心病患者，低血糖比高血糖更加危险，因为低血糖可能加重心肌缺血、诱发心肌梗死等严重后果。有研究证实，糖苷酶抑制剂阿卡波糖有确切的保护心脏的作用，能减少心肌梗死等事件的发生，较适用于合并冠心病的糖尿病患者。

第三，控制高血压，可选用血管紧张素转换酶抑制剂（如卡托普利）或钙离子拮抗药（如硝苯地平），将血压降至 130/80 mmHg。

第四，纠正血脂异常。少吃动物脂肪及含胆固醇高的食物，坚持适当运动如慢跑、散步、跳舞、游泳等，酌情服用调节血脂的药物。

第五，内科治疗无效者，可采用经皮血管成型术或冠状动脉搭桥等手术治疗。

（2010 年 9 月 15 日）

糖心病有六大特征

年过花甲的赵先生，8 年前得了 2 型糖尿病，近 3 年又出现了高血压。最近，他总感觉胸闷、心慌、气短，劳累后明显加重，到医院做了心电图和冠状动脉造影，被诊断为"糖尿病合并冠心病"。

糖尿病与心血管病经常相伴相行，是一对"帮凶"，可以说，得了糖尿病就等于得了心脏病，因此糖尿病合并的心血管疾病也可称为"糖心病"。其临床表现有六大特征：

＊ **发病早**　据统计，糖友冠心病的发生率比非糖友高 2～4 倍，发病年龄也提前了 5 年。

＊ **休息时心跳快**　糖尿病早期交感神经相对兴奋，心率常增快，休息状态下心率就可达 90～130 次/min。

＊ **直立性低血压**　当患者从卧位起立时，若收缩压下降＞30 mmHg 或舒张压下降＞20 mmHg，称为直立性低血压或体位性低

血压。常伴头晕、心悸、无力等表现。

＊ 无痛性心肌梗死　糖友常存在自主神经病变，心脏痛觉传入神经功能减退，无痛性心肌梗死发病率可达 24％～42％，患者无明显心绞痛，仅有恶心、呕吐、充血性心力衰竭或心律失常等，甚至会发生休克，病死率高达 26％～58％。

＊ 病变重　糖尿病性冠心病往往存在多支、多节段的冠状动脉受累，血管狭窄程度较高，溶栓效果较差，治疗难度大，病情进展快，心肌梗死再发率及死亡率较高。

＊ 易猝死　糖心病患者偶因各种应激、感染、手术麻醉等可致猝死。临床上呈严重心律失常或心源性休克，起病突然，有的患者仅感短暂胸闷心悸，迅速发展至猝死。

为预防糖心病，糖友应在平时就把血糖、血脂、血压、血尿酸和体重等指标控制在正常范围，并控制饮食、戒烟限酒、适量运动，如有不适一定及时就医。

（2017 年 4 月 14 日）

"无孔不入"的糖尿病感染

感染是糖尿病最常见的并发症之一。有研究表明，糖尿病患者并发各类感染的机会远远超过一般人群，发生率为 30％左右；男女之间感染的发生率无明显区别；感染在糖尿病患者死因中占第 3 位。

糖尿病患者为何易发生感染

糖尿病患者体内糖类、蛋白质和脂肪代谢紊乱，机体抵抗力减弱，多种防御功能缺陷，如抗体生成减少、粒细胞杀菌作用减弱等。血糖浓度高还会抑制白细胞的吞噬作用，降低机体对感染的抵抗力。

糖尿病控制不好时容易发生血管病变，引起血液循环障碍，抗体的分布也随之减少。组织血流减少，加上血液黏滞性增高、微循环障碍、组织缺血缺氧，影响局部对感染的反应。组织缺氧易有利于厌氧菌生长。

糖尿病患者的营养不良，可降低机体免疫水平。一般细胞营养减低，局部抵抗力差。

糖尿病神经源性膀胱尿潴留，加上尿糖增高，均有利于细菌生长，极易发生泌尿系统感染。

最常见的感染有哪些

糖尿病继发感染可由细菌、真菌、病毒等引起，全身大多数器官、系统均可发生，其中呼吸系统、泌尿系统及皮肤等是最常见的感染部位。

* **肺部感染** 糖尿病肺部感染为主，约占糖尿病合并感染的45%，病死率可达41%。

* **尿路感染** 包括尿道炎、膀胱炎、前列腺炎和肾盂肾炎。

* **皮肤化脓感染** 包括毛囊炎、疖、痈等，偶见丹毒。糖尿病患者的疖肿常此起彼伏，经久不愈，病原菌多为金黄色葡萄球菌感染。其次为坏死性蜂窝织炎，发病猛，进展快，炎症易向四周扩散。

* **肝胆道感染** 常见胆囊炎。其他还有牙周炎、鼻窦炎、中耳炎、胃肠炎等。

如何防治糖尿病合并感染

即便是轻微的感染，糖尿病患者亦不可忽视。

* **严格控制高血糖** 治疗糖尿病并发感染的关键，是将血糖控制在理想水平。因为高血糖不但是各种并发症的重要原因，而且还是免疫功能降低的重要因素。合并感染时机体处于应激状态，使感染更难控制。对感染较严重者，应及时停用口服降糖药，在医生指导下，改为胰岛素治疗。

* **选择合适的抗生素** 感染一旦确定，应尽早做痰、尿、血、脓的涂片检查，病原体培养及药敏试验，选择最佳的抗生素治疗。抗生素治疗可以联合为主，足量足疗程。

* **改善机体的营养状况** 治疗感染期间不应过度节制饮食及减肥。要足量摄入蛋白质、维生素、无机盐，补充微量元素。进行营养支持时最好采用肠内营养，以避免血糖的大幅波动，也可避免肠外营养的各种并发症。

* **注意个人卫生** 保持口腔、皮肤、足部的卫生，勤刷牙、勤洗澡、勤更衣；及时治疗甲沟炎、鸡眼、脚癣、甲癣等感染；妇女应经常保持外阴部清洁；合并末梢神经病变者，避免热水袋引起的烫伤，以减少感染的机会。

* **必要时配合外科治疗** 某些感染如肾脓肿、痈、蜂窝织炎及某些少见感染，应配合外科手术治疗。

（2012 年 9 月 10 日）

莫把糖尿病酮症酸中毒当急腹症

72 岁的王奶奶，不幸摔倒致右前臂骨折，在某医院输注葡萄糖过程中烦躁不安、腹痛、呕血，疑为"急腹症"转上级医院。查体：T 36.8℃，P 120 次/min，BP 90/60 mmHg，呼吸深大，呼气有烂苹果味。神志模糊，腹肌轻压痛，肠鸣音减弱。化验：血糖 39.9 mmol/L，pH 7.009，$PaCO_2$ 15 mmHg，尿糖（＋＋＋＋），尿酮体（＋＋＋）。诊断：糖尿病酮症酸中毒（DKA）。给予胰岛素泵持续静脉注射胰岛素及补液、纠正酸中毒等对症治疗后，病情好转。但患者欣慰之余，疑惑不解：什么是酮症酸中毒？糖尿病酮症酸中毒为什么会腹痛？

糖尿病酮症酸中毒（DKA）是指糖尿病患者在各种诱因的作用下，体内胰岛素明显不足，升糖激素不适当升高，造成血糖、蛋白质、脂肪以及水、电解质酸碱平衡失调，而导致的以高血糖、高血酮、酮尿、脱水、电解质紊乱及代谢性酸中毒等为主要表现的临床综合征，系糖尿病常见的急性并发症。近年文献报道相当一部分糖尿病的患者，会以腹痛、糖尿病酮症酸中毒为首发表现，尤其是老年人，出现这种情况时，极易被误诊而延误治疗。本患者就是因骨折后输注葡萄糖而引起腹痛，并一度误诊为"急腹症"，究其误诊的主要原因是明显的腹痛症状干扰了医生的判断。

那么，糖尿病酮症酸中毒为什么会引起腹痛呢？其机制目前尚未完全明确，文献分析认为可能与以下因素有关：糖尿病患者因电解质酸碱平衡失调而出现低血钠、低血钾、低血氯时，导致胃肠平滑肌运动障碍，甚至出现麻痹性肠梗阻，这是引起腹痛的主要原因；酮症酸中毒时引起氢离子增高，胃酸分泌相应增加，刺激胃肠黏膜神经末梢引起疼痛；此类患者均有血容量不足、组织缺氧，胃肠平滑肌缺血性痉挛或因缺血导致无氧代谢增加，酸性代谢产物刺激腹腔神经丛，腹腔脏器循环障碍而腹痛。

总之，引起糖尿病腹痛的原因很多，且极易误诊为外科急腹症，甚至进行不必要的剖腹手术，忽略糖尿病的存在是延误诊疗是关键。因此，当老年患者出现原因不明的腹痛、恶心、呕吐、脱水、昏迷时，应考虑 DKA 的发生，及时查血糖、尿常规等，争取及早诊断、及时治疗，降低病死率。

（2009 年 12 月 3 日）

糖尿病急性心肌梗死为何无心绞痛

众所周知，典型的心肌梗死常常突然发作，一般都会发生心前区胸骨后压榨样剧痛，疼痛往往持续半小时以上，患者大汗淋漓、面色苍白，有恐惧和濒死感。而临床上有 10％～20％的冠心病患者发作急性心肌梗死时没有典型的心绞痛，即所谓无痛性心肌梗死。

心脏是一个有疼痛感觉的器官，糖尿病心肌梗死为什么常常会没有心绞痛？最新的研究表明：糖尿病合并冠心病的老年患者，由于糖尿病引起的冠状动脉病往往累及多级血管，可从冠状动脉主干直到微小动脉，因此病变范围广，心肌缺血、损伤和坏死较一般患者严重得多。加上糖尿病患者常有周围神经病变、自主神经功能受损、感觉神经受累，这样便会使痛觉变得迟钝甚至没有痛觉。再者，心脏病变部位不同，对疼痛敏感不一样，比如病变如果在右冠状动脉，则痛觉不甚敏感。个体差异对疼痛敏感也不一样。老年人全身各器官系统老化，感觉迟钝，对疼痛敏感性降低，加上脑萎缩或痴呆，语言表达能力下降，掩盖了病情。有的患者可因过度紧张、疲劳等，对疼痛的敏感性下降，变得迟钝。

综上所述，无痛性心肌梗死比一般心肌梗死严重得多，有的一发病就出现休克、急性心力衰竭甚至猝死。所以，对无痛性心肌梗死绝不能掉以轻心。

如何才能早期发现糖尿病无痛性心肌梗死：加强对糖尿病患者心肌梗死发作前驱症状的认识，这是早期诊断的关键，凡遇到下列情况时，应高度怀疑无痛性心肌梗死的存在：①难以形容的胸背部或上腹部不适。②出现阵发性呼吸困难，气短，不能平卧，咳嗽，咳白黏痰或粉红色泡沫痰。③突然发生面色苍白，出冷汗，情绪急躁。④近期内不明原因的血压下降。⑤骤然神志不清、昏厥或抽搐。遇到上述情况，应及时到医院做心电图及心肌酶学等，以便尽早检出无痛性心肌梗死。

（2009 年 9 月 5 日）

糖尿病患者谨防并发胆结石

2 型糖尿病患者胆囊结石发病率国内报道为 28.7%～32.6%，其中女性发病率明显高于男性，且糖尿病病程越长胆囊结石发病率越高。

糖尿病易诱发胆囊结石的机制尚不完全清楚，可能与以下因素有关：①脂肪代谢障碍，造成肝内合成的胆固醇增加，容易形成结石。②内脏自主神经功能紊乱和微血管病变。这些病变可使胆囊收缩功能降低、充盈功能异常、胆囊排空延迟、胆汁流出不畅，从而容易发生胆汁郁积形成结石。

糖尿病患者并发胆结石有一个特点，即大多无结石症状，有些较严重的患者因结石堵塞胆囊管和胆管，才出现右上腹剧烈疼痛、恶心、呕吐、发热等胆绞痛和急性胆囊炎表现。因此，糖尿病患者，特别是高龄、病程长、血糖控制不良、肥胖、血脂高的糖尿病患者，应当警惕胆石症的存在，最好每年做一次肝胆 B 超。

糖尿病应积极预防胆石病。有效控制血糖是预防并发胆石症的关键。患者要控制饮食，严格限制脂肪摄入，慎食含胆固醇高的食物。要戒除烟酒，并坚持适当的体育锻炼。血脂长期增高的患者，可以在医生指导下服用降脂药物。

糖尿病患者并发胆石症，可服用利胆药物。鹅去氧胆酸、熊去氧胆酸对胆固醇结石有一定的疗效。如果结石很小，无不适感，可定期复查，若频繁发作急性胆囊炎，引起发热、严重腹痛时，应早期手术治疗。近年来开展的腹腔镜手术是一种不用剖腹、创伤小、痛苦轻、恢复快、较安全的方法。手术前后应采用胰岛素治疗，加强血糖监测，确保患者血糖得到良好控制。

（2010 年 11 月 8 日）

别关注甲亢漏了糖尿病

甲亢和糖尿病关系密切

甲亢和糖尿病都属于代谢性疾病，二者有些相似症状，甲亢可以引起糖尿病，也可和糖尿病并存。

甲亢引起糖尿病是因为甲状腺激素可以拮抗胰岛素的作用。这种糖尿病是由于甲亢引起，故称为继发性糖尿病。

另一方面，因为甲亢和糖尿病都和家族性遗传有一定的关系，这两种病的基因缺陷往往发生在同一对染色体上，因此可能会连锁在一起遗传给后代。在临床上，两种病同时发生在一个患者身上的病例并不少见。这种糖尿病属于原发性，在甲亢病情控制后，糖尿病依然存在。而且，甲亢可以加重糖尿病，使血糖进一步增高，故控制甲亢对减轻糖尿病也很重要。

甲亢与糖尿病并存易误诊

因甲亢与糖尿病的临床表现常相互重叠，都有多食、易饿、体重下降、乏力等症状，所以易造成漏诊或误诊。如果出现以下情况，应考虑可能甲亢合并糖尿病。

1. 糖尿病患者突然病情恶化，出现高代谢症候群和甲状腺分泌过多现象以及不能解释的胰岛素需要量增加时，应想到合并甲亢。

2. 甲亢患者经过充分抗甲状腺药物治疗，临床症状无好转甚至加重，糖耐量减低继续存在或无明显改善者，说明合并有糖尿病。

3. 对控制不理想的糖尿病患者，或有体重明显减轻的老年糖尿病患者，应想到合并甲亢的可能。

先控制甲亢再纠正血糖

首先，应控制甲亢。积极进行抗甲状腺药物治疗，使甲状腺激素和基础代谢率水平逐渐降低，不仅可使甲亢的高代谢综合征缓解，且可使空腹血糖水平有所下降和糖耐量曲线有所改善，甚至可使病变初期的糖代谢恢复正常。但对于长期甲亢所致糖代谢异常者，如果已导致胰岛 B 细胞功能衰竭，则糖耐量不易改善，糖尿病难以彻底纠正。

所用抗甲状腺药物的剂量，应根据病程的长短和病情严重程度而定；抗甲状腺药物的维持时间，一般要比单纯甲亢者长 1～2 倍。如果药物治疗甲亢无效，可考虑采用^{131}碘放射治疗或做甲状腺次全切除术。

其次，要积极治疗糖尿病。对合并轻型糖尿病的患者，以选择胰岛素促泌剂（磺脲类及非磺脲类）为主。甲亢未控制以前，慎用双胍类药物，否则会加重患者的消瘦程度。慎用胰岛素增敏剂，否则有可能会加重甲亢患者突眼、胫前水肿。但是，对较重病例如口服降糖药效果不佳时，必须改用胰岛素治疗，否则易导致酮症酸中毒。

再次，甲亢合并糖尿病时，因二者均属消耗性疾病，故在甲亢未控制时，应注意加强支持治疗，饮食不宜控制过严。

（2012 年 8 月 28 日）

尹奶奶患青光眼祸起糖尿病

年逾七旬的尹奶奶，10 年前被确诊为 2 型糖尿病合并高血压。1 个月前开始出现眼睛疼痛，一天晚上，尹奶奶突然发现眼前如同有一层云雾，看什么都很模糊，继而双眼失明。经过全面检查，尹奶奶被确诊为糖尿病青光眼，医生建议手术治疗。尹奶奶想不明白，自己虽患糖尿病多年，可视力一直不错，怎么会突然出现青光眼呢？

糖尿病是青光眼高危因素

其实，很多因素都会导致青光眼的发生，糖尿病更是青光眼的高危因素，青光眼是糖尿病常见的眼部并发症。有资料表明，糖尿病患者的青光眼发生率比非糖尿病患者群高 3 倍。

糖尿病与青光眼之间的关系错综复杂，青光眼发病原因也各不相同。

糖尿病性青光眼是糖尿病患者由于眼内压力升高，造成眼组织，特别是视神经损害；或者眼压不高，但眼血流灌注减少而引起视神经损害，最终影响视功能并可导致失明的眼病。尹奶奶的失明，全是糖尿病惹的祸。

青光眼需终生用药

糖尿病性青光眼应对的关键在于早期发现和诊断，只有在青光眼早期，视神经损害很轻或不重的前提下，治疗才能获得较好的效果。药物治疗：药物治疗有两种作用，减少房水生成或增加排出，或二者兼而有之。青光眼是终生疾病，一旦确诊，须终生用药。手术治疗：糖尿病性青光眼患者眼压升高的主要原因是眼内房水排出困难，积水过多，一般在药物不能有效控制眼压，或视野恶化时需采取手术治疗。

预防措施要跟上

青光眼也是一种身心疾病，与情绪有密切关系，因此保持乐观轻松的心态，对青光眼的预防和治疗很有帮助。

• 糖尿病患者应自我观察有无青光眼的异常动向，如视物疲惫、眼胀、虹视、眉棱胀痛，特别在情绪波动、昏暗环境下易出现，早期诊断和治疗能阻断或延缓青光眼的病程进展，使患者得以维持较好的视力。

• 糖尿病患者应尽早到医院做系统的眼科检查，同时可做青光眼排除检查。

• 积极控制糖尿病，早期采用控制饮食、口服降血糖药或注射胰岛素及适当运动等措施，是防止、延缓或减轻糖尿病性视网膜病变的重要措施。

• 多食用富含维生素 E、维生素 B_1、维生素 B_{12} 的食物，麦芽、蛋黄、植物油、黄豆、花生、莴笋、绿叶菜等食品富含维生素 E，粗粮、豆类、内脏、瘦猪肉等富含维生素 B_1，动物肝及绿叶菜等含有维生素 B_{12}，都可以适当多吃一些。亦可多食一些有利水作用的赤豆、金针菜、薏苡仁、西瓜、丝瓜等。

（2014 年 1 月 8 日）

警惕急诊中糖尿病的"假面"

众所周知，糖尿病典型临床症状是"三多一少"（即多饮、多食、多尿和消瘦）。但近来发现，有30％以上的糖尿病患者临床症状不典型。在急诊中遇见的患者，常常是因糖尿病的各种并发症而就诊，甚至是危及生命的危象，有时连医生也会"看走眼"，很难看清其庐山真面目。若按过去"头痛医头、脚痛医脚"的习惯来诊治，非常容易误诊误治而酿成危及患者性命的大错。因此，凡有以下病症者，不要轻易放走其真正致病的元凶——糖尿病。

＊ **糖尿病性胃瘫**　有些糖尿病患者常因饭后饱胀感或恶心、呕吐等，误诊为急性胃肠炎；有些糖尿病患者出现腹痛、恶心、极度口渴、四肢无力，已是糖尿病的严重急性并发症——酮症酸中毒，却常误诊为急性胃肠炎而失去抢救时机。

＊ **糖尿病性眼病**　有些中老年人不明原因地出现视力减退，视物模糊，常被误诊为视力减退。其实，是糖尿病引起的白内障、青光眼或视网膜病变。

＊ **糖尿病性肾脏病**　糖尿病患者因其肾脏的细微结构发生病变，出现水肿、高血压、肾功能不全等，很容易被误诊为单纯性肾炎。

＊ **糖尿病性脑血管病**　糖尿病长期血糖控制不良，会引起脑血管病变，酷似脑血管病引起的缺血性或出血性脑血管病。因此，脑血管病患者应警惕糖尿病或糖尿病继发脑血管病。

＊ **糖尿病性心血管病**　据调查，冠心病患者中大约有1/3合并有糖尿病，因此，凡有冠心病患者休息时心动过速、直立性低血压、严重心律失常或心源性休克者，应定期进行糖尿病相关检查，尽早防止及延缓糖尿病的诊断。

＊ **糖尿病性膀胱病（DCP）**　有些糖尿病患者常因下腹膨胀、尿急、尿频、无力、排尿中断等症状，误诊为前列腺增生或老年性尿失禁。其实，DCP是糖尿病患者自主神经功能紊乱，膀胱逼尿肌或膀胱括约肌发生功能障碍或二者功能不协调，常常到发生严重的尿潴留和尿路感染甚至肾衰竭时，才被临床医生所重视，但为时已晚，预后较差。DCP如果能得到早期诊断和积极治疗，其部分病程是可逆的，因此对其充分认识十分必要。

凡此种种"特殊面孔",应怀疑糖尿病是"元凶"。因此,对可疑患者应高度警惕,认真检查,早发现,早治疗,才能避免糖尿病严重并发症的发生。

(2012 年 11 月 8 日)

糖友胆结石易发胆囊癌

年过七旬的李奶奶,患糖尿病 10 多年,血糖一直控制欠佳,5 年前又查出胆囊结石,时有上腹部隐痛。近日,李奶奶总是自觉饱胀,来到医院就诊,经检查发现胆囊结石并肝内肿块,手术证实为胆囊结石、胆囊癌并肝转移。

我国人群中胆囊结石发病率约为 5%,而在糖尿病患者,尤其是 2 型糖尿病患者中,胆囊结石发病率更高,为 28.7%~32.6%。糖友胆囊结石为什么又易引发胆囊癌呢?这是由于胆囊结石长期的物理刺激,以及黏膜的慢性炎症、感染细菌的产物中有致癌物质等因素综合作用的结果,这个过程可长达 10~15 年。

糖尿病患者要积极预防胆囊结石的发生,除了一日三餐规律进食外,还要做到以下"四要":①要将血糖控制在正常或理想范围内,正常的血糖是预防胆结石发生的关键因素。②要低脂饮食,防止血脂异常、胆结石形成。③积极纠正血脂异常,必要时服用降血脂药物。④要定期检查,尤其是糖尿病病程长、血糖控制不良,以及高龄糖尿病患者,应定期进行 B 超、CT、肿瘤标志物的检查。

对于检查出现以下情况者,要高度怀疑胆囊癌,如胆囊息肉直径>1 cm,基底较宽或复查增大较快;胆囊壁不规则增厚>0.5 cm 或有钙化斑;胆囊轮廓不清或边界不规则等,应警惕胆囊癌的发生。

手术是胆囊癌的首选治疗方法,也是唯一可以治愈的办法。如能在癌症初期及时进行胆囊切除,5 年生存率可达 92%。

(2015 年 12 月 31 日)

老糖友腹痛警惕胰腺癌

年过七旬的李大爷，患糖尿病已有 10 年了。近期，他一直感觉胃口不好，多吃两口就觉得饱胀；上腹部疼痛，晚上尤甚；血糖也忽高忽低，服药后仍难以控制；体重减轻。到医院检查发现"胰腺占位性病变"，且包块压迫了胃。后经手术证实，该病变为胰腺癌腹腔转移。

老糖友查出胰腺癌的病例并非偶然。近年来，糖友中胰腺癌的发病率显著上升。这不仅是因为糖尿病和胰腺癌均发生在同一个器官，有许多病理解剖上的联系；研究也显示，糖友是胰腺癌的高危人群。糖友较非糖尿病患者的胰腺癌危险增加约 80%；临床观察和动物实验均证实，长期高血糖状态会对胰腺形成慢性刺激，从而导致胰腺细胞癌变。糖尿病的病程越长，发生胰腺癌的可能性越大。因此，糖友在诊治过程中应谨防胰腺癌被漏诊、误诊，这值得医生和糖友的高度重视。

（2016 年 1 月 7 日）

糖尿病患者度夏莫入误区

炎热的盛夏对糖尿病患者来说，又面临一次考验，一有不慎，就并发多种感染、酮症酸中毒、低血糖或高渗性昏迷而危及生命。因此，虽然也有不少的糖尿病患者知道防范未然的重要性，但也要谨防入误区。

误区一　夏天血糖偏低可停药休息

正常情况下，夏天人体内对抗寒冷的肾上腺激素分泌减少，胰岛素的作用可以充分地发挥；夏天天气闷热，人们普遍食饮减退，糖类的摄入量相对减少；室外活动增多，对血糖的利用增加等原因，使得夏天糖尿病患者的血糖处于较低水平，可在医生的指导下，对药物剂量或种类做适当的调整，但决不能擅自停药或减药，以免使病情加重，发生意外。

误区二 天气闷热不必运动

若因天气闷热，懒于运动，必然会影响糖尿病的治疗效果。因运动可促进血液中葡萄糖的利用，减少胰岛素消耗，有利于增加脂肪代谢和心肺功能。所以，糖尿病患者夏天仍要坚持体育锻炼，但可根据病情，量力而行，如散步、做操、打拳等，尤其是轻松的散步有利于糖尿病的康复。有研究证明，只要每天步行达六千步以上，即可具有保护心血管作用，又能降低糖尿病的并发症。

误区三 多饮会多尿

天热汗多，对于"三多一少"的糖尿病患者来说，更是口渴难忍，但有些糖尿病患者虽口渴却不敢饮水，担心多饮会导致更加多尿，其实这是非常错误的观点。因糖尿病多尿是由于血糖高之故，如果因炎夏而限制饮水，就容易造成脱水，亦有诱发高渗性昏迷、脑梗死，甚至急性肾衰竭等严重并发症。故糖尿病患者夏天不应限饮水，除一日三餐之外，每日至少饮水 1000 mL 以上。饮水最好选用凉开水或淡茶水，但不宜狂饮，切忌含糖及含酒或含气饮料。

误区四 冷饮能解渴

在夏天，有的喜冷饮解渴，认为冷饮有防暑降温的功效。其实恰恰相反，过量饮用冰凉的饮料立即会使皮肤收缩，毛孔关闭，汗孔宣泄不畅，散热困难，容易引起中暑。尤其是血糖高尚未控制的糖尿病患者，切不可过食含糖量较高的冰激凌或雪碧等饮料。

误区五 赤足裸露易散热

盛暑季节，有不少的人总喜赤足、裸露，认为光膀子、赤足会更凉，其实并非如此。皮肤覆盖在人体表面，具有保护感觉、调节体温、分泌、排泄、代谢等多种功能。夏季外界温度无论多高，正常人在体温中枢调节下，产热和散热能保持相对平衡，从而保持恒定的体温，当外界气温超过 35℃时，人体主要依靠皮肤蒸发汗液，加速散热。此时若光着膀子、赤足，皮肤反而从外界吸收热量，且不能通过蒸发的方式达到散热的目的，反而使人感到闷热。糖尿病患者的脚因神经的病变会对各种知觉减退，常易被沙砾、尖石、烫砂、杂草等刺伤，而继发感染，往往经久不愈，甚至诱发坏疽。因此，糖尿病患者也不要赤足行走，以免遭受损伤而感染，造成不可挽回的损失。

（2006 年 7 月 10 日）

糖尿病患者能旅游吗

目前糖尿病的治疗方法主要有饮食、运动和药物治疗，其中运动已成为糖尿病治疗的重要组成部分，旅游又是运动的重要形式之一。在理论上，应鼓励糖尿病患者积极参与有利于增强体质、锻炼意志、陶冶情操的旅游活动。医学家认为，运动可使糖尿病患者对胰岛素的敏感性增高，促进全身组织比静息时更大规模地利用血糖，从总体上降低血糖；运动加速脂肪代谢，使高密度脂蛋白升高，有利于减轻体重，预防糖尿病的心脑血管并发症。因此，旅游不仅对 1 型和 2 型糖尿病有治疗作用，对 2 型糖尿病还有积极的预防作用。但有下列情况之糖尿病者，不适合长途旅游：①难以用口服降糖药物或注射胰岛素控制者。②糖尿病的控制须依赖大剂量的药物，远远超过一般用药量。③糖尿病伴有酮症、低血糖、视网膜出血、未控制的高血压和不稳定型心绞痛者。④糖尿病患者曾不止一次突发酮症酸中毒、高渗性非酮症昏迷者。

长期、多地点的旅游，长途颠簸、饮食内容、生活起居的改变都会给糖尿病患者带来诸多不便，甚至造成一定的威胁，为确保旅游安全，糖尿病患者对旅游有若干讲究，务请注意。

出发前的评估不可少

欲参加旅游者，应经医生检查给予评估，如空腹血糖在 8.9 mmol/L 以下，餐后血糖不超过 11.0～13.9 mmol/L，口服降糖药较恒定，并进行饮食控制的 2 型糖尿病和病情稳定的 1 型糖尿病患者才能参加长途旅游。

行前准备要周全

* **携带"糖尿病护照"** 其内容包括持卡人之基本联络资料，医院与医生联络资料，紧急时之联络人，基本健康指标如体重及身高、血压、血型、血脂等，过敏史，糖尿病病史或诊断年份，开始使用胰岛素年份、使用胰岛素制剂每毫升（mL）单位浓度以及每年一度体检的结果。

* **带有足够的医药品** 如胰岛素、注射器、针头以及血糖测试试纸，并且将这些分装在两个不同的行李中。一个行李能够被家属或朋友携带，而另一个行李，糖尿病患者应当在任何时间随身携带，如随身携带点心如饼干、巧克力或果糖以备不时之需。

学会识别低血糖和对策

在旅途中一旦出现虚弱无力、头痛头晕、精神不集中、心悸、出汗和颤抖等症状应视为低血糖先兆征象，此时应停下来并饮用含糖的饮料或吃少许食物，一般在5～10分钟内症状即可消失。若出现复视、易激动、神志不清、昏倒，则为严重低血糖，应就地就医，不可掉以轻心。

学会调控膳食

旅行外出就餐，糖尿病患者应当慎重地、明智地选择菜肴，应时常想着糖尿病饮食计划的需要，学会识别正确食量，来确认进餐食物的多少。如有高血脂者，应当避免食用动物内脏、蟹、龙虾和大虾，尽量少食油炸食品；避免蛋糕、甜食，保持较低糖的摄入。

足部保健不可忘

糖尿病的下肢病变以足部病变最具代表性，包括缺血性、神经性及感染性三大类。糖尿病患者应养成经常检查足部的习惯。在旅行前，要了解有无间歇跛行史。夜间及休息时有无足部疼痛史。患者足部出现水泡、鸡眼或足癣，一旦感染可出现溃疡、坏疽等，若处理不当，严重者有可能要截肢。因此应特别注意足部保健。

（2002年8月12日）

夏季糖友晕倒要"五辨"

夏季天气炎热，普通人如果没有注意防暑很容易中暑，而糖友由于身体抵抗力稍差，更容易发生晕厥意外。晕厥一旦发生，尤其昏迷者，往往可能有死亡危险。糖友突然晕倒时，紧急救治前一定要做到"五辨"，以防止误诊误治。

* **一辨是否脱水** 糖友常有多尿，或运动后大量出汗，若不及时补充水分就容易脱水。脱水严重时，还可能发生糖尿病非酮性高渗昏迷，如不立即得到救治会危及生命。这样的患者在急救时，注意绝不能让其喝糖水，否则等于火上浇油。糖友对此要有预防意识，每天保证足够的饮水量，不能因为多尿就不喝水；运动时注意控制强度和时间，运动后及时补充水分与盐分。

＊二辨是否低血糖　对糖友来说，血糖浓度小于 3.9 mmol/L 即可称为低血糖，此时除了头晕，还可能伴有出汗、饥饿、心慌、手抖、面色苍白等表现，严重者还会出现暴躁、易怒等精神症状，不及时救治甚至会陷入昏迷。当糖友感到头晕，须警惕有低血糖可能，应立即测血糖并吃些含糖食物以缓解。

＊三辨是否酮症酸中毒　酮症酸中毒是糖友体内的胰岛素严重不足，造成高血糖、高血酮、酮尿、脱水、电解质紊乱、代谢性酸中毒等一系列后果。酮症酸中毒早期，患者会有头晕、萎靡、恶心、呕吐等症状，标志性特征为呼吸中有烂苹果味，还会引发昏迷甚至死亡。这是糖尿病一种较严重的急性并发症，一旦发现，需要立即送医救治。

＊四辨是否"热中风"　资料显示，一年四季有两个中风高发期，一是 0℃ 以下的严冬，二是 30℃ 以上的盛夏，且气温越高，中风危险越大。如糖友出现头晕、头痛、半边肢体发麻、全身疲乏无力等，可能是"热中风"前兆，应及时去医院做头颅 CT 等检查以确诊和治疗。

＊五辨是否心肌梗死　高血糖会使患者动脉内膜的内皮细胞受损，使脂质、黏多糖等在动脉壁沉积，导致血管管腔狭窄。夏季气温高时，人体血管处于扩张状态，一旦喝冷饮，会引起全身血管立即收缩，血压突然升高，更容易突发心肌梗死。据统计，大约 42% 的糖友可发生无痛性急性心肌梗死，对生命健康危害巨大。

（2016 年 6 月 14 日）

糖友骨质疏松并非偶然

据统计，有 1/2～2/3 的糖尿病患者伴有骨密度减低的情况。糖尿病患者血糖浓度较高，肾脏在排出过多葡萄糖的同时，对钙离子的滤过率也随之增加，日积月累，导致大量钙从尿中丢失。糖尿病患者在大量排出钙的同时，骨骼中的磷、镁也随之丢失。低镁刺激颈部的甲状旁腺分泌，促使骨骼中的钙质释放，骨量减少，骨质疏松。糖尿病患者除了糖代谢障碍外，还有降钙素等代谢失调，影响骨骼新陈代谢，诱发骨质疏松症。糖尿病患者合并微血管及神经病变时，会使骨骼的营养供给受到影响，出现骨骼营养障碍和骨质疏松。此外，胰岛素不但对糖代谢至关重要，而且影响蛋白质的合成。骨骼是以蛋白质（胶原蛋白）为基质，大量钙沉积于上而成的。糖尿病患者骨基质减少，也会加重骨质疏松。

糖尿病骨质疏松症多见于病史较长的老年糖尿病患者。在疾病早期，患者常无明显症状，但随着病情的进展，会逐渐出现腰背部疼痛、驼背畸形、身高变矮、四肢无力、小腿抽筋。严重者可出现自发性骨折或在咳嗽、打喷嚏时发生骨折，骨折部位以胸腰椎、髋部及腕部等处最为多见。在临床上，糖尿病患者发生髋骨或股骨颈骨折的概率比没有患糖尿病的同龄人高 2～6 倍。而发生髋部骨折的老年人将有 15％～20％的人在 1 年内会死于各种并发症，在存活下来的人中也有 50％以上的人会因为留有残疾而影响生活质量。

（2017 年 4 月 27 日）

高尿酸血症危害健康
"第四高"

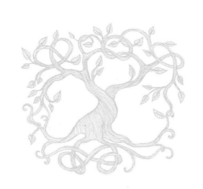

尿酸高注意"四多"与"三少"

提起"三高"，相信大家并不陌生。就在人们忙于和"三高"（高血压、高血糖、高血脂）战斗时，另一威胁正悄悄袭来，那就是高尿酸血症。

尿酸是人体内嘌呤代谢的最终产物。人体内每日产生和排出的尿酸都是相对恒定的，当尿酸生成增多或尿酸排出减少时，均可引起血液中尿酸浓度增高，超出正常值，出现高尿酸血症。高尿酸血症是指非同日 2 次空腹血尿酸水平，男性高于 420 μmol/L，女性高于 357 μmol/L。

随着生活水平的提高，我国高尿酸血症患者的患病率逐年增加。据报道，保守估计目前我国约有高尿酸血症患者 1.2 亿人，约占总人口的 10%，已接近甚至超过了高血糖、高血压、血脂异常的人数，成为名副其实的"第四高"。

痛风不是高尿酸血症的唯一危害

一提到尿酸高，人们常会想到痛风。高尿酸血症是痛风的最重要生化基础，但并不是所有的高尿酸血症都必然出现痛风。高尿酸血症还有以下危害：

* 高血压　血尿酸是高血压发病的独立危险因素，血尿酸水平每增加 59.5 μmol/L，高血压发病相对危险增加 25%。

* 糖尿病　长期高尿酸血症与糖耐量异常和糖尿病发病具有因果关系。

* 冠心病　高尿酸血症是冠心病发病的一个重要危险因素，血尿酸水平升高预示着冠心病病情加重。

* 肾脏损害　高尿酸血症还可能会引起慢性肾损伤。这是因为高尿酸血症可导致尿酸在肾脏沉积，导致尿酸性肾病，包括急性和慢性高尿酸血症肾病、尿酸性肾结石。而肾功能损害可致尿酸排泄进一步减少，加重尿酸血症，加重肾功能损害。

* 痛风石　又称痛风结节，是人体内因血尿酸过度升高，超过其饱和度而在身体某部位析出的白色晶体。尿酸盐沉积与结缔组织可逐渐形成痛风石。一般发病于耳郭、手、脑、足、膝等。

* 脑卒中　高尿酸血症是脑卒中独立危险因素之一，血尿酸水平升高增加脑卒中发生率和死亡率。

注意"四多"与"三少"

高尿酸血症，往往开始没什么症状，如果体检中发现尿酸高，要高度重视。特别是经常喝酒、工作忙碌、压力大以及肾功能不全的高危人群，应定期去医院监测尿酸水平，最好每半年监测 1 次。同时，在生活中应遵循以下原则：

* **四多** ①多喝水，如果发现自己尿酸过高，每日至少喝水2000 mL，以增加尿量，尽可能把过多的尿酸排出去，夏季应适当增量。②多食高钾、低钠的碱性食物，比如蔬菜、牛奶、水果、米面等，增加体内碱储量，有助降低尿酸，特别是夏天用玉米须和玉米苞叶煮水后饮用，降尿酸效果较好。③多吃含苏打食物，能起到中和高尿酸的作用。平时，不妨随身带一点苏打饼干，每次应酬后吃一点，以降低尿酸。④坚持多动，控制体重。每日中等强度运动30分钟以上。肥胖者应减体重，使体重控制在正常范围。

* **三少** ①少吃嘌呤高的食物，比如动物内脏、海鲜、肉类、豆腐等。②少吃火锅，涮一次火锅比一顿正餐摄入的嘌呤高10倍，甚至数十倍。③少摄入热量高的食物和脂肪，肥胖会引起内分泌系统紊乱，嘌呤代谢加速也可能导致血尿酸浓度增高。

温馨提醒：如果高尿酸血症患者合并有痛风、高血压、糖尿病、血脂异常、冠心病等，或者尿酸严重超标时，应在医生的指导下进行药物治疗。

（2015 年 2 月）

警惕药源性高尿酸

老年期是疾病高发期。有的中老年人甚至同时患上几种疾病，比如肥胖、糖尿病、血脂异常、高血压、动脉粥样硬化、冠心病等。有研究表明，高尿酸血症与上述病症密切相关。老年人组织器官衰退，对药物的吸收、代谢、排泄能力降低，若用药频繁、品种多、剂量大甚至成瘾时，就容易发生药源性高尿酸血症。

哪些药物易诱发高尿酸血症

* **利尿药** 几乎所有的利尿药都可以引起高尿酸血症。其中以呋塞米、依他尼酸、氢氯噻嗪等药物最为明显。这是由于利尿药具有排钠的作用。当人们大剂量或长期使用利尿药时，会使肾小管对尿酸钠的重吸收增加，从而增高血液中尿酸的浓度，最终引起高尿酸血症。

* **抗结核药**　抗结核药吡嗪酰胺（PZA）和乙胺丁醇均可以导致高尿酸血症，其机制是药物或其代谢产物（如 PZA 的代谢产物 5 - 羟吡嗪酸）与尿酸竞争有机酸排泄通道，减少尿酸排泄。

* **巯嘌呤片（6 - 巯基嘌呤）**　在大剂量给药时，其代谢产物沉积在肾小管内而致高尿酸血症。

* **阿司匹林**　阿司匹林对尿酸代谢的影响是双向的：即小剂量使用阿司匹林时可引起尿酸潴留，而大剂量地使用阿司匹林时则会增加尿酸的排泄量。因此，长期小剂量地使用阿司匹林可引起高尿酸血症。

* **肌苷（片）**　为次黄嘌呤核苷，又是嘌呤代谢的中间产物，最终产物是尿酸，最后由肾脏排出，若尿酸产生量超过排出量，加以长期积累即可导致高尿酸血症。

* **降糖药**　格列本脲、格列美脲、格列齐特等磺脲类降糖药可影响肾脏的功能，减少尿酸的排泄量。双胍类降糖药可使人体内的乳酸积聚，使乳酸与尿酸竞争排泄路径。胰岛素可使肾脏对尿酸的重吸收增加。故长期使用上述降糖药均易引起高尿酸血症。

* **维生素 C**　近年有报道若长期而又超量服用维生素 C（4～12 g/d），尿中草酸盐含量可增加 10 倍，敏感患者可致高尿酸血症。

* **含有乙醇（酒精）的药物**　此类药物可使乳酸和酮体中的 δ - 羟丁酸与尿酸竞争排泄路径，使尿酸的排泄量减少，从而引起高尿酸血症。

* **左旋多巴**　该药进入人体后可代谢成高香草酸和苦杏仁酸。这两种物质会与尿酸竞争排泄路径，使尿酸的排泄量减少，从而引起高尿酸血症。

* **烟酸**　烟酸属于 B 族维生素，可用于血脂异常的辅助治疗。近年来的研究发现，当人们大剂量使用烟酸时，可出现尿酸升高的现象。

药源性高尿酸血症应如何防治

首先，要提高对药源性高尿酸血症的认识。老年和伴有糖尿病、高血压或血脂异常的患者，尤其是已有高尿酸血症和痛风的患者，应进行药学监护干预，使其血尿酸水平基本控制在合适的范围内，同时尽量避免选用可引起血尿酸升高的药物。定期测定血尿酸浓度（每 3 个月 1 次）。

一般情况下，因药物引起的血尿酸升高不需要特殊处理，通过多饮水，保持每日尿量在 2000 mL 以上，以促进尿酸排泄，必要时可以加用口服碳酸氢钠碱化尿液，常用剂量每日 3～6 g。值得注意的是，经过上述处理血尿酸值仍持续上升时，应该停用有关药物并及时就医，以防不测。

（2015 年 9 月 1 日）

喝出来的"痛"

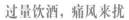

不惑之年的黄先生，性格爽朗且好运动。上周黄先生与朋友相约踢球之后一起聚餐。一时高兴，黄先生喝了 3 瓶啤酒。不曾想当天夜里两三点，一阵剧痛把他从梦中惊醒。第 2 天早晨，黄先生的右脚已完全不敢落地，右踝关节变得又红又肿。家人将他送到医院，经检查，确诊为痛风。据黄先生回忆，平时爱喝啤酒，好像每次喝了酒，晚上大脚趾外侧关节都会有肿痛，但从未有如此剧痛过，也就没有介意。喝啤酒怎么会引发痛风呢？

过量饮酒，痛风来扰

痛风是一种嘌呤代谢失调的疾病，临床特点是血尿酸升高，过量的尿酸会结成晶体，沉积在关节内，引起剧痛。通常大踇趾关节发热、红肿、疼痛，活动困难。大多数人已经把痛风与肥胖、贪吃和酒精摄入过量联系起来，也知道饮食无度是引起痛风急性发作的最常见诱因。然而，许多人，甚至一些痛风患者都不知道喝了啤酒会引发痛风。

目前，饮酒与痛风的相关性得到了一致公认。其一，酒精可使血乳酸水平增高，抑制肾小管对尿酸的排泄，导致血尿酸的增高；其二，美酒与佳肴形影相随，部分佳肴富含嘌呤（如动物内脏、海鲜），会导致血尿酸水平增高；其三，饮酒的量与痛风密切相关。研究发现，饮酒者患痛风的可能性是从不饮酒者的 2.5 倍。其四，血尿酸水平与饮酒的种类同样密切相关，啤酒引发痛风的可能性最大，烈性酒次之。

节制饮食，远离痛风

遏制痛风的发生，应该积极采取如下措施：

＊ **节制饮食** 避免大量进食高嘌呤食物，严格戒酒，多喝碱性饮料。蔬菜属碱性食物，对于痛风患者大有好处。它可以增加人体内碱的储量，难以形成尿酸盐结晶；并可防止肾脏中尿酸盐结晶的形成，避免肾结石发生。此外，不少蔬菜和水果中含有钾元素（如苹果、香蕉），可以促进肾脏排出尿酸，减少尿酸盐的沉积。

＊ **多饮水，少喝汤** 血尿酸偏高者和痛风患者要多喝白开水，每日不少于 2000 mL，在痛风急性发作期要求每日饮水 3000 mL 以上；少喝肉汤、鱼汤、鸡汤、火锅汤等。

＊ **远离火锅、啤酒** 吃火锅时喝啤酒是很多人的最爱，但这种搭配最容易诱发痛风，这是因为火锅菜品主要是动物内脏、虾、贝类、海鲜，再饮啤酒，自然是火上浇油。加上火锅里的汤经久沸不止、久涮不换，肉类、海鲜类中所含嘌呤多溶于汤中，其嘌呤浓度远远高于食物本身的含量。有调查证明，吃 1 次火锅比 1 顿正餐摄入嘌呤高 10 倍，甚至数十倍。

＊ **控制总热量** 痛风患者在饮食方面必须控制每天所摄入的总热量，均衡各种营养成分的比例。

此外，经常热水浴或用热水泡脚，促进血液循环，也能增加尿酸排泄；还要禁用或少用影响尿酸排泄的药物，如青霉素、四环素、利尿药、维生素 B_1、维生素 B_2 等。

需要强调的是，定期体格检查对预防痛风非常重要，尤其是 40 岁以上者或肥胖者，应每 1～2 年做一次体格检查（包括血尿酸测定），以早期发现高尿酸血症，防止病情进展。

（2013 年 3 月 11 日）

谨防继发性痛风

什么是继发性痛风

痛风分为原发性和继发性两大类。原发性痛风有一定的家族遗传性，约20％的患者有阳性家族史，除1％左右的原发性痛风由先天性酶缺陷引起外，绝大多数发病原因不明。继发性痛风是继某些疾病过后出现的高尿酸血症，因尿酸盐结晶沉积（痛风石）所致的特征性急、慢性关节炎不典型的疾病，除慢性肾衰竭所致继发性痛风起病缓慢外，多数起病较急，痛情严重，肾受累多见甚至发生急性肾衰竭。

哪些原因会引起继发性痛风

＊ **细胞过量破坏所致**　如溶血、烧伤、外伤、化疗、放疗、过量运动等情况，均可能造成机体内细胞过量破坏，使体内尿酸生成过多，继而出现痛风。

＊ **细胞增殖**　如白血病、淋巴瘤、骨髓瘤、红细胞增多症等疾病均可出现细胞增殖，而细胞增殖可能导致尿酸生成过多。

＊ **外因性**　高嘌呤饮食或过量饮酒都可能造成尿酸生成过多，发作痛风。

＊ **肾脏排泄尿酸减少**　肾衰竭、酮症酸中毒、铅中毒伴肾脏病变者会出现肾脏排泄尿酸减少，可继发痛风。

＊ **各种原因引起的酸中毒**　当乳酸或酮酸浓度增高时，肾小管对尿酸的排泄受到竞争性抑制而排出减少，均能导致高尿酸血症。

＊ **药物**　如服用氢氯噻嗪、柳酸盐类、吡嗪酰胺等药物，可造成尿酸排泄减少，从而发作痛风。

继发性痛风应如何防治

1. 一旦被确诊为高尿酸血症，就需要像控制血压、血糖一样进行长期管理。同时还需要防范的危险因素，如高血压、糖尿病、代谢综合征，以及任何形式的肾病、肥胖、吸烟等可能导致尿酸升高。

2. 对高危患者（白血病、淋巴瘤）等，化疗前给予别嘌醇的同时需要碱化尿液（pH＞7），使尿量维持在每小时100～150 mL。

3. 多喝水：每日饮水量要在2000 mL以上，不建议小口喝水，最好能一口气喝 300～400 mL，通过大量饮水，促进排尿，帮助尿酸排出。喝水首选苏打水，可碱化尿液，帮助尿酸排出。矿泉水、白开水也可以。

4. 多吃低嘌呤食物：主食有米饭、面食、玉米、苏打饼干；奶类有鲜奶、酸奶、奶酪、冰激凌（糖尿病、高脂血症患者不建议食用）等；荤食包括鸡蛋、猪血、鸡血、鸭血；蔬菜，大部分蔬菜都可以，例如紫甘蓝、黄瓜、西红柿、胡萝卜等。

5. 少吃中嘌呤含量的食物：这部分食物包括豆类（如四季豆、青豆、豌豆）、菠菜、蘑菇、麦片、鲫鱼、金枪鱼、鸡肉等。

6. 避免食用高嘌呤含量食物：包括虾、带壳的海鲜（如螃蟹、蛏子等）、红肉（牛肉、羊肉、猪肉）、肉汤、沙丁鱼、动物内脏。

7. 一旦发生急性肾功能不全，死亡率极高，通过积极对症治疗及血液净化治疗，可提高生活质量，延长寿命。

（2015 年 10 月 8 日）

痛风防治的 6 个误区

在痛风诊治中普遍存在 6 个误区，以致患者病情不断加重，甚至危及生命。

误区一　无症状的高尿酸血症不需治疗

高尿酸血症有些无症状或仅表现为尿酸高，又称高尿酸血症早期，之后随着病情发展，就可能引发痛风；不采取措施，会形成痛风石、肾结石等，直至肾衰竭；高尿酸血症增加高血压、冠心病和脑卒中的危险性，高尿酸血症是各种心脑血管并发症的独立危险性因素。因此，无论是否有痛风发作，女性血尿酸大于 360 μmol/L 以上，男性大于 420 μmol/L 以上时，需要进行降尿酸治疗，且应根据肾功能状况调整用药剂量，以防患于未然。

误区二　痛风急性期可多用抗生素和激素

痛风性关节炎急性期表现出明显"红、肿、热、痛"，严重病例还会出现发热，白细胞升高，常被误诊为局部感染。其实，痛风急性发作是由尿酸盐结晶而引起的关节炎，而不是细菌感染。所以，抗生素治疗是无效的，而且抗生素都是从肾脏排泄出体外，也影响尿酸排泄，不但无效反而可加剧病情，延迟缓解。激素止痛效果好，但因为副作用较多，不得滥用和长时间使用。

误区三　血尿酸水平降到正常即可停止降尿酸治疗

痛风治疗的主要目的是减少痛风发作的频率，即使血尿酸水平降到正常后应继续降尿酸治疗，要将血尿酸稳定控制在理想水平（300 μmol/L 以下）。因为当血尿酸低于 357 μmol/L 时，才能有效防止痛风的发生及复发；只有将血尿酸维持在低于 297.5 μmol/L 时，痛风石才能逐渐被吸收，才能起到预防关节破坏及肾损害、预防再次急性发作、防治痛风结石形成、保护肾功能的作用。如间歇期不将血尿酸浓度控制在理想值，痛风发作会更频繁，持续时间更长，症状更重。

误区四　可立马将尿酸降到最低

高尿酸血症患者常会急切想要降低超高的血尿酸，这种想法其实是不对的。尿酸水平的骤然降低有时反而会加剧痛风的发作，这是因为血尿酸突然降低会导致已经沉积在组织内的不溶性尿酸盐脱落下来，导致急性发作，这种情况叫"转移性关节炎"。应该是初期一般使用小剂量的降尿酸药物，然后逐渐增加到足量。

误区五　痛风急性发作时要赶紧用降尿酸药治疗

痛风性关节炎急性发作时，很多患者认为尿酸太高得抓紧降，就马上吃降尿酸或排尿酸的药物，而且会盲目加大药量，其结果不但疼痛无好转，反而本来不痛的关节也开始疼了；本来 3～5 日就好的却迁延 10 余日不愈。这是因为：一是这些药物没有消炎止痛的作用，对控制急性发作无效；二是易诱发"转移性关节炎"，从而加重病情，延长发作病程。

误区六　依赖饮食控制可达到降尿酸的目的

人体内每日产生尿酸约 750 mg，80％来源于自身嘌呤代谢，20％来源于食物摄取，每日排泄的尿酸量为 500～1000 mg。其排泄 2/3 经肾脏排泄，1/3 经过肠内分解。高尿酸血症主要缘于尿酸产生过多及排泄过少所致。高嘌呤饮食，只是痛风性关节炎发作的诱发因素，严格限制嘌呤食物对降低血尿酸作用有限，仅能降低血尿酸浓度 1 mg/dL，多数患者不能达到血清尿酸浓度的理想目标值。因此，并未从根本上祛除痛风发作的原发病因，所以过分依赖严格的饮食控制无法杜绝痛风。

（2015 年 5 月 12 日）

痛风也会引起股骨头坏死

年过七旬的张先生，10年前，突发左侧第一跖趾关节红肿热痛，以夜间发病多见，持续数日后自行缓解，确诊为"痛风"。时好时痛，未加介意。6年后，出现腰痛、髋关节疼痛，行走受限，误以为就是痛风作祟。在家人督促下，才来医院诊治。经双髋关节磁共振检查，其显示的结果让患者万万没有想到：竟是左侧股骨头缺血性坏死。被诊断为高尿酸血症并股骨头缺血性坏死。患者很不理解，痛风也会股骨头坏死？……

众所周知，痛风是高尿酸血症常见并发症之一，高尿酸血症不仅会引起痛风，还会导致缺血性心脏病和高脂血症、高血压等疾病的发生。若高尿酸盐沉淀于滑膜、关节软骨和骨质内，刺激血管发生急性炎症，使其充血、肿胀、贫血，软骨及骨质被吸收，而出现骨坏死率为16%～39%；还有文献报道，在一组骨坏死的患者中，有21.5%的患者有高尿酸血症或痛风，其中双侧占36%；另有研究显示：对58例股骨头坏死患者进行股骨头手术置换时，发现12例滑膜内有尿酸结晶物沉积，其中8例有痛风表现。不难看出张先生的股骨头坏死与高尿酸和痛风有着密切的关系。

尽管股骨头坏死的原因是多方面的，但痛风也会引发股骨头坏死，不容忽视。因此，一旦发现患有高尿酸血症和痛风，又出现腰腿痛、行走受限时，应及时到专科医院诊治，以免延误股骨头坏死的诊治。目前，股骨头坏死治疗最好的方法是人工髋关节置换术，但日常的饮食控制及服用降尿酸药更为重要，这样才能从根本上达到彻底治疗。

（2017年5月18日）

意外伤害的预防与自救

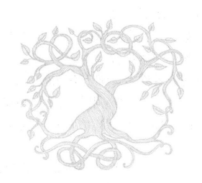

地震之后科学救人八项注意

四川汶川发生 7.8 级地震，只持续几秒钟，不少的人被倒塌的建筑物当场压死，但许多被困在瓦砾中的人是在几小时后才死亡，有些人现在仍然活着。时任总理在指挥部署工作时指出"第一是救人"，"早一秒钟就可能救活一个人"。那么，如何救助被埋压的人呢？

* **仔细辨认** 要细心辨认遇难者震前所在的位置、方向，以及震后爬动的痕迹及血迹，一般通过问、听、看、探、喊可找到已经受伤或精疲力竭者的迹象。

问：询问地震时，在一起的亲友和当地熟人，了解当地的街道情况、建筑物分布情况及遇难者所在的位置。

听：贴耳侦听遇难者的呼救声和呻吟声，一边敲打一边听，一边用手电照一边听。

看：仔细观察有没有露在外边的肢体、衣服或其他迹象，特别注意门道、屋角、房前、床下等处。

探：在废墟空隙，或者排除障碍钻进去寻找伤员。注意有无痕迹及血迹，以便寻找濒死的遇难者。

喊：大声呼喊遇难者姓名，细听有无应答之声。

* **应用"蛇眼"探测仪** "蛇眼"生命探测仪，可以深入人体无法进入的各种狭小空间，探测生命迹象，并可以与幸存者进行实时视频通话。

* **红外线热感应照相机** 红外线热感应照相机是利用红外线侦测生还者散发出的热量来定出生还者的位置，是地震后搜救被困者的利器。那些可能已经失去知觉或是受伤的生还者，大多是被埋在倒塌的屋舍中。

* **灵敏的鼻子** 大地震后的救援除了运用高科技的仪器以外，警犬也在这场分秒必争的竞赛中扮演着重要的角色。犬因其具有较高的智力、丰富的心理活动、灵敏的嗅觉和听觉、极强的驰骋力等自然习性，而被广泛应用在军、警、救灾等领域。

* **各种探测仪** 还有红外线、音频等特种探测仪，可根据被困人员体温、呼救声音，进行准确探位，及时发现遇难者。

* **确定伤员的头部位置** 以最快的轻巧动作，暴露其头部，并迅

速清除口鼻内的尘土，再使胸腹部露出。

* **避免盲目拉扯受伤者**　在抢救受伤者时，不要强拉硬拖，应尽量暴露其全身，方可扒出。

* **救出后注意保护**　在黑暗中呆时间长的遇难者，被救出后，应将其双眼蒙住，避免强光的刺激；对于长期处于饥饿的人，不能一下子喂给过多食物。

（2008 年 7 月 15 日）

气性坏疽可防能治

据报道，在四川省汶川大地震被抢救出来的伤员中已有数十人被确诊患有气性坏疽。但在医护人员的全力救治下，他们中大部分人的病情都有了好转，只有少数人不得不实施了截肢手术。什么是气性坏疽？如何防治气性坏疽？气性坏疽会传染流行吗？为此，结合文献复习，特浅析如下。

气性坏疽是由梭状芽胞杆菌所致的肌坏死或肌炎，是一种严重的急性特异性感染性疾病，但目前它并不属于国家法定的传染病。梭状芽胞杆菌是厌氧菌，通常情况下，人们在受伤后能及时地清理伤口，不会被这些病菌所感染。但在地震等自然灾害或在战争中受伤的人，由于受到特定环境和医疗条件的限制，其伤处无法得到及时的处理，加之伤员大量失血或休克，也给梭状芽胞杆菌提供了适合生存的无氧环境，故易发生气性坏疽。其潜伏期为 1～4 日。有些患者甚至在受伤后的 8～10 小时内即可出现临床症状，如伤口局部有沉重感、紧缩感或胀裂样疼痛等，而且其伤口的周围可逐渐由苍白、发亮变为紫红色，进而可变为紫黑色，并可出现大小不等的水疱。在其伤口的四周可扪到捻发音，轻轻挤压其患处可有气泡溢出，且有稀薄、恶臭的浆液样血性分泌物流出。常会出现烦躁不安，且伴有恐惧或欣快感，其皮肤、口唇可变白，大量出汗，脉率加快，体温逐步上升。还可发生溶血性贫血、黄疸、蛋白尿、酸中毒等。若不能及时清创伤口或注射相应的抗生素，可能危及生命。

如何防治气性坏疽

• 及时彻底清创，是预防气性坏疽最可靠的方法。受伤后要及时有效清创伤口，即使受伤超过 6 小时，若在实施清创术的同时应用足量的抗生素，仍能起到良好的预防作用。需要注意的是，对伤口实施清创后，不必缝合伤口，保持引流。

- 要对气性坏疽患者实行床旁隔离，以防发生交叉感染。应在患者床旁设置隔离标志。同时要保持病房的温暖、清洁。室内的地面及桌面要用消毒液进行擦拭，每日还要用紫外线灯对病房进行消毒，要保持室内空气的流通。

- 要用3％的过氧化氢或1∶1000的高锰酸钾等溶液对伤口进行冲洗、湿敷；另外，为保持创面的干燥，还可用神灯照射患肢等伤处，可将神灯与伤口的距离保持在 30～50 cm，以防止发生烫伤。

- 要及时应用抗生素。可首选青霉素（1000 万 U/d）进行治疗，待其毒血症状和局部情况好转后，再逐渐减少抗生素的用量或停用抗生素。

- 可采取支持疗法。纠正其水与电解质代谢失调的状态，同时要让患者多摄入高蛋白、高热量饮食等治疗。

- 有下列情况者应考虑实施截肢手术：①伤肢的各层组织均已受累且感染面的发展迅速。②伤肢损伤严重，且合并有开放性的粉碎性骨折或伴有大血管损伤。③经进行清创处理后仍不能控制的感染，并出现了严重的毒血症。

- 可采取高压氧疗法。应用该疗法可提高创伤局部组织氧气的含量，抑制梭状芽胞杆菌的生长繁殖。通过这种治疗，可使不少患者避免截肢。

（2008 年 7 月 15 日）

一氧化碳中毒小心脑梗死

一位年逾花甲的农民，因意识不清8小时急诊入院。他于当日9时被家人发现昏睡在床上，呼之不应，伴大小便失禁，床旁有呕吐物，居室内有燃煤炉，门窗紧闭……家人立即将老人送当地医院，被诊断为急性一氧化碳（CO）中毒。患者入院后第5日出现左侧肢体偏瘫，经颅脑磁共振（MRI）检查发现大面积脑梗死。最后确诊为急性CO中毒并发脑梗死，并告病危。患者家属对这一诊断很不理解，CO中毒为什么会脑梗死？

CO中毒后发生脑梗死的详细机制尚不完全清楚，可能与以下因素有关：CO与血红蛋白的亲和力比氧与血红蛋白的亲和力大200～300倍，且结合速度比氧快10倍，它一旦与血液中血红蛋白结合就会形成稳定的碳氧血红蛋白，它不能携带氧，且不易分离，缺氧使血管内皮细胞发生肿胀而造成脑血管循环障碍。

老年患者可能已存在一定程度的动脉硬化，平时脑组织即处于缺血状态，急性CO中毒造成脑血液循环障碍，进一步加重脑组织缺血、缺氧和酸中毒可直接引起血管内皮损伤，促使血小板聚集和Ⅻ因子激活，导致血栓形成。

缺氧可引起代偿性红细胞增多和红细胞比容升高，碳氧血红蛋白又降低红细胞的变形能力，故更易引起血栓形成。CO中毒合并脑梗死患者病死率明显升高，且随年龄增长急性CO中毒患者脑梗死发生率逐年增高。对于急性CO中毒实施脑CT或MRI动态观察，是早期发现CO中毒患者并发脑梗死的关键。

CO中毒患者均有不同程度的脑水肿，并发脑梗死时更加重脑水肿，治疗重点是解除脑缺血和脑水肿。糖皮质激素能降低机体的应激反应，减少毛细血管的通透性，有助于缓解脑水肿。高压氧治疗是纠正组织缺氧的重要手段，做到早期、足量、坚持高压氧治疗可提高疗效。

（2005年12月27日）

节后多发食物中毒

去年冬天气温一度仿佛春天一般，暖冬适合病毒和细菌生长、繁殖、传播，为食物中毒的发生和流行创造了条件。春节过后已成为食物中毒的高发期。连日来，陆续接到以下最常见的食物中毒者：

* 沙门菌食物中毒　沙门菌是寄生于人类和动物肠道内的革兰阴性杆菌。多因食肉、内脏、蛋、鱼、乳类引起。潜伏期 6～24 小时，发热、黄绿色水样便、时有脓血、里急后重。重者治疗不及时可致死。加强节日聚餐的饮食卫生监督是预防的关键。水产品食用前要烧熟煮透，剩余食物要重新彻底加热才能继续食用；慎食冷荤凉菜；餐具要经常消毒。要特别注意的是，冰箱要定期清洁，食品存放要严格按照生熟分开，避免交叉污染。

* 葡萄球菌食物中毒　把剩余饭菜不认真煮透就吃，结果往往会引起葡萄球性食物中毒。一般在进食后 3 小时内出现严重的恶心、呕吐，甚至脱水，休克。吃剩饭剩菜要加热煮透后才吃，不吃不新鲜或变质食物。

* 嗜盐菌食物中毒　是由副溶血性弧菌所引起，此菌为革兰阴性多形态杆菌，在抹布和砧板上能存活 30 日以上，在冰箱中能存活超过 75 日。凡过食被副溶血性弧菌污染的鱼、虾、蟹、牡蛎、腌肉等，一般 13～14 小时后，即可出呕吐和腹泻，大便呈血水或洗肉水样或呈脓血便，严重者危及生命。因此，不要吃从冰箱内取出来放置 2 小时以上的熟肉和禽类腌制品；冷冻肉禽应在冰箱里慢慢解冻，或用微波炉或立即煮熟使其迅速解冻，经解冻的肉禽及鱼类不宜再次保存，鱼、肉罐头食物保存期不得超过 1 年。

* 肉毒杆菌食物中毒　因进食含有肉毒杆菌外毒素的食物而引起的中毒性疾病多见于腌肉、腊肉、猪肉及制作不良的罐头等食品。潜伏期 12～36 小时，长者可达 8～10 日。起病突然，病初可头痛、乏力、呕吐；稍后，视力模糊、复视、眼睑下垂、瞳孔散大，对光反射消失；咽肌瘫痪，则致呼吸困难。严重者常因呼吸麻痹而死亡。一旦确诊，及早注射多价肉毒类（A、B、E 型）对本病有特效。

* 霉变甘蔗中毒　霉变的甘蔗常表现为外皮无光泽，呈灰暗色，瓤部质软，有霉味，或呈酒糟及酸辣味，剖面呈淡黄、橘红、棕褐、

珍爱生命——湘雅医院知名急诊专家手记

灰黑色斑，吃起来有酒味。吃了这种甘蔗，会出现头晕、头痛、恶心、呕吐、腹痛、腹泻等症状，严重者还会出现昏迷和癫痫持续状态，常因呼吸衰竭而死亡。预防的方法：不卖、不买、不吃霉变的甘蔗。

＊**霉变年糕、汤圆中毒**　年糕、汤圆放置的时间过长，可见其表面会出现黄色、绿色或褐色的斑点，闻之有刺鼻的酸味或煮熟后会变红，这是受到霉菌感染变质所致。吃后会引起头昏、头痛、呕吐，面红甚至抽搐，昏迷。更为严重的霉变年糕还会有致癌物质黄曲霉。因此，霉变年糕吃不得。

（2007 年 3 月 6 日）

蛋炒饭毒倒百名大学生

　　亚硝酸盐引起的食物中毒事件，近年来频繁发生。2004 年 3 月 2 日，山西省发生集体食物中毒，100 多名食客被亚硝酸盐毒倒；4 月 20 日，因煮羊肉滥用添加剂，陕西乾县 115 人亚硝酸盐中毒；4 月 22 日，北京发生炖白菜中毒事件，毒倒工人 16 名，最后确诊为亚硝酸盐中毒；5 月 19 日，某大学 100 多名学生在学校食堂吃了蛋炒饭后，相继出现恶心、呕吐、指甲发紫等症状，致使 144 人住院治疗，诊断又是亚硝酸盐中毒所致。

　　亚硝酸盐是一种化学物质，为微黄色结晶，味咸而稍苦，颇似食盐，主要用于染料工业，亦有用于防冻液中做抗腐蚀剂。值得注意的是，许多蔬菜，如白菜、韭菜、菠菜、萝卜叶等均含有较多的硝酸盐及亚硝酸盐，有些井水中亦含有此类盐，处置不当就有引起中毒的危险。

亚硝酸盐中毒的常见原因

• 误将亚硝酸盐或含有亚硝酸盐的工业盐当食盐。

• 过多食用含有大量亚硝酸盐的蔬菜，如青菜、菠菜、小白菜等绿叶菜，尤其是被捂得太久、不新鲜的绿叶蔬菜。过量食用咸菜和泡菜。

• 过量摄入用亚硝酸盐加工的肉制品。腌肉、咸肉和一些熟食卤味中亚硝酸盐含量较高，就容易引起中毒。

- 饮用了含亚硝酸盐过高的苦井水或温锅水。
- 食用腐败的食物、过夜的剩饭菜。这类食物中的亚硝酸盐会成百倍地增加。

中毒机制与临床表现

亚硝酸盐进入血液后，可使血红蛋白氧化成高铁血红蛋白，使其丧失携氧能力，并导致组织缺氧而危及生命。成人摄入亚硝酸盐 $0.2\sim0.5$ g 即可发生急性中毒，主要表现为：早期出现头痛、头晕、腹痛、恶心、呕吐，并伴有胸闷、呼吸困难，后期出现口唇、指甲、面部及全身呈青紫色，血压下降，呼吸循环衰竭，若不及时抢救可很快昏迷死亡。亚硝酸盐对成人的最小致死量为 $1\sim5$ g。

中毒的防治措施

- 提高各类人员对亚硝酸盐中毒的认识，特别是厨师和餐厅、食堂管理人员，应具有预防亚硝酸盐中毒的常识，坚决杜绝烹饪时误将亚硝酸盐当食盐使用而引起中毒。
- 严把病从口入和食品卫生关，做到"五不吃"：不吃腐烂的蔬菜和腐败的食物；不吃隔夜菜和变味的剩饭剩菜；不吃在冰箱放置过久的食品，最好现买现吃；不吃劣质熟食品，特别是外观红、鲜艳的腌制肉食品（含亚硝酸盐多）；不吃腌制时间不足的腌制菜：腌制咸菜的第 7～8 日，是亚硝酸盐生成的高峰期。
- 不饮用含有大量亚硝酸盐的水：在炉灶上烧了一整夜或很长时间，或者经过多次反复煮沸的残留开水；蒸过馒头、饭、肉等食物的甑锅水；不饮用含有苦味的井水。

一旦发现有亚硝酸盐中毒患者，应立即予以催吐、洗胃，并紧急送医院施行导泻、输氧等治疗。亚甲蓝和大量的维生素 C 对救治亚硝酸盐中毒有特效，应尽早使用。

（2004 年 7 月 10 日）

肉毒杆菌中毒　祸起过期罐头

顶着强烈的日头，吴先生一路快走到了家。老婆还没下班，乖巧的儿子正在复习功课。饿意涌上来，吴先生翻箱倒柜，总算在柜子底找到了一瓶黄桃罐头。打开盖子，诱人的黄桃上带着一层薄薄的白毛。为了不浪费，吴先生把表面的白毛拨开，津津有味地吃起来。当然，黄先生没有忘记把"美味"给儿子尝两口。

第二天，吴先生精神抖擞地上班去了。临近下班时，他感觉到不对劲，除全身无力外，还出现头晕、头痛、看东西模糊。本以为休息下就会好，哪知，到了晚上，吴先生竟出现呼吸困难，连说话都很费力。立即到医院行气管切开、呼吸机支持等抢救措施为时已晚，最终死亡。当全家人还沉浸在痛苦中时，吴先生的儿子也出现了类似的情况。医生在听取相关情况介绍后，怀疑是肉毒杆菌感染导致的肉毒毒素中毒，立即为他注射了抗肉毒血清，最终帮助其脱离危险。经分析认为，吴先生父子均应为肉毒杆菌食物中毒。

毒性超强的肉毒杆菌

肉毒杆菌是一种强烈的神经毒素，毒性比氰化钾强 1 万倍！肉毒杆菌广泛存在于土壤、蔬菜、水果、谷物中，也可存在于人畜粪便中。这种杆菌的芽孢具有强耐热性，煮沸 6 小时仍具有活性，高压灭菌 120℃需 20 分钟才被杀死。

肉毒杆菌中毒是经口食入引起的。被肉毒杆菌污染的食品如鱼、肉类、水果、蔬菜、谷类、海产品和罐头食品等，食入后均可引起中毒。此外，某些地区所发生的肉毒杆菌中毒，是由于吃臭豆腐、豆豉或做面酱用的发酵馒头所引起。

呼吸困难是死亡的主因

肉毒杆菌毒素经肠道吸收后，胃肠症状并不明显。潜伏期一般为 1～2 日，长者达 8～10 日，潜伏期越短，病情越重。病初表现为头晕、头痛、全身无力，尤其以颈部无力最明显，因而抬头困难；继之有四肢麻木、舌头发硬；接着可发生各种肌群麻痹，常表现为面部无表情、视物模糊、睁眼困难，有时还有斜视，眼球运动也受到限制，咀嚼、吞咽也有困难，呛咳，说话不清楚，甚至完全发不出声音。由于口腔分泌物被误吸引起吸入性肺炎。体温正常或呈低热，神志始终清楚。最终可因呼吸肌麻痹造成呼吸衰竭，这也是引起本病死亡的主要原因。

治疗首选抗毒素

1. 抗毒素治疗：对于肉毒杆菌中毒，唯一有效的预防和治疗方法，就是注射抗毒素。一般主张早期、足量使用，在起病后 24 小时内或瘫痪发生前注入最为有效。

2. 凡确诊或疑似肉毒杆菌中毒时，可用 5％碳酸氢钠或 1：4000 高锰酸钾溶液洗胃及灌肠，清除摄入的毒素。对没有肠麻痹者，可应用导泻剂和灌肠排除肠内未吸收的毒素，但不宜使用枸橼酸镁和硫酸镁。因镁可加强肉毒杆菌毒素引起神经肌肉阻滞作用。

3. 支持及对症治疗：当患者咽喉部有分泌物积聚时要及时用吸引器吸出；呼吸困难者需给氧，必要时行人工呼吸；发生肺炎等继发感染时给予适宜的抗菌药物。

（2011 年 8 月 10 日）

烹食蟾蜍　小心中毒

据报道，6 月 14 日台北县江先生一家，因女儿皮肤不好，抓蟾蜍来解毒，用酒加姜烹煮，还吃了蟾蜍卵，3 小时后，47 岁的江先生未到医院不治身亡，妻女也出现严重中毒症状。

蟾蜍俗称癞哈蟆，与青蛙不同的是，其耳下腺、皮肤腺内含有蟾蜍毒素的白色浆液，这种白色乳汁的分泌物，内含类似洋地黄和肾上腺素等成分。

蟾蜍中毒机制

蟾蜍的毒性物质（蟾蜍二烯醇化合物），不单存在于耳下腺和皮肤腺，还存在于肌肉、肝脏和卵巢。进食煮熟的蟾蜍（特别是头和皮），或伤口遭其毒液污染均可引起中毒，其毒性作用类似洋地黄，可兴奋迷走神经，直接影响心肌，引起心律失常。此外，尚有刺激胃肠道、抗惊厥和局部麻醉作用；类似儿茶酚胺类化合物，有收缩血管和升压作用等。

中毒的临床表现

潜伏期 0.5～1 小时，主要症状为：剧烈恶心、呕吐、腹痛、腹泻、休克；胸闷、心悸、发绀、心律失常，心电图可出现类似洋地黄中毒的ST-T波改变及传导阻滞。重者可导致阿-斯综合征、呼吸和循环衰竭；蟾毒误入眼内，可引起眼睛红肿，甚至失明；偶有剥脱性皮炎。

中毒后急救措施

一旦发现因食蟾蜍出现不适，应立即饮浓茶或温开水，然后诱导催吐；眼部、皮肤染毒后可用温开水或紫草汁冲洗；休克者应取平卧位，保温；呼吸抑制者应立即进行人工呼吸。经上述紧急处理后急送医院救治。

（2005 年 7 月 26 日）

饮自制药酒　四人赴黄泉

湖南省平江县长寿镇村民群体饮中草药泡制的药酒，引起 14 人重度中毒，5 人死亡，其余 9 人经湘雅医院全力抢救后基本脱险。

去年 9 月 21 日，明胜村年迈七旬的黄老翁突然昏迷，经当地医院抢救无效于次日死亡。9 月 23 日中午为其送葬的亲朋好友聚集共进午餐，凡席间喝了药酒者（13 人）均先后出现了头晕、心悸、恶心、呕吐、腹痛、肝肾区疼痛、血便、四肢麻木、昏迷等。其中4 人死亡，最大年龄 62 岁，最小年仅 22 岁。其余 9 人先后被送入湘雅医院急诊科经血液透析等对症积极治疗后，已脱离生命危险。

究其中毒死亡的原因可能与饮药酒有关。据了解，黄老翁为治风湿痛，自购黄藤根、附片泡制了一罐药酒，其死亡先一天晚上就喝了这药酒，被人发现时因其已昏迷，未能引起警觉，而引起多人饮此药酒后出现中毒症状和 4 人相继死亡的悲剧。

据文献记载，黄藤根，又名雷公藤、水莽草、断肠草等。毒性成分为其所含的生物碱——钩吻素，是一种强烈的神经毒。中毒后首先抑制延髓呼吸中枢，引起眩晕、肌肉松弛、吞咽困难、呼吸麻痹、心悸、恶心、呕吐，腹痛、肝肾区疼痛、血便等。据民间传说，服食其根 3 g 或嫩芽 7 枚即可死亡。死亡大都在 24 小时内，一般不超过 4 日。因此该品不得内服。

附片即附子切片，本品辛烈有毒，须经炮制方可内服。生附子毒性极大，仅供外用，不宜内服。其有毒成分主要为乌头碱，其中毒临床表现与黄藤中毒症状相似。若将黄藤与生附子混在一起内服毒性作用加强，这可能是上述患者严重中毒早期死亡的主要原因。

我国民间饮用中草药炮制的药酒强身健体的历史悠久，确有一定的效果。但药酒之中药处方配伍、炮制方法、服用适应证和剂量，应在医生指导和监护下进行，否则后患无穷。

（1998 年 2 月 13 日）

新郎酗酒险丧命

浏阳市一位新郎狂饮烂醉，导致酒精中毒，昏迷 34 小时，继起多器官功能衰竭，生命垂危。经湘雅医院抢救，患者痊愈出院。

去年 12 月 22 日，普迹镇山水村村民张小伙新婚第二天在岳母家与两青年狂饮"浏阳小曲" 4 瓶，陪酒的两青年当即呕吐、小便失禁。张昏迷不醒长达 34 小时，呼吸困难，卧床不起。当地两家医院医治无效，于 24 日下午转入湘雅医院急诊科。患者起病后一直无尿，右上肢肿如水桶，并可见多处瘀斑及水疱，专家会诊诊断为急性酒精中毒所致右上肢骨筋膜隔室综合征、急性肾衰竭、急性呼吸窘迫综合征、肝功能不全、DIC 等多器官功能不全。经多科协作，紧急行右上肢骨筋膜多处切开，彻底减压，清除其坏死组织，予以充分引流，同时配合人工血液透析及积极地对症治疗，患者先后度过了休克、急性肾衰竭、DIC 和败血症"四关"。半个月后出现了小便，高热得以控制，目前基本痊愈出院。

查阅国内外有关文献，酒精中毒所致如此严重的多器官功能不全至衰竭，又能痊愈出院者，实属罕见。

（1996 年 4 月 12 日）

都是酗酒惹的祸

"酒看起来像水，喝到嘴里辣嘴，吞到肚里闹鬼，走起路来绊腿，半夜起来找水，早上醒来后悔！"这一顺口溜是过量饮酒的真实写照。我国酒文化源远流长，如今酒更是成为人际交往的重要媒介。为了主客尽欢，很多人不免主动或强撑喝下一杯又一杯酒，全然忘了酒后那些危险事……

* **猝死** 由于业务需要，吴某经常要陪客户喝酒，很晚才醉醺醺地回到家。这晚，夫妻两人又因为吴某的迟归争吵起来，互相指责。吴某倍感委屈，已经半醉的她盛气之下又喝了半瓶闷酒，醉倒在沙发上。这一睡，竟再没醒过来……

* **低血糖昏迷** 老王前些日子和老同学聚会，甚是高兴。喝了几大杯白酒，回到家没站一会，就突然身冒冷汗，昏倒在地，被急忙送到医院。根据家人介绍的情况，医生考虑他是大量饮酒导致的低血糖昏迷，血糖检测证实了医生的判断。

正常情况下，酒精在体内经肝脏代谢变为乙醛，再继续分解成水和二氧化碳。大量饮酒后，酒精吸收到血液里，刺激胰腺分泌大量胰岛素，使血糖浓度降低。同时，酒精迅速进入肝脏抑制肝糖原分解，促使低血糖出现。一旦发生低血糖，就可能出现昏迷。空腹喝酒时，酒精吸收得更快更多，更易发生低血糖。

因此，饮酒前最好吃些食物，且不要喝得太快。"糖友"在用胰岛素或口服降糖药时最好不要饮酒，因为酒精可增加降糖药的效果，导致低血糖，易发生危险。

* **胃出血** 张先生素爱喝酒，近日单位聚餐，他喝酒后回到家，仰面躺在床上睡觉，半夜时突然出现呕吐，大口大口的鲜血夹杂着胃里尚未消化的食物倾吐而出。家人听到响声后赶紧送其到医院。但令人遗憾的是，张先生在路上已经没有了反应。

长期大量的酒精刺激会引起胃黏膜损伤，使其失去正常的屏障功能；还可引起胃底食管静脉曲张，出现血管壁病变，容易引发胃出血。

经分析还认为，张先生是仰面躺着睡觉的，呕吐物极易阻塞气道，导致窒息而死亡。

　　* **膀胱破裂**　不惑之年的某贸易公司韩经理，陪客户喝酒还是很爽快，3个人喝了3瓶白酒、10多瓶啤酒。结果第二天早上，韩经理感觉肚子疼，开始以为是饭菜不卫生引起的，并没在意。又过了一天，韩经理还是肚子疼，排尿也困难，仅有的一点尿液，还是红色的（血尿），于是赶紧去医院看急诊。检查证实，韩经理已经膀胱破裂。

　　众所周知，喝酒有利尿的作用，大量饮酒应频繁上厕所排尿才对，但很多人在酒桌上憋尿，即使尿急也不上厕所。加上大量饮酒之后，酒精会抑制大脑皮质的神经中枢，使排尿感觉迟钝。

　　随着膀胱内尿液的不断增多，甚至超过膀胱所能耐受的程度时，呕吐（腹肌用力过度）、外伤等情况均可使膀胱内压力增高，造成膀胱破裂。膀胱破裂后，尿液外渗到腹腔可能会引起腹膜炎，大量出血甚至引起出血性休克而危及生命。

（2013 年 4 月 15 日）

一顿大酒毁了俩器官

　　前两天，120给我们急诊科送来一位昏迷患者，经检查发现他腹腔有大量积水，化验检查显示肾脏也已出现衰竭。腹腔穿刺后引流出大量淡黄色液体（尿液），诊断为膀胱破裂致肾衰竭。追问病史，家人说患者日前喝了半斤白酒、3瓶啤酒，昏睡1日醒来后出现腹部剧痛。

　　毫不夸张地说，这顿大酒毁了这个患者膀胱、肾脏两个器官。正常成年人的膀胱可以储存 350～450 mL 的尿液。当膀胱内的尿液达到 350 mL 左右时，就会刺激位于膀胱壁的压力感受器，通过一系列的神经反射活动，最终引起膀胱平滑肌的收缩，而出现正常的排尿动作。一般而言，膀胱是有弹性的，除非是用利器插伤或极大撞击，否则不容易破裂。但过量饮酒，膀胱处于过度充盈状态，此时在酒精的作用下，尿意感及排尿意愿迟钝，如果发生呕吐（腹肌用力过度）、翻身等均可使膀胱内压力增高，可造成膀胱破裂。膀胱破裂后，尿液外溢到腹腔可引起腹膜炎，大量出血甚至引起出血性休克而危及生命。

酒精在体内还会影响机体的氮平衡，血液中的尿素氮含量飙升，从而增加肾脏负担。因此，过量饮酒必然会增加肾衰竭的危险，再者膀胱破裂后尿液汇积于腹腔，致使腹腔压力不断升高从而形成腹腔间隔室综合征，可导致肾小球滤过率降低，出现肾衰竭在所难免。

因此，需要提醒的是，小酒怡情，大酒伤身，"嗜酒族"为了健康一定要控制饮酒量，避免喝醉。喝完酒后还要多"关照"自己的膀胱，不要让它长时间的负荷过重，有尿意时一定要及时排尿；对于酒后昏睡时间过长的人，家人也要及时叫醒他们排尿。

（2013 年 12 月 17 日）

醉酒　警惕睡姿不当可毙命

新春佳节亲朋欢聚，饮酒助兴在所难免，醉酒是常有的事，因为饮酒过量而表现为中枢神经系统先兴奋后抑制的一种失常状态，常常出现仰面一躺，蒙头大睡……殊不知，睡姿不当会出现危象，甚至酿成悲剧。

＊ 仰卧位　醉酒者往往会有呕吐，且常伴有吞咽反射及吞咽动作迟缓，如果是仰卧平躺，呕吐物很可能会返流入气管，发生误吸。轻者造成吸入性肺炎，严重者可导致气管堵塞而窒息死亡。

＊ 俯卧位　醉酒者一旦出现昏迷状态，全身肌肉松弛瘫软，变换体位的支撑力量大为减弱。俯卧位时口鼻朝下，常常会埋入被褥或软枕中，易导致口、鼻呼吸通道不畅。加之深度醉酒者呼吸中枢受到不同程度的抑制，呼吸动作大为减弱，躯体重力又使胸腹部受压，使呼吸进一步受到限制。以上诸多因素，可能导致吸入空气不足，使机体缺氧，进一步加重酒醉后的昏迷。

＊ 坐位　有些人直接就找个椅子，直接坐着就睡着了，深度醉酒者由于体内循环受到抑制，心血管反射调节能力减弱，加之呕吐、出汗等可使机体丢失大量水分，血管内血容量相对不足，容易导致低血压、休克发生。血压低时，坐位更不利于脑部的血液供应，而造成血容量更加不足，而使心、脑、肾等重要器官出现功能衰竭。

＊ 蒙头睡觉　由于空气不流通，被窝里的氧气不充足，体内各器官得不到足够的氧气供应，醒来后人会感到头晕、胸闷、乏力、精神

不振；时间过长甚至昏睡不醒，可出现缺氧性脑病。

＊ **睡觉时高枕双臂**　不少酗酒者睡觉时喜欢两臂高抬放在枕头上，这种睡姿对健康十分有害。由于手臂上抬不利于肩部与上臂肌肉的放松，久之会引起肩部疼痛不适。把手臂放在枕头上，还会影响上肢血液循环，引起手麻。另外，手臂上抬可引起腹内压力升高，易使胃内的食物连同消化液倒流进入食管，刺激食管黏膜充血、水肿，甚至产生窒息而死亡。

＊ **双腿交叉或手臂填在颈后睡**　有些酗酒者将右腿搭在左腿上或手臂填在颈后沉睡时间过久，致使左下肢或手前臂肿胀、青紫，而致左下肢或手前臂骨筋膜间隙综合征。若救治不及时会因肢体坏死而截肢，甚至横纹肌溶解而致急性肾衰竭。

有鉴如此，为不让类似悲剧不再重演，凡有酗酒深睡者床旁应有人陪伴，以防不测；要给醉酒者解开领带、衣扣、裤带等，抬起下颌，头部后仰，保持呼吸道通畅；深睡者尽量避免上述不良睡姿；深昏迷者应置入口咽通气管，然后采取侧卧位，这样便于呕吐物引流，防止误吸入气管引发窒息；最好在发现醉酒者有异常反应时立即送医院救治。

（2015 年 12 月 18 日）

"酒瘾"排公共卫生问题第三位

酒精依赖及相关问题是仅次于心血管疾病、肿瘤，居于第三位的公共卫生问题。每年不知有多少人喝酒造成了意外，多少人把命断送在酩酊酣热之际，多少健康消失在瓶罐之间……然而至今尚未引起人们高度重视，我国酒消耗量仍以每年约 13％的速度在增加，因饮酒造成的各种危害日趋增多，这无不说明人们对饮酒认识有误区。

误区一　饮酒能益寿延年

酒的主要成分是酒精与水。酒是一种纯热能食品，在体内产生大量的热，100 mL 浓度为 50％的白酒可产热 350 kcal、葡萄酒一般产热 65 kcal，啤酒可产热 18～35 kcal。从营养学角度讲，人体在生理上不需要酒精。过量饮酒，供热量过剩，破坏了营养平衡。

误区二　饮酒御寒

天寒时，人们喝酒后确有热乎乎的感觉，这是由于交感神经兴奋，加速了机体代谢，释放出能量，但这是短暂的舒服，随着血管扩张，热量大量丢失后，反而会感到寒冷。尤其是大量饮酒后，乙醇进入血液，中枢神经系统受到麻醉作用，使人们对外界环境刺激的敏感性降低，因而对寒冷反应不敏感，事实上，喝酒并不能御寒。

误区三　喝酒能提高工作效率

人在微醉状态下，思维与运动反应的速度可能有所提高，但这些反应是暂时的，甚至有害。酒精力亲神经物质，长期饮用可产生慢性中毒，造成神经系统难以逆转的损害，如情感迟钝、工作能力下降、记忆力衰退、甚至过早出现痴呆。

误区四　饮酒助"性"

在酒精的刺激下，有些男子会产生一时性冲动和强烈的要求，但这种兴奋是暂时的，很快进入性抑制状态，使人乏力欲睡，失去性行为能力。即使醉酒后有孕育能力，但受孕可能生下"痴呆儿"。这是由于酒精造成精子畸形所致。

误区五　浓茶解酒

有些人以为酒后饮用浓茶可以起到解酒作用，其实这是误区。因为浓茶与醉酒两者合在一起大大加重了心脏的负荷，可引起心律失常或心功能不全，因此心脏有疾患者切忌用浓茶解酒。

误区六　醉酒后服安眠药镇静

乙醇中毒症状常为兴奋期、共济失调和昏睡期。兴奋期常有语言增多，自控力减低，情绪易激动，乱发脾气，甚至狂躁不安，闹出违法乱纪之类事件屡见不鲜。若此时服用地西泮（安定）、水合氯醛等镇静安眠药物的话，是非常危险的！因为酒精和安眠药都可以产生强烈的大脑神经抑制作用，常可导致昏迷不醒甚至中毒死亡。

（2007 年 4 月 10 日）

常年酗酒　喝出来的股骨头坏死

72 岁的华先生常年流连于各种酒局。近 5 年来，他总感觉髋部隐隐作痛。后来有一天突然出现行走困难，才意识到问题的严重性。送到医院急诊科，经影像检查，发现双股骨头已经出现坏死。医生告诉他，常年酗酒就是股骨头坏死的"罪魁祸首"。

股骨头坏死的病理原因是骨质缺血，故又称股骨头缺血性坏死或股骨头无菌性坏死。股骨头坏死，从开始到塌陷一般需 3～5 年，有时静止达数年之久。

研究表明，股骨头坏死与酒精中毒之间有着密切关系。酗酒不仅危害心血管系统、胃肠道系统等。对肌肉骨骼也可造成永久性损害，是股骨头坏死的主要危险因素之一。

我国股骨头坏死患者以中青年男性居多，多数为双侧发病，常为一侧先发，另一侧随后。一开始疼痛不太剧烈，常局限于腹股沟，个别有剧痛者，疼痛会在饮酒后缓解。疼痛发作时患者有跛行，患者常因髋关节功能障碍而致残致瘫。

股骨头坏死的治疗目前是一个世界难题。通常认为，坏死的股骨头无法恢复正常骨结构，所有的治疗只能是设法延缓病程的发展速度。除了少数采用非手术疗法和介入疗法外，一般患者需采用手术治疗，包括髓芯减压术、人工关节置换术等。因此，改掉酗酒的不良嗜好是预防股骨头坏死的关键。

（2009 年 11 月 25 日）

血液透析可"醒酒"

一位年过半百的男士，在短时间内喝高浓度白酒 500～600 mL 后心悸、胸闷、周身冷汗，由豪言壮语到不言不语、昏迷不醒、大小便失禁，约 3 小时后送入湘雅医院。诊断为"重度急性酒精中毒，急性呼吸窘迫综合征"。迅速给予血液透析，透析至 1.5 小时，神志逐渐清醒，透析 4 小时后安返病房。2 日后血气分析正常，未见肝、肾功能损害，患者痊愈出院。

急性酒精中毒是一次过量饮酒后（酒精含量＞0.8 g/kg 体重）出现的急性中毒状态，系酒精直接作用于中枢神经系统所致，症状的轻重与血液中酒精的含量和代谢的速度密切相关。轻度中毒时，临床表现兴奋、话多、步履蹒跚，共济失调；重度中毒时表现意识逐渐混乱，昏睡或昏迷、大小便失禁、呼吸抑制等。传统的治疗方法一般是：轻度中毒不需特殊处理，仅帮助其安静入睡，数小时后可自然清醒；重度中毒时，多使用催吐或洗胃，给予静脉输液，补充葡萄糖、电解质、维生素等对症治疗。近年来发现急性饮酒应激状态下，大脑和血中的内源性阿片肽（β-内啡肽）升高。纳洛酮是阿片受体拮抗剂，对β-内啡肽具有特异的拮抗作用，静脉注射纳洛酮 0.8 mg，对中度昏迷者具一定的催醒作用。但特重度昏迷大剂量使用纳洛酮不仅无济于事，且有引起血压升高，心率加快、恶心、肺水肿的危险。

采用血液透析治疗急性重度酒精中毒患者，不仅能明显缩短患者清醒时间，而且能迅速降低血中酒精浓度，防止各重要脏器受损，同时可以防止或治疗酒精中毒所致的急性肾衰竭、心衰等并发症。为急性重度酒精中毒的治疗开辟了新的途径，值得推广应用。

（2001 年 5 月 1 日）

鱼胆有毒不能吃

近日，农民甘某，视力下降，轻信鱼胆有清肝明目的作用。将 11 斤重草鱼的胆一枚，3 条 3～4 斤重鲢鱼的胆 3 枚一次顿服，约 15 分钟后，急起恶心、呕吐、腹痛，水样腹泻，一天无数次，继起尿少，无尿，心律失常，全身水肿，神志模糊，卧床不起。家人急忙送入医院。检查：血压 150/100 mmHg，巩膜黄染，腹部膨隆，可叩出移动性浊音。总胆红素 81.5 mmol/L，为正常人的 24 倍；尿素氮 31.3 mmol/L，为正常人的 10 倍；谷草转氨酶 210.3 U/L，为正常人的 5 倍；心肌酶学异常增高。被诊断为急性鱼胆中毒，并肝、肾衰竭。经血液净化等综合治疗后病情好转。

民间认为鱼胆性寒、味苦，有清肝明目作用，有些人常用鱼胆治眼疾。因此造成鱼胆中毒。笔者所在的急诊科几乎每年均要收治 20 多人，所有患者来自农村，以过节时发生率最高，绝大多数患者并发心、肝、肾等多器官功能衰竭，因延误抢救时机而丧失生命者不乏其人。面对这一桩桩不该发生的悲剧，人们不禁要问：鱼胆为什么不能吃？

据国内外的研究，认为可能是鱼胆汁中组胺类物质等导致各脏器的毛细血管通透性增高，继发细胞变性及坏死。有报道，鲤科鱼类的胆汁中含有鲤醇，是一种剧毒物质，食之可发生鱼胆中毒。亦有动物实验证明，鲩鱼胆汁中毒时，氧自由基增加，中毒机体存在氧化应激反应，自身氧化性细胞损害可能是引起多器官功能衰竭发生机制之一。

鱼胆的胆汁进入胃肠道，其毒性成分经吸收后，先达肝脏，主要由肾排出，临床常以急性肾衰竭和肝损害发病率最高，其次为胃、肠、心脏、脑等脏器受累，若不及时抢救，病死率甚高。

为避免急性鱼胆中毒，鱼胆不能吃。一旦不幸发生中毒症状，不要持侥幸心理，应立即到有条件的医院彻底洗胃、导泻、血液净化等综合治疗，以防不测。

(2003 年 12 月 24 日)

毒蛇咬伤治疗新概念

人们在救治毒蛇咬伤的临床实践中，积累了丰富的经验。在科学迅猛发展的今天，中西医结合治疗蛇伤又有新的进展。

切开排毒弊多利少

以往，为了延缓蛇毒的吸收，或者为了清除伤口部位的蛇毒，主张采取局部切开冲洗的方法进行排毒。近年来，许多研究结论均否定了这一急救方法。这是因为，蛇的毒牙刺入人体组织的深浅不一，如果施行现场切开排毒，很难掌握切口的深浅，而如果切得过深，易伤血管、神经、肌腱，并极易导致感染。另外，蛇毒毒素属于大分子结构，主要从淋巴管吸收，一般的局部处理难以达到满意的除毒效果。而如果是被带有血液循环类毒素的毒蛇咬伤，则局部切开常会引起伤口出血不止，甚至导致伤者失血性休克。

局部制动比绳线结扎效果好

以前，很多医生认为肢体结扎能在一定程度上阻止蛇毒吸收，因此把结扎作为毒蛇咬伤后的主要急救措施。最新研究认为，结扎并不能有效地阻止蛇毒的吸收和蔓延，且如果结扎时间超过 2 小时，还可能引起被扎肢体缺血、坏死等严重后果。目前认为现场急救的最佳办法是用绷带压迫包扎，并以夹板固定伤肢。因为在伤肢制动以及绷带的缠压下，伤肢的血流、淋巴回流都会减缓，这会延缓蛇毒的吸收。

尽快使用抗蛇毒血清

及时注射抗蛇毒血清，被公认是救治蛇伤最有效的治疗方法。我国现生产的抗蛇毒血清有：抗五步蛇毒血清、抗眼镜蛇毒血清、抗银环蛇毒血清、抗蝮蛇毒血清 4 种。单价血清的优点是效价高、疗效好，但缺点是应用时需要确定蛇种，而多价抗蛇毒血清在特定地区发生蛇伤就可直接注射，有迅速、及时的优点，美中不足的是价格昂贵，且我国暂时还不能生产。

抗蛇毒血清的治疗原理是中和伤者体内游离的蛇毒。抗蛇毒血清的用量，要根据伤者体内的毒素而定，但这实际上是很难测定的。一般认为，使用一支抗蛇毒血清可以中和一条毒蛇的排毒量。但必须灵活掌握，特别是危重患者要酌情增加，才能起中和作用。如果能认出咬伤自己的毒蛇的种类，那将对医生选用相应抗毒血清提供直接指导，大大提高用药的准确性。

中药治疗

据文献记载，能治疗蛇伤的中草药有 94 科 578 种。研究表明，穿心莲的水溶性成分能延长印度眼镜蛇毒致死小鼠的时间，墨旱莲对抗蝮蛇毒及竹叶青蛇毒的毒性，以及这些毒蛇咬伤后引起的炎症、出血等，均有明显的抑制作用。

（2007 年 7 月 10 日）

毒蛇咬伤首选抗蛇毒血清

治疗毒蛇咬伤，目前主要应用抗蛇毒血清，又称蛇毒抗毒素，有单价和多价两种，抗蛇毒血清特异性较高，疗效确切，越早应用治疗效果越好。抗蛇毒血清是国内外一致公认的治疗毒蛇咬伤的首选特效药，其作用是中和体内尚未被吸收的蛇毒，使之变成无毒物质。

蛇种不同分型选药

被毒蛇咬伤中毒较重的患者，必须尽快注射抗蛇毒血清进行治疗，否则患者可能有生命危险。目前国内已有单价抗银环蛇毒血清、抗眼镜蛇毒血清、抗蝮蛇毒血清、抗五步蛇毒血清、抗蝰蛇毒血清，但尚无眼镜王蛇、烙铁头蛇、竹叶青蛇的抗蛇毒血清。若不幸被上述几种毒蛇咬伤，患者可用已有的抗蛇毒血清治疗。若被眼镜王蛇咬伤的患者可用抗银环蛇毒血清与抗眼镜蛇毒血清联合治疗。被烙铁头蛇咬伤的患者可用抗五步蛇毒血清或抗蝮蛇毒血清其中一种治疗。被竹叶青蛇咬伤的患者，可用抗五步蛇毒血清与抗蝮蛇毒血清联合治疗，较仅用一种效果好。

使用抗蛇毒血清有"时间窗"

一般抗蛇毒血清要在患者被咬伤后 4 小时内使用，效果最好，超过 8 小时以上，则效果较差。但是临床上有患者被咬伤 3～4 日后，使用抗蛇毒血清仍然有效的报道。患者注射抗蛇毒血清前必须做过敏试验。临床上使用抗蛇毒血清的剂量取决于毒蛇咬人时的注毒量。一般认为，一支抗蛇毒血清能够中和一条毒蛇的毒力，可视毒蛇排毒量的多少和患者病情轻重酌情增加，尤其是国外进口的毒蛇。但需要注意的是，老人、小孩、体弱者，同健康成年人的抗蛇毒血清使用剂量是相同的。

出现不良反应如何应对

抗蛇毒血清是用马血浆制备而成，因此属于异种蛋白，临床过敏反应较常见。

* **血清过敏反应** 如荨麻疹、气喘、血管性水肿等。为防止过敏反应，注射前必须先做过敏试验并详细询问既往过敏史。当出现血清过敏反应时，应尽快采取抗过敏治疗。

* **过敏性休克** 可在注射中或注射后数分钟至数十分钟内突然发生。患者表现为沉默或烦躁、脸色苍白或潮红、胸闷或气喘，出冷汗、恶心或腹痛、脉搏细数、血压下降。重者神志昏迷，如不及时抢救有生命危险；轻者注射肾上腺素后即可缓解。重者需输液输氧，使用升压药维持血压，并使用抗过敏药物及肾上腺皮质激素等进行抢救。

* **血清病** 主要症状为荨麻疹、发热、淋巴结肿大、局部水肿，偶有蛋白尿、呕吐、关节痛，注射部位可出现红斑、瘙痒及水肿。一般多在注射后 7～14 日发病，称为延缓型，亦可在注射后 2～4 日发病，称为加速型。对血清病应对症治疗，可使用钙剂或抗组胺药，患者一般几天至十几天即可恢复。

（2008 年 4 月 23 日）

断头蛇也可致人于死地

断头蛇还会咬人？这并非戏言，不久前一天中午，长沙市某酒店厨师在杀一条重约 3 斤的银环蛇后，将其断头往垃圾桶丢时，不幸被蛇头咬伤右脚背部，当时其用力将蛇头拉下来，并未发现自己足背被咬破，仅见两对深的牙印，不痒不痛，不以为然。照常喝酒，吃饭，且吃完饭后休息。谁知约 2 小时却突然感到呼吸困难、胸闷、眼睛睁不开。当时误以为喝酒过多所致，仍然卧床休息。但约 4 小时后只见他面色青紫，呼吸微弱，眼睑下垂，嘴边流涎，奄奄一息。此时，同事们才感到大事不妙，急忙把他送到医院，经检查患者呼吸、心跳已骤停。立即行胸外心脏按压、气管插管、静脉输液并推注肾上腺素等抢救后，虽然心脏成功复苏，但仍无自主呼吸，只能靠呼吸机支持，并给予银环蛇抗毒血清持续点滴但抢救效果不明显，并相继出现尿少、无尿等多器官功能衰竭，其病情越来越重，家人丧失信心，于受伤后 1 周放弃治疗自动出院，令人扼腕叹息。

该厨师的病症由银环蛇蛇毒引起，人们不禁要问：蛇头被斩断为什么还会咬人？有研究发现，蛇类的神经系统包括中枢神经和周围神经系统，感觉冲动传导途径的实验证明，经双侧完全切除顶盖后，在端脑一般的诱发电位以及丘脑外侧区对视觉刺激的神经元反应仍能保持。也就是说，蛇头被斩断后，其周围神经活动还可以存活一段时间，当蛇受到外界刺激时，其头部肌肉收缩迫使蛇毒囊中的毒液经毒牙管流注人体而致中毒。银环蛇毒毒性最剧，小白鼠半致死量为 0.09 mg/kg。因此，被斩断的毒蛇头咬人可致人于死地，并非戏言，万万不可掉以轻心。

（2007 年 6 月 5 日）

银环蛇咬伤的诊治

患者男性，20 岁。日前傍晚，他发现自家小溪旁盘曲着一条银环蛇，一时兴奋抓着它玩，不幸左手食指被咬伤，当时仅见两个牙痕，未加介意。伤后 3 小时，患者出现视物模糊，眼睑下垂，呼吸费力，四肢乏力，言语困难。患者随即就诊。体查：P 92 次/min，R 34 次/min，BP 140/80 mmHg。神清，口唇、甲床发绀，口腔白色分泌物溢出，呼吸表浅，两肺满布痰鸣音，四肢肌张力减弱，肌力 3 级。入院后 5 分钟出现呼吸、心跳停止，立即给予胸外心脏按压，呼吸机控制通气，静脉注射肾上腺素 1 mg、地塞米松 10 mg、抗银环蛇毒血清 10000 U 及抗感染对症支持处理。次日，患者恢复自主呼吸，神志转清。第 3 日呼吸机撤离，第 7 日患者痊愈出院。

银环蛇毒可致死

银环蛇通身带有黑白相间的环纹。喜欢在路边、田边等近水处活动，一般不会主动伤人，咬人是其自我防护反应。但银环蛇咬伤在我国占各类毒蛇咬伤死亡人数的首位。每年的春、夏、秋三季毒蛇活动频繁。该蛇毒属神经毒素，被该蛇咬伤后，起初往往伤口不红、不痛、不肿，常因疏忽未及时救治而致呼吸肌麻痹，银环蛇咬伤人体 4～8 小时后，蛇毒经伤口通过淋巴循环吸收扩散到全身。对中枢神经系统、周围神经、神经及肌肉的传导功能等有选择性的损害作用，引起惊厥、瘫痪，特别是呼吸肌首先受累，导致呼吸肌麻痹而死亡。

抢救要"四早"

* **早期认识** 提高对银环蛇咬伤的认识。被银环蛇咬伤时，一般伤口不红、不痛、不肿、不出血，偶尔出血则表现极为轻微，仅有蚁咬样微痒和麻木感。被咬伤后 1～4 小时，最晚 9 小时可出现头痛，视物模糊，胸闷气促、咽部有异物感等症状，严重时出现眼睑下垂、张口困难、瞳孔缩小，牙关紧闭、口唇全身发绀、肌肉麻痹，最后常因呼吸突然停止而引起死亡。

* **早期给氧** 当患者出现睁眼困难、呼吸节律改变或呼吸困难时，即予气管插管行机械通气，给予人工同步呼吸机辅助呼吸，持续中流量给氧，保证机体有个充足的氧供，组织细胞不发生缺氧性的病理性损害，为后续治疗打下基础。

* **早期使用抗银环蛇毒血清** 这是治本之举、治源之策，它具有迅速而特异的疗效。抗银环蛇毒血清 10000 U 加入生理盐水 200 mL 中静脉滴注，在静脉滴注抗银环蛇毒血清前，先静脉注射地塞米松 10 mg，以防银环蛇毒血清的过敏反应。

* **早防脑水肿** 预防控制脑、肺水肿是抢救银环蛇咬伤胜败的关键。短时间内应用大剂量地塞米松，防止与减轻脑细胞的自溶和死亡。亦可选用 20% 甘露醇或甘油果糖、呋塞米，以减轻毛细血管通透性，减少血浆外渗，从而减轻脑、肺水肿。

（2009 年 9 月 17 日）

蛇伤未要命　险在破伤风

> 6 月 21 日上午 8 时，武冈县龙田乡青年农民刘某在收购毒蛇时被五步蛇咬伤右食指，当即到武冈县某医院静脉注射了抗五步蛇毒血清。为使伤口早日愈合，刘某在伤口处敷以草药。不料伤口非但不愈，反而见发紫，变黑，脓液外溢。约 10 日后，刘某自觉全身乏力、头痛，张口困难，不能进食，继起牙关紧闭，颈项强直，呼吸困难，频繁抽搐。被诊断为五步蛇咬伤并重度破伤风。

破伤风是因破伤风梭菌侵入伤口而引起的一种严重厌氧菌感染。破伤风梭菌为革兰氏阳性芽孢杆菌，广泛存在于土壤、人和动物的粪便中。当皮肤或黏膜破损时即能侵入。它能产生痉挛毒素和溶血毒素，前者对神经有特殊亲和力，并通过神经系统而作用于肌肉，引起局部或全身痉挛或抽搐。病死率很高。

由于破伤风梭菌是绝对厌氧菌，其生长繁殖又需要缺氧的环境。因此，创伤后早期彻底清创，改善局部循环，是预防破伤风的关键；此外，还可通过人工免疫，产生较稳定的免疫力。人工免疫有自动和被动两种方法。

* **自动免疫法**　是以破伤风梭菌经多代的特殊培养所产生的类毒素作为抗原，注射人体后，可产生相当高的抗体。具体方法是：前后共注射 3 次，每次 0.5 mL。这种免疫力可保持 10 年以上，随后如 5 年再加注射一次（0.5 mL），便能保持足够的免疫力。有基础免疫力的伤员，伤后只要皮下注射类毒素 0.5 mL，便可迅速强化抗体的抗破伤风免疫力，不需要注射破伤风抗毒素。

* **被动免疫法**　对伤前未接受自动免疫的伤员，尽早皮下注射破伤风抗毒血清（TAT）1500～3000 U。但其作用短暂，有效期为 10 日左右。因此，对深部创伤，潜在厌氧菌感染威胁的患者，可在 1 周后追加注射一次量，比较可靠。

刘某蛇伤后引起破伤风是由于较长时间局部敷用未经消毒处理的草药，且未定时换药，加上未进行破伤风自动和被动免疫所致。

（2000 年 8 月 5 日）

提防猫咪成"杀手"

猫咪是老鼠的天敌，但在饲养过程中，如果不注意，它也可能成为人类的杀手。据报道，全世界每年死于传染病的人数约 1600 多万，人畜共患病属于传染病中的大类，猫咪在很多疾病的传播中充当了"杀手"。

* **猫抓病**　猫抓病的主要病源体是汉赛巴尔体，由猫抓搔、咬伤而引起的一种亚急性局部肉芽肿性淋巴结炎。抓伤初期，患处出现红斑、丘疹或硬结，无瘙痒。但经 2～12 周潜伏期后 90％以上病例出现颈、腋窝或腹股沟等处单侧或双侧小群淋巴结肿大，耳前淋巴结肿大是该病的重要特征。少数人可有发热，四肢乏力，肌肉酸痛，肝脾大，黄疸等。

* **寄生虫病**　据报道，黑龙江流域黑河沿江猫寄生蠕虫调查，共剖检 32 只猫，蠕虫感染率 100％，其中蛔虫感染率 90.63％，带状泡尾绦虫的感染率 71.88％，华支睾吸虫感染率 50％。当人食用了被猫粪便污染的食物后即可被传染。

* **狂犬病**　狂犬病是一种由狂犬病毒引起的急性传染病，是人类传染病中病死率最高者之一。人感染狂犬病主要是由带病毒狗、猫的

咬、抓伤或舌舔皮肤、黏膜引起。

　　* **莱姆病**　是一种仅次于艾滋病的烈性传染病。该病是一种蜱媒传染病,狗和猫等家畜是各种蜱类重要的宿主动物。人被带有莱姆病源体的蜱寄生虫叮咬后,部分为隐性感染,病源体暂时潜伏于体内滋生繁衍,但暂不发病;另一部分则出现皮肤环状形游走性红斑,皮下大面积出血,淋巴结肿大,发热等。

　　* **弓形体病**　当人食用了被猫粪便污染后的食物后即可发病。孕妇感染了这种病,会出现流产、死产、早产或导致妊娠中毒症,还可损害胎儿的神经系统,使胎儿发生脑积水、视力和智力发生障碍等先天性疾病。

　　* **布氏菌病**　本病可由猫传染给人,累及多种器官,当侵犯生殖系统时可致不育、流产、早产及死胎等。

　　* **猫癣**　猫癣系由猫传染给人的一种皮肤浅表真菌病,多由人与猫的亲密接触,如搂抱甚至与猫同睡方式传染,发病部位多位于颈、项和躯干,临床常表现为圆形或椭圆形覆鳞屑的斑丘疹,且呈多发性。

　　为了防止猫带给人类疾病,应常给猫洗澡,防止其粪便污染生活环境,妥善处理猫的粪便及便具。经常给猫灭虱、灭蚤、灭螨、灭虫;不给猫喂食未熟透的鱼、肉及内脏,给猫的水果、蔬菜要洗净,严防病从口入。定期给猫接种猫三联疫苗。凡与猫咪有密切接触而出现上述有关症状者,应想到会感染了上述疾病的可能,要及时到有条件的医院就诊,以防不测。

(2004 年 2 月 18 日)

又到毒蜂肆虐时

8月29日下午，湖南某农村67岁的向大伯与往常一样到自家的果园中铲草。他用镰刀修剪橘子树枝杈时，无意中碰着排球般大的黄蜂窝巢，瞬间数十只受到侵扰的黄蜂在向大伯头上、背部及四肢狂蜇，致使其头部等多处红肿奇痒难忍。家人见状迅速将其送至医院，此时他已处于昏迷状态。经全力抢救，他终于死里逃生。

9月1日下午5时30分许，急诊室送来了一名被蜂蜇伤的老人。她全身潮红、瘫软，大汗淋漓，呼吸微弱，血压降至0。原来，当天，患者扛着竹子下山时不慎碰到了黄蜂窝，受到惊吓的黄蜂从蜂巢一拥而出，黑压压地冲向她。患者被诊断为过敏性休克，经积极抢救才脱离危险。

金秋送爽，万物成熟。此时，蜂类却无花可采，无蜜可酿，进入了"寻衅滋事"时期。在这段时间，蜂类回巢，生长、发育、繁殖、筑巢的速度较以往加快，所以它们在寻食的过程中，易发生蜇人事件。

毒蜂蜇伤可夺人命

蜂的种类有很多，如蜜蜂、黄蜂、大黄蜂、土蜂等。雌蜂的腹部末端有与毒腺相连的螫针，当螫针刺入人体时随即注入毒液。蜂毒液中主要含有蚁酸、神经毒素和组胺等，能引起溶血及出血，对中枢神经系统具有抑制作用，还可使部分蜇伤者发生过敏反应。轻者仅局部出现红肿、疼痛、灼热感，也可有水泡、瘀斑、局部淋巴结肿大，数小时至1~2日内自行消失。重者常会出现发热、头痛、头晕、恶心、烦躁不安。喉头水肿，呼吸困难，昏迷甚至死亡。

毒蜂蜇伤快剔出断刺

被蜜蜂蜇伤后，首先要剔出断刺，然后用肥皂水或3%氨水、5%碳酸氢钠液、食盐水等洗敷伤口；若被黄蜂蜇伤，要用食醋洗敷。如果患者发生休克，在送患者去医院的途中，要注意保持其呼吸畅通，必要时应进行人工呼吸、心脏按压等急救处理。

预防毒蜂蜇伤有办法

1. 穿长袖衣、长裤等可起到防护作用。上山等野外活动时最好不穿颜色鲜艳的衣服。女士在野外活动时最好不用香水，不用含有芳香味的洗发精或除汗剂，因为马蜂喜欢颜色鲜艳且具有芳香味的花卉植物。

2. 经过蜂巢时尽量保持冷静，不要惊动毒蜂，不可乱捅马蜂窝或挑逗蜂群。

（2008 年 9 月 16 日）

又到毒菇肆虐期
——谈毒菇误食中毒的救治

自 6 月份以来，湘雅医院先后接诊了多例误食毒蘑菇中毒病例，多为家庭内多名成员同时中毒发病，而且病情凶险。

在我国南方地区，最常见的造成误食中毒的毒菇是鹅膏菌，毒素主要是鹅膏毒肽。其中毒症状可分为 4 个阶段：①潜伏期一般在 6～12 小时后才出现中毒症状。②胃肠炎期（8～48 小时）：出现恶心、呕吐、腹痛、腹泻等肠胃症状。③假愈期（48～72 小时）：胃肠炎症状消失，近似康复，1～2 日内无明显症状。④内脏损害期（72～96 小时）：患者重新出现腹痛、带血样腹泻等症状，病情恶化，并出现肝功能异常、肝大、血凝障碍的严重后果。如果救治不及时，最后导致肝、肾、心、脑、肺等器官功能衰竭，5～8 日后患者死亡。近年来，我国毒蘑菇中毒的发生率呈上升趋势。据报道，因误食有毒野生蘑菇引起的中毒死亡已居各种中毒致死事件的第二位。

识别毒菇是比较复杂的学问，目前还没有一种简易识别毒菇的方法。实践也证明，民间流传的一些辨别毒菇的所谓"经验"也是不可靠的。比如，虽说毒菇大多颜色鲜艳、外观靓丽，但色彩并不鲜艳、外观也十分丑陋的肉褐鳞小伞、秋生盔孢伞等，也都是剧毒菇。又比如，民间流传甚广的将银器与野菇同煮，如果银器变黑则蘑菇有毒，否则便可安全食用的说法，就更不可靠了。因为科学试验证明，野菇毒素中，没有一种是可以同纯银起化学反应而使银器变黑的。所以说，最好的预防方法是克服侥幸心理，不采不卖、不买不吃不认识的野生蘑菇。

凡因进食野生蘑菇后有恶心、呕吐、腹泻等症状出现，都要想到中毒的可能，应立即想办法催吐（比如喝大量白开水后，用手指抵压咽部催吐），并及时送医院救治。医生应尽早采取洗胃、导泻等办法，尽量减少患者身体对毒素的吸收。洗胃后可口服活性炭100 g，然后导泻，这对清除胃肠内滞留的毒物是有效的，关键在于越早越好。

误食毒菌后的前 3 日，毒素被肝脏吸收后排入胆汁中，胆汁排入肠道后毒素会再次被吸收，形成反复。为了阻断毒素的反复吸收，应留置胃管并通过引流管注入活性炭，让活性炭吸附毒素后再从引流管排出，或者通过引流管注入泻药促使和加快毒素从大便中排出。

此外，病情严重者还可以采取血液净化等治疗措施。

近年来，中南大学湘雅医院采用中药紫灵芝煎剂治疗鹅膏菌中毒取得了较好的效果。

（2006 年 8 月 5 日）

钩端螺旋体病伴着水灾到

不久前，一位 21 岁的女性患者，突然出现发热、怕冷、头痛、全身肌肉酸痛、乏力、眼结膜充血及小腿肚疼痛、尿少等症状。被确诊为钩端螺旋体病，经血液透析等综合治疗后转危为安。

水灾过后小心钩端螺旋体病

钩端螺旋体病是由致病性钩端螺旋体引起的自然疫源性急性传染病。钩端螺旋体病主要流行于 6～10 月，其主要传播动物是野鼠和家猪。若这两种动物携带钩端螺旋体，就可通过排便使病菌污染田水或雨水、泥土。当人们接触这些污染水体后，水中的钩端螺旋体经人体黏膜或皮肤伤口进入体内，长则 3 周，短则 3 日便可引发钩端螺旋体病。

哪些症状值得警惕

钩端螺旋体病有不同的临床类型，其症状各不相同。

* **流感伤寒型**　60％～80％的钩端螺旋体病属于此型。其症状为发热，体温迅速升高到 38℃～41℃。此外还有全身乏力不适、头痛、肌肉疼痛、眼结膜充血等。

* **肺出血型**　患者会出现呼吸急促困难、脸色苍白或青灰、咯血或口鼻大量涌血、休克，甚至呼吸心搏骤停等。

* **黄疸出血型**　患者早期表现同流感伤寒型，另有肝脏肿大、全身黄疸等表现。

* **脑膜脑炎型**　患者会出现剧烈头痛、频繁呕吐、嗜睡、谵妄或昏迷等症状。

* **肾衰竭型**　各型钩端螺旋体病患者都有不同程度的肾脏损害表现，但多可恢复正常。此型患者的突出表现为肾衰竭。

疫苗可防钩端螺旋体病

钩端螺旋体病流行地区的人群和参加抗洪救灾的人员可以进行钩端螺旋体疫苗的预防接种。凡洪水泛滥或暴雨 10 日后，若出现发热或浑身无力等症状，一定要及时到正规医院确诊治疗。

（2009 年 7 月 17 日）

破伤风患者重在预防并发症

汶川地震灾区开放性损伤的患者很多，如果处理不及时或不当，很容易引起破伤风梭菌感染。破伤风梭菌是一种革兰氏阳性厌氧芽孢杆菌，它与其他病原菌不同，无论菌体或其产生的外毒素，通过扩散到全身的毒素而导致发病，其产生的外毒素毒力强，对神经有特别的亲和力，经吸收后，分布于脊髓、脑干等处，引起特征性的全身横纹肌的紧张性收缩或阵发性痉挛。毒素也能影响交感神经，导致大汗、血压不稳定和心率增快等，易危及生命，重型患者的病死率可高达70％。造成患者死亡的罪魁祸首即并发症的发生。

* **窒息**　由于喉头、呼吸肌持续性痉挛和黏痰堵塞气管致呼吸心搏骤停而猝死。

* **肺部感染**　喉头痉挛、呼吸道不畅、长期卧床、不能经常翻身、应用镇静剂后咳嗽反射减弱等因素，致支气管分泌物淤积，而导致肺部感染。

* **呼吸衰竭**　重型患者抽搐频繁，发生呼吸肌麻痹，喉头痉挛水肿而引起缺氧，缺氧又加重肌痉挛，抽搐发作频繁，导致呼吸衰竭。

* **酸中毒**　呼吸不畅、换气不足而致呼吸性酸中毒，肌强烈收缩、禁食后体内脂肪不全分解，使酸性代谢产物增加，造成代谢性酸中毒。

* **循环衰竭**　由于缺氧、中毒，可发生心动过速，时间过长后可形成心力衰竭，甚至发生休克或心搏骤停。

防治并发症的措施

* **积极推行被动免疫**　由于破伤风痉挛毒素能迅速与神经组织发生不可逆性结合，一旦发病治疗困难，因此，对伤前未接受注射白百破预防针之自动免疫者，应尽早皮下注射破伤风抗毒血清 1500 IU（1 mL）。因其作用时间短，有效期为 10 日左右，所以对深部创伤、污染严重的伤员，可在 1 周后再注射 1 次。

* **消除毒素来源（处理伤口）**　有伤口者均需在控制痉挛下，进行彻底的清创术。清除坏死组织和异物后敞开伤口以利引流，并用 3% 过氧化氢或 1∶1000 高锰酸钾溶液冲洗和经常湿敷。

* **中和体内游离毒素**　因破伤风抗毒素和人体破伤风免疫球蛋白均无中和已与神经组织结合的毒素的作用，故应尽早使用，以中和游离的毒素。

* **控制和解除痉挛**　患者应住在环境安静的病室，重症患者应及早入住重症监护病房，防止光声刺激。镇静药物的使用可控制和解除痉挛是治疗过程中很重要的一环。最常用的有地西泮（安定）、苯巴比妥等。若经过镇静解痉等处理不能控制痉挛者，可用异丙酚、肌松药如左旋筒箭毒碱等，但必须在医生指导下应用。

* **保持呼吸道通畅**　对抽搐频繁而又不易用药物控制的患者，应早期行气管切开术，以保持呼吸道通畅。床边还应备有抽吸器、人工呼吸机和氧气等，以便急救。

* **控制感染**　大剂量青霉素，也可口服甲硝唑。可抑制破伤风梭菌，并有助于其他感染的预防，用法和剂量应遵医嘱。

* **维持营养和体液平衡**　患者张口困难可下鼻饲管，鼻饲量每次不超过 200 mL，每 2 小时注入一次，避免呛咳和误吸。经静脉可以供给热量和营养，调节和纠正酸碱平衡失调，能进食的患者可供给高蛋白、高热量、高维生素的半流食或全流食。

（2008 年 6 月 10 日）

破伤风青睐"瘾君子"

日前陈先生在没有明显诱因的情况下突然出现张口困难，抽搐，被家人送入医院神经内科。医生经体格检查发现，陈先生牙关紧闭、"苦笑"面容、颈项强直、面唇青紫、呼吸困难，心率高达 140 次/min，双臂布满针眼和紫红色瘀瘢，经追问患者家属得知，陈先生 5 年前有过吸毒史，医生据此诊断为"吸毒并破伤风"，收入急诊监护病房治疗。

破伤风通常发生在一些开放性损伤后，案例中的陈先生并没有外伤伤口，为何会并发破伤风呢？这主要和陈先生长期注射毒品有关。

注射毒品感染破伤风者并不少见，其途径主要是吸毒者使用未经消毒处理的注射器，且多人重复使用；注射部位消毒不到位；使用的海洛因等混有多种杂质，加之此类患者免疫力下降，营养状况差，因此极易感染破伤风。破伤风梭菌进入吸毒者体内后，在血液内大量繁殖，并产生毒素，引发一系列毒血症状，如颈项强直、牙关紧闭，进而吞咽困难，面部和四肢肌肉痉挛，大汗淋漓，甚至呼吸窘迫等，若未予积极治疗可导致患者死亡。

判断吸毒者是否感染破伤风梭菌？由于多数患者在入院时并无明确的外伤史，无感染病灶，初发症状也不典型，故常易误诊。因此，对表现出不明原因虚脱、脓毒血症或神经系统症状的注射吸毒者，应加以重视，否则就可能会被误作为毒品中毒而延误诊治；对出现颈背肌肉疼痛、僵硬，张口或吞咽困难，并排除下颌关节脱位及中枢神经系统疾病时，应高度怀疑破伤风的可能。

（2014 年 2 月 27 日）

莫使豪华居室成为"癌环境"

一个又一个惨痛的病例向人们警示，有的家庭进新装修的豪华居室后，家庭成员，特别是小孩很快住进了医院，有的甚至……究其原因，罪魁祸首竟是装修材料中的甲醛、二甲苯、氡、苯等有害物质。为此，特别呼吁——

豪华居室成"杀手"

调查资料显示，我国城市居民每日在室内工作、生活和学习的时间长达 21.53 小时，占全天时间的 92%。居室环境好坏与人们的健康息息相关。豪华装修可"装"出致癌环境。一个又一个惨痛的病例证实了这一点。

其一，2002 年 8 月，湖南长沙的李先生用辛苦积攒的 10 余万元在郊区买了一套房子。为了节省装修费，李先生自行购置便宜的材料，并利用休息时间亲自动手。连续苦干 5 个月，终于大功告成。今年年初，搬进新居不久，还没来得及细细品味自己杰作的他，感觉全身乏力，牙龈出血不止，到医院一查，竟患上白血病。

其二，1998 年，长沙市岳麓区的郑先生在妻子怀孕期间，节衣缩食，请"游击队"装修了房子。没想到就此埋下祸根——今年，4 岁多的儿子被查出患上了白血病。

其三，2000 年 1 月长沙市东风路范先生的新家装修完毕，2 个月后才搬进去。当年 4 月，女儿出生，身体很健康。可在今年年底，女儿出现咳嗽、发热等症状，久治不愈，最后被确诊为白血病。多方治疗，终因病情过重，回天乏术，不幸夭折。范先生在悲痛之余，怀疑是装修污染惹的祸。为此，委托湖南省室内环境装饰材料产品质量检测中心检测。结果，当场测出 TVOC（总挥发性有机化合物）超过国家标准 8 倍；甲醛超过国家标准 4 倍；苯超过国家标准 28 倍。

谁充当了装修"杀手"

国家最新颁布的室内装修标准中，涉及空气污染的就有甲醛、二甲苯、氡、苯、氨等五六个指标。大量事实证明，这些污染物就是危害人体健康的主要"杀手"。

尽管人类罹患白血病的原因未明，但长期接触苯、甲苯与芳香族碳氢化合物者的白血病发病率是正常人的 2～3 倍。北京儿童医院血液科的统计表明，白血病患儿中，有90％的家庭在半年之内曾经搞过装修；广州儿童的血癌近两年呈上升趋势，每年新发患者60～80人，其中家庭装修产生的各种有害气体、射线的危害，是重要诱因。

防治"癌环境"刻不容缓

消费者在识别室内污染，防治"癌环境"时，要做到"四要"。

一要提高装饰材料对人体健康有害的警惕性，尽量在源头上控制污染。比如在选择装修材料时，尽可能选择那些知名度高的环保材料。

二要有自我保护意识。购置材料时一定要向商家索取有关质检证书。即使是符合国家标准的材料，也要合理计算房间的承载量，尽量简化居室装修，以免有害物质超标。

三在装修后，房屋应空置两三个月再入住。这期间，加强通风。有条件者最好先请有关部门进行室内环境检测，合格后再入住。

四要相信科学，面对现实。加强通风后，如果室内仍有较大气味，经测量各项指标严重超标，又不愿意破坏居室装修的，可用高环保性能的水性漆对家中所有装饰材料进行一次封闭性涂刷，不让有害毒气再弥漫在空气中，防止居室内毒气超标。当然，如有必要，也应毫不吝啬地拆除污染源，不要心存侥幸。

（2003 年 12 月 19 日）

美白当心汞中毒

年方 23 岁的雪梅，某高校应届毕业生。老天爷给了她修长匀称的身段，端庄秀丽的五官，却吝啬得不给她一张洁白无瑕的脸。出生后右上颌部就呈现出一块褐青色痣，虽不痛不痒，也无逐渐发展的趋势，但她总害怕有人看她的脸，害怕听见别人有意无意谈论有关面部黑痣的话题，害怕找男朋友，更害怕大学毕业后就业分配面试的挑选……

尽管大学学习任务繁重而紧张，尽管很多人并没有留意到她自认为丑陋难看的面部，尽管家境贫寒，雪梅还是走进了一家"××丽人美容院"接受了"祛斑增白"治疗。数天后听同学述说，其黑痣似有褪色的趋势而兴奋异常，省吃俭用，忍受着家里巨大经济困难的压力，还是坚持了一个月每天一次的面膜治疗。治疗一个月后，自觉全身乏力，周身酸痛，吃饭不香，似睡非睡，整天昏昏沉沉。当时还以为"感冒"，曾服用过多种感冒药，不仅无效，且出现了头晕、性情急躁、易发怒，记忆力明显减退，甚至害怕参加毕业考试，无奈之下雪梅停止面膜，走上了求医问药之路，一个月内走遍了多家医院，几乎都疑为"神经衰弱"。有医院根据其有面膜"祛斑增白"病史的线索，疑其为汞中毒。经劳动卫生所中心实验室测得其尿汞定量为 0.06 mg/L，为正常参考值的 6 倍。最后确诊为"汞中毒"。给予驱汞治疗后，病情明显好转。

近年来，目前尚无一种增白剂能让人既安全又快速达到美白目的。但不少唯利是图的商人在这种巨大利润和需求的推动下，昧着良心铤而走险在增白剂中加入汞剂。因为汞被称之为"黑色素细胞的毒药"，能在短期内杀死黑色素细胞，达到迅速高效祛斑增白的作用，且加汞越多，一时的"美白"效果越好。据报道，浙江省质监局对 200 个批次的祛斑类化妆品进行抽查后，发现有 171 批次美白祛斑化妆品汞含量超标，超标万倍以上的有 115 个批次，最高达至 93000 倍。

汞，俗称水银，是有毒的重金属，属于化妆品中的禁用物质，不允许人为添加。但是由于化妆品使用的一些生产原料本身含有微量的汞，产品限量为 1 mg/kg 一般不会引起中毒。但使用汞超标严重的祛斑类化妆品，经皮肤吸收入血，进入脑组织后，被氧化成汞离子，逐渐在脑组织中积累，达到一定的量后，就会对脑组织造成损害；另外一部分汞离子转移到肾脏，表现出系列的中毒症状。如头痛、头晕、肢体麻木和疼痛、肌肉震颤、运动失调、焦虑不安、精神压抑等，严重者可出现蛋白尿、血尿和尿毒症。此外，对于孕妇和哺乳期的妇女使用含汞化妆品时，汞还会通过胎盘、乳汁进入胎儿和婴儿体内，导致胎儿和婴儿发育受损。

汞虽有增白作用但也可引起皮肤过敏，表现为皮肤发红，烧灼不适感；汞脱色是以损伤皮肤结构为代价，其脱色不仅不均匀，甚至还可能引发"白癜风"。

面对形形色色的祛斑产品是否含汞？从外观上尚无法判断，因此，应尽量不接受"美白"类服务，若必须接受美白者，应增强防范意识，了解您使用美容化妆品的品牌，产地和卫生许可证，并保存相应消费凭据。一旦出现异常症状应当尽快就诊检查，及早治疗，把损失减少到最低程度。

（2007 年 3 月 13 日）

警惕感冒药引起急性肝衰竭

日前，一位32岁的农民，因食欲降低、恶心、肝区疼痛、深色尿和黄疸，来我院肝胆专科门诊就医。体查：患者全身黄染，腹胀，肝脾未触及。查肝功能，丙氨酸氨基转移酶（ALT）、天冬氨酸氨基转移酶（AST）、总胆红素（TBIL）明显升高，所有肝炎标志物均阴性。腹部B超示肝大，胆、胰、脾正常。追问病史，他10日前因头痛、发热自服感康18片（每片0.5 g，每次2片，每日3次，共9 g），3日后出现频繁恶心、呕吐，全身发黄……诊断为药物性肝炎。患者及家属很不理解，什么是药物性肝炎？感冒药怎么会引起肝损害？

什么是药物性肝损害

药物性肝损害是指在用药过程中，由于药物或其代谢产物引起的肝细胞毒性损害，或肝脏对药物及代谢产物的过敏反应所致的疾病，又称药物性肝炎。

肝脏是药物浓集、转化、代谢的主要器官，口服药物由胃肠道吸收后即进入肝脏，肝内的血药浓度较血液及其他器官中高。药物或其代谢产物的毒性作用或机体对药物产生过敏反应，极易对肝脏造成损害。

药物性肝损害的诊断主要依靠用药史、临床表现、肝功能试验和排除其他病因，必要时做肝活检。由于目前尚缺乏特异性的诊断方法，国内还没有公认的诊断标准。本患者因服用感康后出现黄疸及肝功能严重损害，肝炎及肝胆胰脾相关疾病已被排除，故考虑为药物性肝损害。

感康为什么会诱发急性肝衰竭

感康为复方氨酚烷胺片的商品名，其主要成分为对乙酰氨基酚，其不良反应中最突出的是肝损害。因为对乙酰氨基酚会对肝细胞产生毒性，一旦体内存积达到一定量，肝脏的解毒能力大大下降，毒性代谢产物会破坏肝细胞，产生细胞变性和肝坏死。通常在用药过量或疗程较长时发生，但如用药者对本品特别敏感或原有肝功能不全时，常用量也会出现肝损害。

对乙酰氨基酚中毒后，数日内即出现厌食、恶心、呕吐或腹痛、腹泻等症状，病情较重时出现肝区疼痛、肝大、黄疸，第3～5日肝功能异常达到高峰，严重者迅速发展至急性肝衰竭。通常情况下停药后或经治疗后肝脏功能可恢复，但严重的急性肝衰竭者，需进行人工肝治疗或肝脏移植，否则会导致死亡。

怎样才能防止药物性肝损害

对乙酰氨基酚又名扑热息痛，是最常用的解热镇痛药之一，并且是许多解热镇痛复方制剂中的主要成分。目前，几乎所有的感冒药以及去痛片等，主要成分都是对乙酰氨基酚。一般认为按说明书用量服用是安全的，问题在于人们往往会无意识地超量服用。因此，在用药时务必注意以下方面。

- 严格按照药品说明书上提示的服用剂量，不可任意增加用量。一般成年人，每日量不宜超过4粒（2 g），即使症状严重者，24小时量也不可超过8粒（4 g）。
- 特别注意区分婴儿用药和儿童用药，因两者剂量差异很大。若婴儿服用儿童剂量，将会损害肝脏甚至危及生命；儿童服用婴儿剂量则不能达到有效药物浓度。
- 饮酒会增加该药的肝毒性，故服用本品时禁止饮酒。
- 肝炎患者慎用本品。肝功能不全者即使很小的剂量，也可能导致严重肝损害。
- 避免长期服用本品，通常以不超过连续5日服用为妥。
- 避免空腹服用。
- 长期服用苯妥英钠的癫痫患者，合用本品极易引起肝中毒，甚至出现肝衰竭，故癫痫患者在服用苯妥英钠期间禁用本品。

以上影响因素同时存在时，会增加肝毒性的概率，即使很小剂量也可诱发肝毒性。因此，千万不可联合应用名目繁多的同类产品。

乙酰半胱氨酸是对乙酰氨基酚中毒的特效解毒药，一旦疑为本品中毒时，应尽早给药。

（2010年3月1日）

警惕阿昔洛韦致肾衰竭

阿昔洛韦是临床常用抗病毒药，其引起的急性肾衰竭有如下特点：大多数患者既往无药物过敏史，既往体健，肝、肾功能正常；各年龄均有发病，但老年人、血容量不足、有基础肾脏疾病者更易发生；用药至发生血尿的时间短，可数小时或数日，最长不超过两周；静脉给药导致急性肾衰竭的可能性更大，且与药物剂量、浓度、给药速度有关；发生血尿的同时，部分病例伴有肾外表现，如腰痛、腰酸、恶心、呕吐等；停药，经积极治疗后大多预后良好，一般不遗留肾功能损害。

阿昔洛韦主要由肾小球滤过和肾小管分泌、排泄，45%～79%以原形由尿排出。阿昔洛韦在原尿中溶解度低，易在肾小管内析出结晶，损伤肾小管及肾小球，导致阻塞部位以上的肾小管内压升高，致肾小囊内压升高，引起急性肾衰竭。

如何避免阿昔洛韦引发的急性肾衰竭？

• 严格掌握用药适应证。阿昔洛韦主要用于免疫缺陷者初发和复发性黏膜皮肤感染或免疫功能正常者弥散型带状疱疹的治疗，也用于单纯疱疹性脑炎的治疗。不可随意放大适应证。

• 用药时注意给药浓度、速度，分次给药。

• 避免与其他肾毒性药物联合使用。

• 用药期间应监测尿常规和肾功能。一旦发现异常应立即停药，并尽快明确诊断，及时对症治疗。

（2012 年 1 月 31 日）

酒仙鼻衄不止　缘起敌鼠钠盐

日前，一位中年男子，因鼻腔大出血经当地医院处理无效，出现休克，遂转入上级医院治疗。患者由鼻科接诊后，再次行双鼻腔填塞处理，但鼻腔出血仍不止，拟行手术治疗。术前检查发现，其凝血酶原时间及活化部分凝血活酶时间极度延长。

追问病史才得知惊险一幕：该患者年近花甲，酒龄逾四十载，今年正月初八，因陪客人连续畅饮白酒 3 斤多后，在酣睡朦胧之中，误将 3 包毒鼠药"敌鼠钠盐"当胃药服用。事后被家人发现送当地医院洗胃治疗，患者神清后无症状就自行回家。患者入院前一周，缓起精神不振、鼻衄、齿龈出血、尿血等，仍未加注意，直至鼻腔大出血不止方来院急诊。

根据患者病史及临床表现，诊断为"敌鼠钠盐中毒，失血性休克"。立即给予维生素 K_1 等治疗，患者 3 日后痊愈出院。

中毒机制

敌鼠钠盐进入机体后，主要通过竞争性抑制，使维生素 K 的活性减低，阻碍肝脏合成凝血酶原及一些凝血因子，起到抗凝的作用，因而表现出各部位出血现象。内脏大量出血可引起死亡。

上文中患者出血致失血性休克，除敌鼠钠盐干扰肝脏对维生素 K 的利用，抑制第 Ⅱ、Ⅶ、Ⅸ、Ⅹ 因子合成，降低血液凝固性，同时直接损伤毛细血管，使之通透性和脆性增加、破裂等而引起出血外，与该患者酒精中毒，致使肝脏解毒功能下降不无关系。

症状与诊断

敌鼠钠盐这类杀鼠剂的中毒潜伏期较长，发病缓慢，一般口服后 3～4 日，长者 19 日（平均 10 日）才出现中毒症状，但也有在数小时内出现症状者。常表现为恶心、呕吐、食欲减退及精神不振、鼻衄、齿龈出血、皮肤紫癜、咯血、便血、尿血等，并可有关节痛、腹痛及低热等。严重者可发生休克。化验检查可有贫血，出血、凝血时间和凝血酶原时间延长。

因此，凡有误食毒物史，同时表现出血倾向的患者，应立即检查出、凝血时间，凝血酶原时间，必要时做凝血酶原时间纠正试验；对该鼠药中毒后就诊时无症状或服毒后较长时间也未出现症状者，决不可忽视；患者的血小板数亦可减少，束臂试验阳性者，应取可疑药物、食物、呕吐物、胃内容物做毒物鉴定，以免漏诊误诊。

本文患者较长时间误诊的主要原因是，忽视了对其病史的详细询问及对凝血功能的检查，应视为教训，引以为戒。

抢救及预防

对误食敌鼠钠盐中毒者应即刻抢救：催吐、洗胃及导泻。立即注射特效解毒药。维生素 K_1 10 mg 肌内注射或加入葡萄糖液内静脉缓慢注射，每日 2～3 次，持续 3～5 日。重症患者首次剂量可以加大，以后应用适量维生素 K_1 静脉滴注。如有失血过多现象，迅速输入新鲜血液，或静脉滴注凝血酶原复合物。给予足量的维生素 C，以减少血管的通透性，促进止血。亦可使用氢化可的松对改善毛细血管损伤，缓解中毒症状具有明显的作用。

（2010 年 5 月 3 日）

皮蛋卡喉　死里逃生

一辆急驰的三轮车"吱"的一声在医院急诊科门前停下，车上抬下一位老太太。她面色发绀，呼吸、心跳已停，瞳孔散大，处于昏迷之中。医护人员立即对她施行人工呼吸和胸外按压，正准备做气管插管时，发现口咽部有黑乎乎的一团，即用手指掏出一完整的皮蛋。患者立即面色转红，自主呼吸出现，心跳恢复，化险为夷。

患者家属告诉医生："我们的母亲辛苦了一辈子，趁她六十大寿之际，兄弟姐妹竞相敬酒敬菜，忽然之间，只见她呼吸困难，双手紧捏颈部，惊恐万分，不能言语，随后嘴唇发绀，快进急诊室时已没气了，谢谢你们救了她的命……"

老人呛食，施救刻不容缓

正常人吞咽时，喉口关闭，食物由咽部吞入食管。然而老年人进食时，却常常发生食物"误入歧途"，被"吞"进气管而导致窒息的"故障"。这是因为：①老年人咽喉部黏膜萎缩，感觉迟钝。②老年人牙齿松动、脱落，咀嚼无力，食物得不到充分咀嚼，影响吞咽。③老年人食管蠕动能力减弱，吞咽时难以将食物有力地咽下，致使食块堵在喉咙口。食物干涩或块头过大，或边进食边谈笑等，则是导致老年人呛食窒息的常见诱因。

呛食发生后，老人会立即出现呛咳和憋气，呼吸困难，不能言语，但可用手指指向喉部表示哽噎窒息。此时患者表情极为痛若，面、颈部充血，静脉怒张，在几秒钟内面色转为苍白，继之青紫，意识丧失，昏倒在地。窒息若是超过 4 分钟就会危及生命，即使抢救成活，也常因脑缺氧过久而致瘫痪、失语及智力障碍。可见，呛食窒息对于老年人来说是极为危险的，必须及时就地施救。

老人发生呛食窒息后，家人切不可惊惶失措或令老人再强行吞食饭团等不正确的办法，以免造成更为严重的后果。此时此刻，家人（旁人）可选择以下方法紧急施救：

1. 协助患者上身向前弯曲，头尽量低于胸部；用手掌在患者背部两肩胛骨间连续重拍数下。此举有时能逐出患者呼吸道异物。

2. 成人立位法：抢救者站于患者身后，抱住患者，一手紧握拳头抵在患者上腹剑突下，另一手抓住握拳的手腕，然后双臂连续三四次做迅速有力的向上压迫动作。此法可把患者喉口或气管中的异物或食物团块冲压入口腔，解除窒息。

3. 成人卧位法：如患者已倒卧于地上，可令其仰卧躺平。抢救者两腿分开，骑跨在患者胁腹部，一手掌压在患者剑突下方，另一手再压在这只手的手背上。连续数次做向上向内的冲压，力量斜向横膈方向。

4. 成人自救手法：若身旁无人，患者亦可以此法自救。立即握拳，将拳头的拇指侧抵于剑突下，另一手抓住拳头作向上向内方向的冲击。亦可把上腹部抵在椅背或桌沿上，然后向下冲压数次。

若经上述方法仍未能将食物冲出，应当立即施行口对口人工呼吸，减轻患者缺氧，同时拨打"120"急救电话，请医生火速来现场抢救，或急送就近医院。

（1998 年 2 月 25 日）

应对鱼刺卡喉　土办法险些要人命

　　34 岁的吴小妹家住湖南安化某山区。2008 年 2 月 15 日中午，吴小妹在家吃草鱼时，突然被鱼刺卡住了喉咙，她咽了几口唾液，感觉鱼刺就在嗓子眼，便赶紧吃了几大口饭菜往下吞咽，想把鱼刺吞到胃内。吞咽后，喉咙处没异物感了。可过了两天，吴小妹感觉胸部不舒服，连吞口水都觉得胸口疼痛。一周后，家人将其送进医院，才发现鱼刺导致食管穿孔、肺部感染化脓、胸腔积液；头颈部弥漫肿胀，气管受压，呼吸困难。行气管切开后呼吸有所好转，但高热不退，命悬一线。

小小鱼刺可致人于死地

　　食管异物以鱼刺、肉骨、鸡鸭骨等动物类异物最常见，常发生于食管入口处，其次为食管中段，发生于下段者较少见。其临床表现为：

　　1. 食管异物的患者大多能主诉明确的异物误入或自服史，其临床症状与异物种类、大小、形状、就诊时间及有无继发感染等有密切关系。

　　2. 吞咽疼痛：异物位于食管颈段时疼痛多在颈根部或胸骨上窝处；异物位于食管中段者，疼痛常放射至胸骨后及背部，如合并感染，则有发热、全身中毒等症状，疼痛较为剧烈。

　　3. 吞咽困难：病情轻者仍可进食少量流质或半流质食物，如症状较重则无法进食或张口流涎。

　　4. 并发感染者可有：①食管穿孔，多为尖锐异物随吞咽运动刺破食管壁引起，继而咽下空气从刺破的食管壁外溢，可潜入颈部皮下组织形成皮下气肿、纵隔气肿。如在食管穿孔后 24 小时以内开始治疗，可降低病死率。②气管食管瘘：若异物嵌顿压迫食管前壁至管壁坏死。并累及气管后壁形成气管食管瘘，可导致肺部严重感染。③大血管溃破：尖锐异物穿破食管并伤及主动脉弓或锁骨下动脉等大血管，可引起致命的大出血，多数不治身亡。

土办法处理鱼刺卡喉弊大于利

　　民间土办法有很多：强吞饭团、面包以把鱼刺压到胃内，吞咽橙皮，用醋或维生素 C 软化细小鱼刺，饮橄榄核粉末和成的水等。上述处理鱼刺卡喉的方法不仅效果不肯定，且易延误有效的抢救时间或造成严重的并发症而加速患者死亡。

食管异物正确的防治方法

1. 进食时切忌匆忙，应细嚼慢咽，忌用带刺或碎骨的鱼汤、鸡汤等与米、面混合煮食。

2. 若有鱼刺卡喉，应在亮光处用汤匙柄压住舌头前半部向内观察，若能发现异物，可用镊子或筷子夹出。重复数次后若还不能奏效，应速去医院通过喉镜、纤维支气管镜或异物钳取出。若已出现并发症，应做相应的处理。

（2008 年 5 月 18 日）

毒瘾发作吞筷子　"天使"抢救出火坑

傍晚，医院急诊科鉴别台前走来一个面黄肌瘦、一身污垢的年轻人。他双手捧腹，豆大的汗珠直往下淌，有气无力地向医护人员哀求："请快救救我吧！我吞了根筷子进去了。"

患者身无分文，但严重的病情就是无声的命令。我院严密而快速的急救系统立即开始运转。经检查证实，一根筷子确实已强行通过食管、胃和十二指肠，正卡在十二指肠与空肠交界处，随时都有导致肠穿孔的危险。医护人员打破常规，马上对患者实施剖腹探查术。经过紧张的抢救，终于成功地从患者肠道中取出了一根 11.5 cm 长的筷子。

这个姓王的青年为何要做这样的蠢事？原来，他是个经营电器的个体户，收入可观。前两年，在与哥儿们的交往中，由于好奇学会了吸毒，从此不能自拔，十多万元挥霍一空。在走投无路的情况下，他只好与同样吸毒的女朋友从深圳返回原籍沈阳，路过长沙时，到某医院强行要求开哌替啶（杜冷丁）而被某派出所收容。在收容期间，王某毒瘾大发，痛苦不堪中吞下筷子。

吸毒，不仅使王某由富翁变成了穷光蛋，还差点夺走他 25 岁的年轻生命。出院时，他来到给他第二次生命的医护人员面前，热泪盈眶地说："你们用精湛的医术、高尚的医德，把我这有罪之人救出了火坑，我将永生不忘。"

（1992 年 10 月 30 日）

情侣千万不要在鸳鸯浴中性交

日前，湘潭市某公司花季青年男女，上班前在密闭的浴室中，忘情鸳鸯浴已长达一个多小时，朋友见敲门也没有回应，里面却水流不断，感觉不妙，便踢开门进去，只见一对全身赤裸的鸳鸯瘫倒在地，口吐白沫，不省人事，奄奄一息。经 120 急救送入某医院急诊科抢救，被诊断为"重度一氧化碳中毒"。

热恋中的情侣忘情洗起鸳鸯浴，可密闭浴室的液化气罐作恶，差点让两人共赴黄泉。这对情侣被送到医院后，急诊医生立即给予以高压氧为主的综合治疗，男子 2 日后清醒，女子经长达 20 日的高压氧治疗后，虽然脱离了生命危险，并能下床活动，但仍有失语等严重脑功能障碍的后遗症。

液化气淋浴器使用不当可致一氧化碳中毒甚至致死。瓶装石油液化气内含有甲烷等物质，甲烷在缺氧时燃烧不充分，产生无色无味的一氧化碳。据称，该患者出事的浴室仅有 3 m^2，尽管热水器安装在浴室外，但整个房间设施较陈旧、老化，空间较小，门窗紧闭，无排风设施，浴室窗户没有开，水汽较重，空气不能有效对流，容易造成缺氧环境，继而降低了燃气和燃烧值，使废气和一氧化碳增加，极易发生一氧化碳中毒。

说起洗鸳鸯浴这个话题，有的人名曰"为了减轻工作压力或学习负担"，年轻人认为增加点浪漫情调，尝试一下浪漫的鸳鸯浴所带来的新鲜刺激。

如果想营造浪漫的鸳鸯浴，首先，要将燃气热水器与淋浴龙头隔室安装，确保煤气不进入淋浴室，控制阀安装在外。如必须安在里面，要设进出风口。燃气热水器发生故障后要及时修理。洗浴时不要紧闭门窗。其次，注意浴室的温度和湿度，浴室的温度应保持在 28℃～

30℃。如果温度过高,再加上浴室的湿度较大就会感觉憋闷、呼吸困难,甚至可能出现虚脱的现象。

医生提醒,不要在鸳鸯浴中进行性交。男女在做爱时需要付出大量的能量,男女生殖器官就会充满了比平时多得多的血液,比如男性性器官勃起时,海绵体内血液需要量要比正常状态多出 20~25 倍。在性生活时,由于情绪的异常激动或紧张,血压会急剧升高,心率增快,全身各组织器官的耗氧量增多,若在缺氧环境下进行,有可能产生致命性心律失常、脑出血、猝死。这两个患者幸亏抢救及时才免遭送命,但留下不可逆转的后遗症而致终身遗憾,应引以为戒。

(2009 年 1 月 13 日)

学会急救应对雷击

现在正值雷雨高发季节。雷击是一种全球性的严重自然灾害,我国是受雷击灾害严重危害的国家之一。仅 2004 年,全国就发生雷击灾害近 9000 起。

雷电击伤少有幸存

去年的一天,禹州市一位 18 岁的女孩冒雨外出办事,刚出门,一道闪电划过,女孩倒在地上。经当地 120 抢救后,又到郑大一附院做进一步治疗,她是郑大一附院接诊过的唯一被雷击中的幸存者。

雷电为何这般厉害呢?因为人们听到的一次雷声,看到的一道闪电即可产生 1 亿伏以上的电压,这正是遭雷击后建筑物起火燃烧、人体组织会炭化成焦状的原因。

如何预防雷电

在多雷的季节,掌握一些预防被雷电击中及击中后如何抢救的常识,等于为自身安全增加了砝码。

雷电击后抱膝坐地。打雷时,要远离电灯、电源、电线杆、高塔、烟囱、旗杆等,防止引起感应电;要关好门窗,电视机、收音机等家电,并拔掉天线;要迅速躲入有防雷保护的建筑物内或有金属顶的各种车辆及有金属壳体的船舶内,切勿将手或头伸出窗外;要扔掉手中持有的金属雨伞、高尔夫球棍,并尽快去掉身上所有的金属等导电物体;非外出不可时,最好穿胶鞋,起到绝缘作用。

雷雨天不宜户外使用手机。雷雨天不宜停留在铁栅栏,金属晒衣绳、架，金属体以及铁路轨道附近；不宜靠近室内的金属设备如暖气片、自来水管等；家用彩电、音响、影碟机等电器设备亦不宜靠近外墙；不宜乘帆布篷车、拖拉机和摩托车等；不宜停留在游泳池、湖泊、海滨或孤立的树下；不宜使用淋浴器，因为水管与防雷接地相连，雷电流可通过水流传导而致人死亡。

雷击后心搏骤停须迅速急救

一次雷电，可在某一区域迅速产生强大的电场和磁场，人体生成数千伏的静电感应电压，导致人体心室纤颤而发生猝死。

心室纤颤是心脏停搏的一种，主要原因是突然的电刺激，导致心跳异常停止。心脏停搏 3 分钟抢救成功率在 40％，心脏停搏超过 6 分钟，几乎失去抢救机会。

如果有同伴或路人被雷电击中出现心脏停跳现象，首先要拨打120 急救电话，然后施行徒手心肺复苏术。

（2006 年 6 月 24 日）

"低头族"危机四伏

黄女士外出吃饭，边走边玩手机，结果因为太专注，没注意脚下台阶，一脚踏空——几个踉跄摔下台阶。当时脚部马上乌青了，肿得厉害。随行的同伴急忙将她送往医院。经照片检查结果显示：左胫腓骨骨折。虽然及时得以手术治疗，但需休养 6～8 周时间。

无独有偶，患者张小伙就没那么幸运了。前不久，张小伙因边走边玩手机掉进一个深坑。上医院检查，一查才知是骨盆骨折。至少要在家卧硬板床休养半年。

智能手机的普及，让人们玩得不亦乐乎的同时，也导致越来越多的人成为"低头族"，走路看、吃饭看、坐车看，有的人甚至连开车间隙也不放过。这些无处不在的电子设备，将人们的健康置于"危机四伏"的境地。

＊**伤眼睛** 长时间直视屏幕会使眼部遭受强烈的刺激，引发眼部肌肉疲劳，视力下降。尤其在昏暗的环境下长时间玩手机，更容易导

致近视，严重的会诱发干眼症、白内障、青光眼、视网膜病变等疾病，甚至可能引发黄斑部水肿，导致眼睛永久性伤害。

* **损颈椎**　长期低头玩手机的人，颈部肌肉无法得到休息，颈部神经和血管也会受到挤压，长此以往引起颈椎的退行性病变。

* **引起手指肌腱炎**　大拇指常常弯曲导致肌腱疲劳，引起肌腱受损，从而导致大拇指难以弯曲。

* **自律神经失调**　长时间低头可引起自律神经失调，造成失眠，久而久之影响脑神经。其次，过度依赖手机还会造成心理上的认知和情绪问题，出现焦虑和沮丧，导致社交能力退化，同事、朋友、亲人之间的话题越来越少，说话往往敷衍了事，人与人之间的感情日趋冷漠。

* **极易诱发意外事故**　低头族除了对自身健康有不良影响外，还容易导致交通事故，危及他人。前不久，我们科收治了一位高位截瘫的年轻女士，祸起于她乘坐在高速行驶的轿车上低头玩手机，急刹车时，由于惯性，颈椎瞬间前屈撞到前排靠背上，随即又被猛烈地反弹回去，造成颈椎骨折并四肢瘫痪，虽经抢救保住了生命，但有可能今后长期瘫痪在床。

遏制低头族的健康隐患，心中应有"健康"二字。手指保持一个动作的时间最长不要超过 10 分钟，应经常站起来活动一下，伸展躯体，对缓解疲劳很有帮助。平时多加强颈腰部锻炼，如放风筝、游泳、打羽毛球等。

还需要提醒的是，"低头族"的一大部分人群是中小学生，拯救"低头族"也要从娃娃抓起。建议家长多花时间陪伴孩子，一起玩一些益智类、创造性的游戏，让孩子抬起头来、走到户外、拥抱绿色健康的生活，以控制孩子玩手机和上网的时间。

（2015 年 5 月 15 日）

酷暑剧烈运动谨防横纹肌溶解

日前，长沙市一位 16 岁的中学男生，利用课间休息时间在走廊上连续快速抱头深蹲运动 200 次后，自觉双大腿疼痛无力。起初以为是平日锻炼少，但随后两天，他疼得走路费劲，小便颜色如同酱油色，家人发现后将他送到医院急诊。检查肌酸激酶（CK）高达 12 万 U/L，谷草转氨酶 3100 U/L，其他多项指标大大超出上限，最终诊断为横纹肌溶解症。患者及其家长很不理解：什么是横纹肌溶解症？为什么会引起横纹肌溶解症？

横纹肌溶解症并非罕见

横纹肌溶解俗称肌肉溶解。人体的肌肉包括心肌、平滑肌及骨骼肌。其中的心肌及骨骼肌组织里面有一个很重要的成分，就是肌红蛋白。肌红蛋白在肌肉中起到运输氧和储氧的功能，使肌肉纤维得到能量供应，从而产生有效的收缩。正常情况下，这些肌红蛋白不会进入血液循环里，但在肌肉过度运动或者缺血坏死时，就会有大量的肌肉细胞内成分进入血液循环，其中就包括肌红蛋白。肌红蛋白的分解产物堆积在肾脏的肾小管系统，就如同淤泥堵塞了下水管道一样，导致肾衰竭，表现血清肌酸激酶增高、高钾、高磷、代谢性酸中毒等。轻者休息几天后可自行痊愈，重者会导致急性肾衰竭，严重者可诱发多脏器功能衰竭而死亡。

引起横纹肌溶解症的原因

横纹肌溶解症的病因十分复杂，国外有人研究指出，其获得性病因有 190 余种，遗传性相关病因有 40 余种，可见此病既有遗传因素，又有非遗传因素。

常见的获得性病因有过量运动、肌肉挤压伤、缺血、代谢紊乱、药物、毒物、自身免疫、感染等。横纹肌溶解症其实只是一种症状，种种原因都会造成此现象。不难看出，前述中学生就是因疯狂下蹲锻炼引发的横纹肌溶解综合征，诊治及时才免遭厄运。

横纹肌溶解症的防治

横纹肌溶解症并不可怕，也不难治疗，不必对该病产生恐惧心理。横纹肌溶解症并不是真正的肌肉大面积溶解，只是肌肉成分的丢失，顶多是造成肌肉有所松弛。其危害主要是肌肉中的肌红蛋白融入血液阻塞肾小管而导致肾衰竭。因此早期病因的治疗、恢复血流、防治急性肾衰竭，对改善预后有着重要的临床意义。

首先要重视运动性横纹肌溶解症的预防。应加强适应性训练，运动时要循序渐进，尤其平常不锻炼或体质较弱者，要从训练时间、强度、耐热能力等各方面逐步递增。要注意天气环境因素对运动安全的影响，避免在阳光直射、炎热潮湿的夏季中午进行大运动量训练。脱水、中暑也会增加横纹肌溶解症的发生概率。此外，在运动过程中要注意补充足够的水、电解质及维生素，最好是少量多次饮水。

在疾病早期用大量的补液治疗，能够通过迅速将肌血球素清除出肾脏，预防病情的恶化。

甘露醇和呋塞咪之类的利尿药能够帮助快速清除肾中的肌红蛋白。如果尿排除量多，更需要重碳酸盐来维持尿液呈碱性，这将有助于阻止肌红蛋白分裂成有毒化合物。

对横纹肌溶解症所致的急性肾衰竭，应根据病情，在综合治疗的基础上采用适当的血液净化方法。早期充分的血液净化是降低病死率的关键，而且肾功能可得到恢复。

（2016 年 8 月 16 日）

小心旅途腹泻打乱归乡的脚步

一年一度的春运又来了，很多在外工作和学习的人已经踏上了回家的路途。面对人多、拥挤、漫长而乏味的旅程，有些人还会遭受旅途腹泻的折磨；更有甚者，因拉肚子抢救不及时猝死在旅途中。那么，怎样才能摆脱旅途腹泻的困扰呢？

旅途腹泻多是急性肠道传染病

过去，人们常认为旅行者腹泻就是初到一个地区，由于自然环境和生活习惯的改变，暂时未能适应而出现的食欲不振、腹胀、腹痛、泄泻等症状，即水土不服所致。现在证实，旅行者腹泻是感染性腹泻病中的一种特殊类型，是由细菌、病毒、肠道寄生虫等致病微生物所引起的一组急性肠道传染病。

旅行者腹泻80%由肠致病性细菌引起，其中最为常见的是产毒性大肠埃希菌，一些病毒和寄生虫也会成为旅行者腹泻的病原体。这些病原体进入人体，侵犯空肠或回肠，并产生毒素，使肠道发生炎性水肿，引起肠黏膜渗出过多而出现腹泻。旅行者由于旅行疲劳、精神紧张、饮食习惯不适、气候时差变化、身体抗病能力降低，故在旅行途中很容易感染腹泻病。

遏制旅途腹泻重在预防

﹡ **注意饮食安全**　不可因贪图一时的舌尖之快而随意吃喝。不要随便吃胃药。有些人出门旅行，总担心胃会不舒服，喜欢吃胃药来预防。殊不知，大部分胃药都是抑制胃酸分泌的，而胃酸是抵御病原体的重要屏障。

﹡ **保持良好的卫生习惯**　勤洗手和清洁器皿。取食前必须用肥皂和水洗手。如无自来水，可用消毒剂擦手或用稀氯二甲酚擦手。

﹡ **止泻观念需要更新**　如果不慎染上旅途腹泻，过去的应对办法主要是禁食、静脉输液和使用广谱抗生素。这些办法给患者带来的弊端逐步暴露，因此无论是医生还是患者，都需要改变观念，推行更安全、有效的治疗方法。对此，《中国腹泻病诊断治疗方案》提出了新的腹泻病疗法，包括预防脱水、纠正脱水、继续饮食和合理用药。

﹡ **纠正脱水**　如果患了旅行腹泻，补充水分和电解质是重中之重，最佳液体是口服补液盐，每次便后饮200 mL。经常小口饮入，这样效果最好。补液的诀窍是，饮足量液体，同时配合静脉输液以补充丧失的体液。

﹡ **酌情进食**　过去推荐禁食24小时，清理胃肠，后来发现这样并不好，似乎平常存在于肠道内的"好细菌"，需要淀粉，才有助于人体吸收水。现在推荐饮用液体和吃淀粉类食物，如粥、麦片、烤面包、土豆泥等，加少许盐更有益。也可吃香蕉，少吃乳制品，不吃香辣刺激的食物。水样便时，应进食流汁，如稀麦片粥；大便由稀变干，食物也由稀变稠。

﹡ **合理用药**　腹泻频繁者应适当用药。蒙脱石散、药用炭，可通过吸附作用，减轻有害物质对肠壁的刺激而止泻，饭前服。鞣酸蛋白，有收敛止泻作用，空腹用，不宜与乳酶生、胰酶、胃蛋白酶等同服，以免相互减效。盐酸小檗碱（黄连素），对轻型腹泻、肠炎等疗效较好。香连丸，适用于脓血相杂、里急后重、腹痛腹泻者。葛根芩连片，多用于急性肠炎、细菌性痢疾。也可在医生指导下选择诺氟沙星等抗生素，用药时忌服铁剂、含锌的多种维生素，因其会减少药物吸收。服用上述药物后，在 24 小时内未见改善，特别是有发热时，应立刻就医，以免贻误治疗。

（20017 年 1 月 21 日）

吃药吃出来的 ED

国外报道，内科门诊患者中，约 25% 的人患有与药物有关的勃起功能障碍（ED），又称阳痿。近年来，药物引起的 ED 有明显增多的趋势，不容忽视。

* 作用于中枢的抗高血压药　甲基多巴对性功能的抑制作用与药量成正比。如每日用药剂量小于 1 g，有 10%～15% 的男患者出现 ED，每日剂量 1～1.5 g，则有 20%～25% 的患者出现性功能障碍，每日剂量大于或等于 2 g，则有 50% 的患者可出现显著的性功能障碍。

* 作用于血管平滑肌的抗高血压药　肼苯哒嗪每日口服剂量大于 200 mg，有 5%～10% 的患者出现 ED。

* 抗精神失常药　氯丙嗪、甲硫哒嗪、氟奋乃静及氟派啶醇均可引起 ED。

* 抗躁狂症抑郁药　碳酸锂、米帕明、阿米替林、氯米帕明等可导致 ED。

* 抗组胺药　西米替丁和雷尼替丁长期使用可引起 ED，其中西米替丁使用者发生率较高。

* 抗胆碱药　阿托品、山莨菪碱、普鲁本辛、苯海索（安坦）在大剂量使用时均可引起 ED。

* 强心苷类药物　洋地黄和地高辛，长期服用可引起 ED。

* 激素类药物　甲睾酮、丙酸睾酮均具有化学性去雄作用，男性睾丸萎缩，精子生成量减少。男性长期服用雌二醇、炔雌酮及氯地孕酮等雌激素，可致 ED；肾上腺皮质激素类药物可直接或间接地降低血清睾酮水平，导致 ED。

* 解热镇痛药　吲哚美辛（消炎痛）长期服用时，偶可引起 ED；

非乃西丁和保泰松，长期大剂量应用可出现睾丸萎缩，精子形成抑制，男性不育症。

* **抗肿瘤药**　目前绝大部分的抗肿瘤药可以引起进行性 ED，现已肯定抗肿瘤药物可直接损害睾丸的结构和功能。

若患者确需要服用上述药物时，应当权衡利弊，亦需掌握好用药的时间和剂量，尽量避免药物对性功能的影响，一旦出现 ED 症状，应及时停药，或改用其他药物治疗。一般来说，由于药物引起的 ED，在停药后 3～6 个月大多可逐渐恢复正常。

（2005 年 1 月 12 日）

宫外孕要了她的命

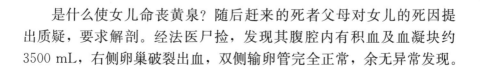

一天上午 9 点，一辆救护车"吱"的一声停在医院急诊科门前，从车上抬下一位年轻姑娘。她颜面青紫，颈动脉搏动消失，瞳孔散大，腹部膨隆，有移动性浊音。见情况紧急，我立即组织医生进行抢救：胸外心脏按压、气管插管、静脉推注……一系列的急救措施下去，患者却毫无反应，心电监护始终呈一条直线。1 小时过去了，我很遗憾地放弃了抢救。

刚从工地赶来的姑娘的男友头发蓬松，身着背心，呆呆地望着被白布盖住已经阴阳两隔的女友，口中不停地呢喃："怎么会这样？怎么会这样？……"从护送者口述得知，死者姓许，3 年前随男友来长沙打工，一直同居，曾先后做过多次人工流产。一个月前因停经 50 天在某个体诊所找医生做了人工流产术，手术过程顺利，但术后有少量阴道流血，曾有恶心、呕吐。昨天晚上，患者突然感到右下腹剧烈疼痛，大汗淋漓，痛苦难忍。其男友从某药店购得"××通"（止痛片）12 片，每次 2 片，连服 5 次后疼痛有所减轻，但却逐渐神志不清，面色苍白……于是，就出现了文章开篇时的那一幕。

是什么使女儿命丧黄泉？随后赶来的死者父母对女儿的死因提出质疑，要求解剖。经法医尸捡，发现其腹腔内有积血及血凝块约 3500 mL，右侧卵巢破裂出血，双侧输卵管完全正常，余无异常发现。

病理检查证实为"右侧卵巢妊娠"（宫外孕的一种类型）。宫外孕是指孕卵在子宫腔以外着床发育，常发生在输卵管、卵巢、腹腔、子宫颈及子宫角。胚胎着床于卵巢称卵巢妊娠，非常少见，9000～60000 次妊娠中有 1 例。孕卵发育一般不超过 3 个月，多在早期死亡。少数却能继续发育，而一旦破裂后即可引起腹腔内大出血及休克。患者就是因为右侧卵巢破裂、失血性休克而死亡。

死因虽然查清了，但许姑娘因为误诊不治身亡的事例让我感到痛心和遗憾。作为医生，这件事之中的许多"如果"一直在我的脑海萦绕。

• 如果患者洁身自爱，不偷吃禁果，不多次非法做人流，宫外孕的可能性会小得多。

• 如果患者此次停经后，能到有条件的正规医院做妇科检查，医生有可能通过阴道指诊检查到宫颈举痛，子宫增大与停经时间不符（常小于正常的宫内孕），一侧附件可扪及包块或有轻压痛，这样就会想到宫外孕的可能。

• 如果做这次人工流产前，先做 B 超，有可能鉴别是宫内还是宫外妊娠，而不会盲目施行人工流产术。

• 如果人工流产术后，坚持常规检查吸出物，对肉眼未见绒毛者，将吸出物送病理检查，如仍未发现绒毛组织，医生也会考虑宫外孕。

• 哪怕上面的检查都没有做，但如果在做人工流产前怀疑宫外孕，施行阴道穹后部穿刺术，抽得不凝固血液，其确诊率也可达 80%～90%，从而杜绝盲目人流。

• 如果患者及其男友想到剧烈腹痛有可能是宫外孕所致，不擅自服用止痛药掩盖腹痛症状，而尽早到医院诊治，也有可能挽回性命。然而，人死不能复生。虽然这是"事后诸葛亮"，但我还是将它讲出来，希望所有的未婚男女能够从中获得一些教训，以免类似的悲剧不再发生。

（2007 年 2 月 15 日）

自缢急救黄金6分钟

不惑之年的李先生，因夫妻口角，在自家屋前树上自缢，其妻子发现后用双肩顶起其双足，高呼"救命"！当人们赶到现场时，李某似已奄奄一息，但急救人员立即进行现场抢救，心跳恢复后，送到我院急诊科。患者入院时大、小便失禁，深昏迷，双侧颈部可见一圈勒痕，双肺布满湿啰音，心率136次/min，大量血性泡沫样痰从气管导管中喷出。当晚进行了高压氧治疗，经过48小时连续抢救，患者神志逐渐清醒。人们为此感到欣慰，但欣慰之余，更多的在热议自缢者能否起死回生？

自缢者为什么会迅速致死

自缢俗称"上吊"，缢死俗称"吊死"。缢死是利用自身重力下垂，使套在颈部的绳索紧压颈部，压迫气管阻碍呼吸，使体内缺氧，窒息死亡；自缢时，绳索也同时压迫颈部血管，使头部血液循环立即中断，而致脑缺血，脑细胞缺氧，迅速引起死亡；自缢也可以由于绳索压及迷走神经或颈动脉窦，引起反射性心跳停止致死。

据现代医学实验证明，当人体颈外压迫气管的力量达到15 kg时，可使气管的气道完全闭塞，压迫颈动脉的外力只要达到2 kg时，便可引起血管闭塞。因此，缢死时并不需要有全身的重力，而只需要身体部分的重量，就可使气管或血管被压闭塞，引起脑部缺血，同时因迷走神经反射使意识迅速丧失，以致自缢者不能自救。有时上吊的人脚虽踮在地上亦不能自救。同样，跪着、坐着、平卧等体位也均能缢死。

救治自缢者必需争分夺秒

脑是人体各器官中对氧需求最大的器官。脑的重量只占体重的2%～3%，而脑的耗氧量占人体总耗氧量的20%～30%。心脏输出血量的15%都供给了脑。但是，脑组织本身几乎没有供能物质的储备，全部依赖脑循环带来新鲜血液的氧气来维持生存和执行正常的生理功能。所以，脑组织对缺氧（缺血）的耐受能力最低。氧完全中断，在8～15秒就会丧失知觉，6～10分钟就会造成不可逆转的损伤。

心脏也是耗氧量大、代谢率高和氧储备少的器官，所以对于缺氧也很敏感，最容易受到损伤。严重缺氧和持续缺氧，可使心肌收缩力降低、心率缓慢、心脏的血液输出量减少，甚至心肌细胞变性、坏死。严重缺氧直接抑制呼吸中枢，使呼吸减弱，或出现潮式呼吸，甚至呼吸停止。

首先，立即抱起病人双腿向上顶，减轻绳索对颈部的压迫，并唤他人来剪断绳索；把自缢者从绳索上解下来，放在地上或硬板上，解开领口、内衣、裤带。如是女性，还要把胸罩解开。再清除口腔、鼻腔中的分泌物，使患者头后仰，拉出舌头。然后，进行人工呼吸。

其次，迅速实施徒手心肺复苏。即人工呼吸和胸外心脏按压。本患者能在极短时间内复苏，现场迅速实施徒手心肺复苏功不可没。

高压氧治疗（HBO）要及时

自缢者可造成短暂的脑和全身器官缺血缺氧，尤其是呼吸心搏骤停脑循环中断，能量耗尽，脑细胞发生严重的代谢障碍和脑水肿。

HBO能增加脑组织的氧张力和减轻脑水肿，改善缺血脑组织的供氧和微循环。临床资料和实验显示，HBO能改善脑部代谢；对颅外血管阻断造成的脑缺血损伤及由此引起的颅内压升高具有一定的保护作用；HBO能促进昏迷患者的苏醒和改善生命功能活动，促进神经纤维髓鞘修复，加速大脑功能的改善；HBO还有利于改善组织无氧和低氧代谢，纠正酸中毒，保护重要脏器的功能正常。

（2016 年 12 月 21 日）

消化系统疾病要警惕"隐形杀手"

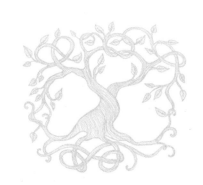

不可小觑急腹症

几乎每个人都有过肚子痛的经历，或突如其来，或丝丝如绵，或剧痛，或隐痛……腹痛似乎是司空见惯的事儿，无非是吃坏了肚子或受了凉，没啥大惊小怪的，忍一忍，揉一揉，上个热敷不就过去了吗？可是，你知道吗？有一些急性腹痛却可能会要人命！这就是临床上鼎鼎有名的"急腹症"！

虽然以"急腹症"冠名，但对不同的患者究其病因，却很可能大相径庭。误诊误治，或拿不准而延误治疗，后果有时不堪设想。

耽搁不得的急腹症

所谓急腹症，是指腹腔内和腹膜后组织和脏器发生了急剧的病理变化，从而产生以腹部的症状和体征为主，同时伴有全身反应的一类疾病。最常见的症状是全腹部剧烈疼痛、压痛、反跳痛、腹壁肌肉紧张，甚至可出现休克。顾名思义，急腹症的关键在于"急"字。一旦延误诊断，治疗措施不当，将会给患者带来严重后果，甚至是生命危险。故要引起重视，不容小觑。

急腹症涉及病广

急腹症涉及内、外、妇、儿等各科疾病。按原因可分为创伤性急腹症、非创伤性急腹症；根据其病理改变，大致可分为以下六大类：

* 炎症　腹内脏器发炎，如急性阑尾炎、急性胆囊炎或急性胰腺炎、急性附件炎及盆腔炎等。腹痛呈持续性，随炎症加重而逐步加剧，初起时腹痛部位不太明确，待病变涉及壁层腹膜时，定位明确，白细胞计数及体温都有不同程度的升高。

* 穿孔　腹内空腔脏器的穿孔，如胃、十二指肠溃疡穿孔或外伤性肠穿孔、憩室炎并穿孔、卵巢黄体破裂、异位妊娠破裂等。腹痛突然发生，呈刀割样并迅速向全腹扩散，有明显的腹膜刺激征，X光透视可能有膈下游离气体。

* 出血　腹内实质脏器破裂出血或系膜血管出血。如外伤性肝、脾破裂或肠系膜血管破裂等。腹痛突然发生，有较广泛的腹膜炎，但腹膜炎程度较炎症穿孔为轻。可出现贫血和失血性休克。

* 梗阻　腹内脏器的空腔管道梗阻，如肠梗阻、胆道或输尿管梗阻等。发病急、腹痛剧烈，呈持续疼痛、阵发加剧。肠梗阻伴停止排气、排便，有腹胀及呕吐；胆石梗阻可伴黄疸、发热；尿石梗阻伴血尿等表现。

　　* 绞窄　腹内脏器发生动脉血供障碍时称绞窄。如肠扭转、卵巢肿瘤破裂或蒂扭转、肠套叠或肠系膜血管栓塞等。发病急，腹痛持续而剧烈，有腹膜炎表现，早期即可发生休克。

　　* 某些全身性或其他系统的疾病　其他类似腹痛并非急腹症，如急性肺炎和胸膜炎、心肌梗死、腹型过敏性紫癜、原发性腹膜炎、糖尿病合并酮症酸中毒、尿毒症、铅中毒、血卟啉病等，也可出现类似急腹症的临床表现，但并非真正的急腹症。

延误诊治危及生命

　　急腹症病因复杂，病情紧急多变，进展快，危害重，大多需要外科手术治疗，常要求在短时间内做出较明确的诊断和处理。一旦延误诊断，治疗措施不当，就会给患者带来严重的后果。

医患配合细诊断

　　1. 首先要判断是否存在危及生命的状况，如急性心肌梗死、糖尿病酮症酸中毒、造血系统危象、腹主动脉夹层破裂等，实施的方案是救治与诊断同时进行。一旦误诊，将会严重危及患者生命安全，甚至发生意外死亡。

　　2. 明确是否腹腔以外疾病引起的腹痛，即急腹痛仅仅是其他系统疾病的牵涉痛或放射痛，原发病变不在腹腔，如气胸、大叶性肺炎、急性心肌梗死、带状疱疹等。

　　3. 对育龄女性患者，要注意是否存在宫外孕、黄体破裂、卵巢囊肿蒂扭转、附件炎、盆腔炎、妊娠子宫破裂等妇科情况。这些是常见的妇科急腹症。

　　4. 小儿的急腹痛疾病谱与成人不同，应注意肠套叠，急性阑尾炎、肠系膜淋巴结炎等急性情况，尤其要注意腹型紫癜的误诊。

　　5. 外科急腹症之间的鉴别。一般遇到的外科急腹症有 30 多种，根据各自的特点，典型病变不难鉴别，但表现不典型、不充分的疑难病变诊断困难。这时，一方面需要求患者朋友及其家属理解配合，尽量提供真实的病史和既往史；医生更要注意仔细循证分析，并请相关科室经验丰富的医生协助诊治，以达到正确诊断治疗的目的。

　　　　　　　　　　　　　　　　　　　　　（2014 年 10 月 8 日）

5种腹痛会要命

腹痛是急诊科最常见的就诊原因，也是最复杂的一种临床症状，更是严重疾病的信号，一旦误诊误治有危及生命的危险。在此，笔者仅就常见的致命性腹痛为大家简要介绍。

* **急性心肌梗死**　大约有 8% 的急性心肌梗死患者，在早期可表现为突发上腹部剧痛，伴有恶心、呕吐等，容易误诊为胃及十二指肠溃疡急性穿孔、急性胆囊炎等。所以，既往有冠心病的中老年患者，突然出现上腹剧痛，一定要警惕急性心肌梗死的可能。

* **腹主动脉瘤**　腹主动脉瘤是腹主动脉壁的扩张膨出，可有腹痛、腹胀、在腹部可触及搏动性肿块，腰背痛等是腹主动脉瘤破裂最常见的表现。一旦破裂出血，极为凶险，易导致患者死亡。

* **主动脉夹层**　主动脉夹层是血液渗入主动脉壁中层形成夹层并沿着主动脉壁延伸剥离的严重心血管病症。绝大多数的主动脉夹层患者有突发剧烈而持续且不能忍受的疼痛。也会有腰背痛以及腹痛等表现，可波及下肢。常被误诊为急性胃穿孔、急性胰腺炎，应引起重视。

* **肠系膜血管缺血性疾病**　肠系膜血管缺血性疾病是各种原因引起肠道急、慢性血流灌注不足、回流受阻所致的肠壁缺血性坏死和肠管运动功能障碍综合征。

该病发病急骤，早期表现为突然发生剧烈的腹部绞痛，恶心、呕吐频繁，腹泻。查体可见腹部平坦、柔软，可有轻度压痛，肠鸣音活跃或正常。其特点是严重的症状与轻微的体征不相称。全身改变也不明显，但如血管闭塞范围广泛，随着肠坏死和腹膜炎的发展，可出现腹部压痛、腹肌紧张等腹膜刺激征。一旦发生广泛的肠坏死，可呕出暗红色血性液体或出现血便；腹腔穿刺抽出液也为血性。预后凶险，死亡率很高。

* **重症急性胰腺炎**　重症急性胰腺炎可引起腹痛、腹胀、恶心、呕吐、发热等症状。化验血和尿中淀粉酶含量升高等。重症急性胰腺炎是一种病情险恶、并发症多、病死率较高的急腹症。

综上所述，腹痛是一种较为常见的疾病，如果发生剧烈持续的腹痛，一定不要忽视，尤其是合并有心脑血管疾病、血脂异常、高血糖的老年朋友，一定要及时呼叫 120 到医院就诊检查，以免延误诊治时机，发生意外。

（2004 年 8 月 5 日）

腹部也可以发生"卒中"

48 岁的刘女士突起上腹疼痛伴腰背部放射痛 12 小时入某院。无外伤及高血压病史，无肝炎、结核及疟疾病史。查体：面色苍白，上腹压痛、反跳痛，腹腔穿刺抽出不凝血液。B 超检查示腹腔内积液。剖腹探查术中见腹腔内积血 1000 mL，清除血肿后未见明显出血点。仅行腹腔引流后关腹，后转入我院。经肠系膜动静脉血管造影等检查未见异常，对症治疗后出血自止。最后根据其临床表现，诊断为腹部卒中。

腹脏血管破裂引起的卒中

提起卒中，人们很快就会想到高血压、脑卒中，却很少有人知道腹部也会卒中。腹部卒中是指腹部内脏血管自发性骤然破裂引起腹腔内或腹膜后出血的特殊少见的急腹症。其临床特点是：发病突然，腹痛剧烈，临床表现复杂多样，诊断困难，预后险恶。腹部卒中可发生于任何年龄，40～65 岁发病率较高。

虽然腹部卒中的病因尚不完全清楚，但一般认为与下列因素有关：高血压和动脉硬化，腹腔内血管发育异常或先天性缺陷，内分泌改变。临床表现为腹痛和失血症状。出血部位主要来自腹腔内脏的动、静脉及其分支血管的破裂。病情的严重性与破裂血管的管径、裂口大小和部位有关。

腹部卒中不是独立疾病

腹部卒中不是一种独立的疾病，而是一组在临床上以腹腔内出血为表现的综合征。自发性腹内出血可分为腹腔内、腹膜后或两者皆有这 3 种，腹部体征也有所不同。曾有人将其分为三期：

＊ 早期　出血的同时出现剧烈腹痛，腹膜后出血时有背部与两胁部疼痛，也可出现一侧腹部、睾丸疼痛等，大腿屈曲时疼痛加剧。疼

痛也可放射到腹股沟或大腿部，为绞痛或钝痛。出血仅局限于肠系膜时疼痛非常明显，腹痛多在上腹部或中腹部，并伴有恶心、呕吐。结肠血管受累时可出现腹泻。

* **稳定期**　可以是几小时、几天甚至数周，症状可继续存在或完全消失。如果为腹膜后出血，则有明显的腹胀和恶心、呕吐。由于此期出血量很少，体征与化验检查变化不大，为暂时的病情稳定期，所以不易诊断。

* **末期**　腹痛突然加剧，腹腔内大量出血致休克表现明显，贫血、面色苍白、出汗、血压下降。发病不久即可出现肠麻痹。血腹可有腹部压痛、腹膜刺激征及移动性浊音，肠鸣音减弱或消失。血红蛋白逐渐降低，白细胞常明显升高，腹腔穿刺获得不凝血对诊断极为重要。如抢救不及时，患者会很快死亡。因此，凡有高血压、动脉硬化的中老年患者，若出现不明原因的腹痛和内出血征象，应考虑本病。

必要时手术治疗

出血的速度决定了腹部卒中的预后。目前认为本病一经确诊，首先是对症内科治疗，若出血量多且快，选择性血管造影能直接发现破裂血管并进行栓塞治疗，是确诊本病和治疗的最佳手段。

（2013 年 1 月 5 日）

呕血与黑便　病因知多少

呕血是指患者呕吐血液，常由于消化道（食管、胃、十二指肠、胰腺、胆道以及胃空肠吻合术后的空肠）急性出血所致。若血液在肠内存留时间较长，则可呈柏油样黑便。

引起上消化道出血的原因很多，若不及时做出处理，常危及患者的生命。熟悉上消化道出血的原因，正确认识上消化道出血的特征，是减少误诊误治的关键。

上消化道出血鉴别

* **首先要区别是呕血还是咯血**　喉部及喉以下的呼吸道任何部位出血，经口腔排出者，称为咯血。咯血常伴咳嗽及鲜红色泡沫痰。以区别于呕血。

* **要排除假性呕血**　即是指鼻衄、咯血、口腔或咽喉出血的血液被吞入胃腔后再呕出，造成呕血假象，呕出物可呈鲜红或咖啡色，大便亦可呈柏油样。但柏油样便还须与口服生物炭、铁剂、铋剂及食用肉类和猪肝、猪血等后所产生的黑色粪便相鉴别。

    * **要特别关注上消化道大出血** 是指一次出血量在 800 mL 以上，可出现头晕、出冷汗等休克症状。

导致上消化道大出血的常见病因

    * **胃十二指肠溃疡** 多因溃疡的侵蚀使动脉血管破裂而出血，常预示出血不易自止，或易反复发作。

    * **肝硬化并食管静脉曲张破裂** 食管胃底曲张静脉破裂出血来势凶猛，多表现为大量呕吐鲜血，一次可达 500～1000 mL，常引起休克。

    * **出血性胃炎** 又称糜烂性胃炎或应激性溃疡，多见于酗酒者，也见于服用吲哚美辛（消炎痛）、阿司匹林或使用皮质激素和解热镇痛药物引起的副作用。休克、脓毒血症、烧伤、大手术后和中枢神经系统损伤后的患者也可发生。

    * **胃癌** 癌组织缺血坏死，侵蚀血管引起糜烂、溃疡或大出血，但黑便比呕血更常见。

    * **胆道出血** 多发生在严重的胆道感染、肝内外胆管结石或胆道蛔虫症的基础上，患者有绞痛、发热、黄疸，突发上消化道大出血，经过治疗出血暂停数天至 2 周又复发出血，呈周期性。

    * **贲门黏膜撕裂综合征** 主要见于大量饮酒、服水杨酸制剂不当、有食管裂孔疝病史等情况。患者呕血前发生频繁而剧烈的呕吐或强烈咳嗽，引起腹内压急剧增加，导致食管下端与贲门连接处黏膜撕裂出血。

    * **全身性疾病** 如血小板减少性紫癜、白血病、尿毒症等。

（2004 年 11 月 18 日）

下消化道出血要寻因

下消化道出血泛指包括远侧小肠和盲肠至直肠末端一段大肠在内的肠道出血。其原因甚为复杂，涉及面广，病因繁多，当发现自己或家人有下消化道出血症状时，不要恐慌，应及时去医院就诊，做好相关排查。

常见疾病

* **恶性肿瘤** 结、直肠癌有便血者占 53%～90%；偶见间质瘤、恶性淋巴瘤、类癌等。小肠恶性肿瘤比较少见。

* **良性肿瘤** 肠道海绵状血管瘤、脂肪瘤、绒毛状乳头状瘤、平滑肌瘤、神经鞘瘤等可导致出血。

* **息肉** 直肠息肉或结肠多发息肉如继发感染、带蒂息肉脱落时可致出血。

* **肠道炎症性病变** 以溃疡性结肠炎和克罗恩病最常引起结肠出血。出血性坏死性肠炎、钩虫性肠病、肠伤寒、肠结核、血吸虫病、阿米巴痢疾等亦偶有出血。

* **憩室病** 憩室病因卵黄管退化不全所致，因憩室内有异位胃黏膜及胰腺组织，造成腐蚀，产生溃疡出血。小肠及结肠憩室多因并发梗阻感染而出血。

* **先天性肠道血管病** 包括肠道血管发育不良、血管瘤、遗传性毛细血管扩张等，其中血管扩张症、动静脉畸形占老年下消化道出血的 50%。

* **子宫内膜异位症** 育龄妇女与月经相关的周期性腹痛、便血为特征。直肠、乙状结肠受累占 75%～90%，小肠偶有发病。

* **缺血性肠病** 中老年人动脉硬化、心功能不全、创伤、低血容量等使肠道供血不足，严重时可致肠段缺血坏死，常有腹痛、腹泻和直肠出血。

* **肠套叠** 婴幼儿多见，中老年人肠道占位性病变亦可形成慢性套叠，一般在套叠后 8～12 小时排出血便。多呈果酱样大便。

* **放射性肠炎** 多因放射线治疗半年左右肠壁血管改变，继发血管栓塞，溃疡形成后出血。

* **药物相关性出血性大肠炎** 长期使用非甾体抗炎药，如阿司匹林、保泰松、布洛芬、吲哚美辛（消炎痛）等；激素类药，如肾上腺皮质激素和促肾上腺皮质激素；血管加压素；中草药，如蜈蚣、朱砂、乳香等偶有并发出血。

* **全身性疾病**　全身性疾病所致的血便，通常是全身症状尤其是出血症状的部分表现。常见的有：血液系统疾病，诸如白血病、紫癜病、血友病等；传染病，如流行性出血热、钩端螺旋体病、艾滋病；维生素缺乏症，如维生素 K 缺乏症；中毒和严重感染，如食物中毒、败血症、肝病和尿毒症后期等。

下消化道出血如何确诊

1. 如便血呈鲜红色，多系肛管、直肠或乙状结肠出血；红豆色多为升结肠或小肠出血；柏油样色则多是上消化道出血。但上、中消化道短时间内出血量大，也可有鲜红色血便，临床也时有所见。既往史应追问有否出血倾向性疾病。

2. 鼻胃管抽吸，来自食管、胃出血，常可用此法加以判断，确定是否除外上消化道出血性病因。

3. 纤维/电子内镜，胃镜检查能发现十二指肠降部病变，结肠镜能观察到整个结肠直至回肠末端约 30 cm 病变。此项检查诊断率为 50%～70%。

4. 气钡双重造影，X 线气钡双重造影是目前诊断小肠疾病应用最为广泛的方法，可显示肠道隆起性和凹陷性病变，阳性率达 70%。

5. 剖腹探查，通过多种特殊检查仍诊断困难或出血不止者，可进行剖腹探查，术中内镜检查可确诊小肠出血的准确部位以及病变的性质，从而确定手术方式。

（2008 年 6 月 2 日）

哪些药物可致消化性溃疡

消化性溃疡主要指发生在胃和十二指肠的慢性溃疡，有关研究证实，许多药物都可对胃黏膜产生不同程度的损伤。最常见的临床表现为上腹部不适、疼痛、灼热感、恶心、呕吐等，严重者亦出现呕血、便血、失血性休克，甚至发生胃肠穿孔，并发腹膜炎。若治疗不及时，可危及患者的生命。引起消化性溃疡或加速消化性溃疡并发症的药物有以下几类：

* **非甾体类抗炎药**　常见的有：①水杨酸类，如阿司匹林。②丙酸类，如异丁苯丙酸，布洛芬、芬必得、萘普生。③芳基乙酸类，有吲哚美辛。④灭酸类，甲灭酸、双氯芬酸、奥湿克。⑤喜康类，如吡罗昔康（炎痛喜康）。⑥吡唑酮类，如保泰松、索米痛等。

* **抗菌消炎药**　头孢哌酮、头孢孟多、头孢甲肟、头孢美唑、头孢替坦可抑制或破坏肠道合成维生素 K 的正常菌群，使凝血酶原复合物生成减少等。

* **四环素类**　林可霉素、克林霉素、红霉素、呋喃唑酮、两性霉素、放线菌素、丝裂霉素、利福平、甲硝唑、酮康唑等可直接损害胃肠黏膜，造成黏膜充血、糜烂及出血。

* **降压药**　利血平、降压灵、胍乙啶、复方降压片等可耗竭交感神经递质，使副交感神经处于优势，促使胃酸、胃蛋白酶分泌增加，从而发生胃炎、十二指肠溃疡出血。

* **促肾上腺皮质激素和糖皮质激素**　大剂量长疗程应用，势必对胃黏膜分泌、酸碱平衡及黏膜血供等造成破坏，诱发或加重胃、十二指肠溃疡，严重者造成消化道出血，甚至穿孔。

* **组胺类**　可刺激胃酸及胃蛋白酶分泌，引起消化性溃疡出血。

* **抗肿瘤类**　如氟尿嘧啶、叶酸对抗剂等，可刺激胃黏膜损伤而产生炎症、糜烂。

此外，胰岛素、甲状腺素、肾上腺素、抗凝剂、雌激素、米索前列醇等，亦可加重消化性溃疡症状并诱发出血。

凡上述药物，尚未控制的胃炎和消化性溃疡的患者应禁用；既往无消化性溃疡史者，又因其他病情需要上述某种药物时，也应尽量选择对胃肠损害小的药物，且于饭后服用，以减少对胃黏膜的刺激；如需要长期服用如上某种药物，应同时服复方氢氧化铝片（胃舒平）等药物，以保护胃黏膜；一旦发生药物性胃十二指肠溃疡时，应及时停药并请医生诊治。

（2002 年 11 月 27 日）

酗酒当心食管破裂

不惑之年的某公司经理季先生，不久前因酒后剧烈呕吐，胸部疼痛难忍，蜷缩在床，家人最初误以为他只是酒喝多了，未加介意。约 2 小时后，季某疼得直冒冷汗，去当地医院就诊时疑为"胃出血""气胸"，全家这才意识到事情严重。马上将他送到上级医院。被确诊为"酒后自发性食管破裂并液气胸"。医生放置食管腔内支架，留置胸腔闭式引流管，给予抗生素，全身支持治疗，季先生才转危为安。

酒精对人体健康的损害不仅仅是神经、肝、胃，食管也难免遇难，人们不会忘记，台湾著名的武侠小说家古龙先生，从小嗜酒如命，英年早逝，就是饮酒所致食管破裂要了他的性命！

饮酒为何引起食管自发性破裂

由于食管缺乏浆膜，因此在较低压力下比其他消化道易于破裂。呕吐时，下段食管在瞬间其直径可 5 倍左右或更多的增加。加之胸腔的负压引起的食管壁内外的压力差增大，以及在剧烈呕吐时食管压力急骤升高，贲门开放，胃内物大量涌入食管，而咽肌则引起痉挛，食管内的高压状态不能缓解，因而造成食管破裂。自发性食管破裂主要发生于各种原因引起的呕吐之后，不难看出酗酒是本患者食管破裂的元凶。

饮酒后自发性食管破裂有哪些特点

1. 病初症状为呕吐、恶心、上腹痛、胸痛。1/3～1/2 患者有呕血，患者往往可有饮酒或暴食史。痛的位置多为上腹部，也可在胸骨后、两季肋部，有时放射至肩背部。症状严重时可有气短、呼吸困难、发绀、休克等。

2. 体格检查多表现为急腹症，可有液气胸的相应体征，如上腹压痛，肌紧张，甚至呈板状。食管、胃内容物进入胸、腹膜腔可引起化学性胸、腹膜炎，可以有急性化脓性纵隔炎及胸、腹膜炎的表现。

3. 食管破裂患者早期可以无发热，血白细胞也不升高，稍晚则可以有发热、寒战、血白细胞增高，甚至出现脓毒血症。由于本病临床表现变化多端，常易误诊为空腔脏器穿孔、液气胸、脓胸等。延误诊治病死率高达 80％以上。

凡暴饮暴食后，呕吐频繁或呕吐血性胃内容物后，出现胸痛、呼吸困难或休克者，应警惕本症之可能。应尽早送医院，明确诊断后应立即手术治疗。

（2007 年 6 月 12 日）

年轻人胃癌为何来势汹汹

年仅 23 岁的某高校毕业生小邹，在校时就曾有乏力、头晕等表现，当时未加注意。近来，上腹部胀痛、消瘦，引起家人重视，到医院检查，却已经是胃癌晚期，已无手术根治的希望。患者家属悲痛欲绝之余，不禁要问：年轻人胃癌为何来势汹汹？

在我国，胃癌的发病率位居所有癌症的前 3 位，死亡率占各种恶性肿瘤的第 1 位，并且以年均 1.3％的速度上升。特别是近 5 年来，19～35 岁的年轻人胃癌发病率比 30 年前翻了一番。更要命的是年轻人患胃癌往往早期不容易被发现，大约 95％胃癌患者确诊时已是终末期。胃癌正在吞噬越来越多年轻人的生命。

不良饮食是祸首

现在很多年轻人工作压力大，长期吸烟，情绪上也容易受到影响。进餐时间也就很难固定，而且进食快。经常下馆子，吃火锅、烧烤等油多味重的食品。或是吃一点干粮、零食充饥，或者以一些咸菜等腌渍食品简单下饭。

研究发现，常吃干、硬、冷食物，且三餐不定时进食的不良饮食习惯，均是胃癌发生的诱因。

腌渍、熏烤食品在体内均形成亚硝基化合物和多环芳烃类化合物两类物质，可致癌，这些食品往往还伴随着高盐。高浓度食盐可损坏胃黏膜屏障，增加对致癌物质的易感性，增强患胃癌危险性。

早期发现是关键

胃癌早期临床症状并不明显，很容易被忽视，加上病情进展很快，如果对胃癌的警惕性不高，就很容易造成误诊和漏诊。若能认识以下症状并采取必要的检查，有助于提高诊断率。

* 上腹不适或疼痛　这是胃癌初期常见的症状，凡有上腹不适或腹痛的患者，应想到胃癌的可能。

* 食欲减退及消瘦　近50％患者就诊时有食欲减退或食欲不振、腹胀、嗳气、腹痛的表现，体重下降、消瘦、乏力。所以对原因不明的厌食和消瘦，应与上腹疼痛联系起来，警惕胃癌的可能。

* 呕血、黑便　年轻人胃癌恶性程度高，生长迅速，癌症周围血液供应不足，易形成溃疡，约有30％的胃癌患者可产生呕血、黑便。

* 贫血　由于胃癌溃疡面长期慢性小量渗血而造成缺铁性贫血，患者常感到疲乏、倦怠等，贫血出现较早，往往在呕血或黑便之前就有严重的贫血。

* 体表淋巴结转移　胃癌细胞可转移至锁骨上淋巴结，或经肝周围韧带转移至脐周。临床上常见左锁骨上窝或脐周扪及不光滑、质硬如石、与周围组织黏连固定的结节。

* 其他　凡有胃痛、胃区不适或消化道梗阻症状者，应该及时去医院做大便潜血实验、胃镜、脱落细胞、钡餐、CT、彩超及淋巴结穿刺活检等实验室检查，早期诊断，早期治疗。不要让那位年轻人的悲剧重演。

（2011 年 3 月 15 日）

胃癌早诊　首选胃镜

年过七旬的伍先生，一年前就有上腹隐痛不适、轻微饱胀、恶心、嗳气等，以为是一般胃病，到药店买了些"胃药"，服后感到舒服些。但上述症状时好时坏，且有消瘦、贫血等变化。今年2月5日，老人突然上腹不适，背部疼痛，次日出现了大量柏油样大便，仍未重视。虽经朋友推荐服用"三七粉"后黑大便次数减少，但疼痛加剧，脉搏增快，面色苍白，家属只好强行将他"押"来医院检查。经无痛胃镜检查发现：胃窦前壁黏膜上有一大小约3 cm的隆起，中心有一小凹陷，边缘糜烂出血。最后病理切片活检确诊为胃癌（低分化腺癌）。虽然及时施行了手术，但腹腔淋巴结已有转移，其预后必将受到严重影响。

胃痛离胃癌有多远

胃痛在老百姓的心目中似乎不是什么大问题，但一检查出胃癌，就有天塌下来的感觉。那么，胃痛离胃癌到底有多远？

医学研究显示，胃从正常状态到癌的演变，常要经过一个漫长的阶段。一般都在几年至十多年，即使发展迅速，也要好几年时间。本文开头提到的伍先生的胃癌，其早期表现类似于溃疡病或胃炎的症状。若在这段过程中进行检查，就有可能及时发现并阻断胃癌的发生或发展。

如何早期发现胃癌

* **重视对胃癌前期病变患者的随访**　如慢性萎缩性胃炎、胃息肉、胃溃疡。胃大部切除后残存胃、发生胃癌的危险性是正常胃的2～12倍。胃黏膜中、重度异型增生与早期胃癌十分接近，有人把重度增生视为极早期胃癌。

* **X线钡餐检查**　尤其是胃低张双重对比造影检查。给患者口服钡剂，同时口服发泡剂或从胃管注气，造成双重对比，可观察胃黏膜和胃内细微变化十分有利于发现早期胃癌。

* **内镜检查**　胃镜被公认为是诊断胃癌的最好方法，特别是早期癌的诊断。胃镜能在直视下对胃的所有部位从多角度进行三维立体检

查，并对病变部位直接影像、录像，放大数十倍甚至百倍仔细分辨，随之钳取样本组织，送病理检查确诊。更值得庆幸的是，现在一些严重的癌前病变，甚至早期胃癌都能利用胃镜得到很好的治疗，而且与开腹手术相比，做胃镜创伤更小、针对性更强，术后恢复更快。

什么情况下需进行胃镜检查

凡疑有食管、胃及十二指肠疾病，经全面检查（包括 X 线检查）未能确诊者；腹痛失去原有溃疡病发作的规律性，明显不同于往常者；胃痛发作时，进食或服药后无效，反而加重；出现食欲不振、乏力和明显体重减轻；持续便血甚至呕血；年龄 40 岁以上，原因不明的上腹部不适、乏力、消瘦者；胃手术后 5 年以上，有消化不良、消瘦、贫血和胃出血等症状；对慢性萎缩性胃炎伴肠上皮化生或不典型增生的，可经胃镜诊断及随访。

（2012 年 6 月 5 日）

反复呕吐　胃结石作祟

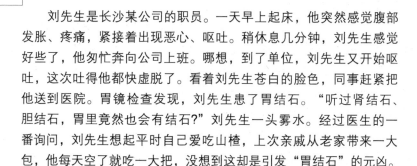

刘先生是长沙某公司的职员。一天早上起床，他突然感觉腹部发胀、疼痛，紧接着出现恶心、呕吐。稍休息几分钟，刘先生感觉好些了，他匆忙奔向公司上班。哪想，到了单位，刘先生又开始呕吐，这次吐得他都快虚脱了。看着刘先生苍白的脸色，同事赶紧把他送到医院。胃镜检查发现，刘先生患了胃结石。"听过肾结石、胆结石，胃里竟然也会有结石？"刘先生一头雾水。经过医生的一番询问，刘先生想起平时自己爱吃山楂，上次亲戚从老家带来一大包，他每天空了就吃一大把，没想到这却是引发"胃结石"的元凶。

胃结石通常因空腹或吃太多柿子、黑枣或山楂引起。由于这类果实内含收敛性很强的鞣酸，如果再摄入含有蛋白质的食物，在胃液的作用下，就很容易形成坚固的凝块，即"胃石"。

如何才能判断是否患了胃石症

* **病史是重要线索**　患者近期内是否进食过生柿子等，胃石症的临床表现与胃石的大小、形态、性质及其对人体消化、运动功能影响程度等因素有关。患者可无任何症状，也可有上腹部不适、食欲不振、口臭、恶心、呕吐或不同程度的腹胀、腹痛等。

＊ **X 线检查** X 线钡餐透视或气钡双重造影，可发现钡剂在胃内产生分流现象，提示结块有一定压缩性、游走性。X 线检查可为确诊胃石症提供依据。

＊ **纤维内镜检查** 纤维内镜下可直接观察胃内结石的形态、性状等。植物性胃石因结块成分不同，可呈黄色、棕色、褐色或绿色，常为圆形、椭圆形的单个或多个游离团块。纤维内镜还可了解是否合并胃炎、溃疡等，必要时还可钳取结块成分进行分析。纤维内镜检查是确定的诊断的重要手段。

胃石症的治疗

＊ **内科用药** 治疗以改变患者胃内环境，使胃石松软、溶解、变小，促进其自然排出为目标。植物性胃石，可口服碳酸氢钠，胃蛋白酶或胰蛋白酶，或糜蛋白酶。对胃运动功能欠佳者，可用甲氧氯普胺、多潘立酮（吗丁啉）或西沙必利，促进胃蠕动以利排石。

＊ **手法碎石疗法** 对于无明显症状和无并发症的胃石，如柿石、山楂胃石等，可以试行腹外按摩压挤，使胃结块破碎变成小块状，然后进行洗胃或给予泻剂，加快结石排出。

＊ **纤维内镜下碎石** 可以在镜下用活检钳咬割、钳切、捣击、穿刺破坏胃石包膜或外壳，并反复用水冲洗干净；也可利用内镜手术刀反复剪断胃石包膜和结块。近年来纤维内镜下激光碎石成为国内外治疗胃石有效的新途径，尤其对较大、较硬的胃石。此外，在纤维内镜下微波碎石也是治疗胃石的另一种简便方法。

＊ **外科手术治疗** 对于胃结石较大、坚硬难溶，经上述治疗未能奏效，或并发较严重胃溃疡、出血、穿孔或梗阻者，以采用外科手术治疗为宜。

（2011 年 5 月 10 日）

反复腹痛胃胀祸起十二指肠憩室

73 岁的李大爷，20 多年来反复出现心窝部饱胀、疼痛，曾在多家医院行胃镜检查，报告为十二指肠球炎，经对症治疗，时好时坏，苦不堪言。近期因疼痛加剧伴有头晕、柏油样大便而就诊。经胃镜检查未见异常，劝其做胃肠钡餐检查，见十二指肠降部一巨大憩室。诊断为十二指肠憩室并出血，行胃大部分切除胃空肠吻合术后好转出院。患者及其家属对其多年顽疾得以解除感到欣慰，但仍存众多疑虑。

什么是十二指肠憩室

十二指肠憩室主要是先天性发育不良，造成十二指肠肠壁局限性向外呈囊状突出，称为原发性憩室；或由胃十二指肠溃疡所形成的瘢痕牵拉所引起，称为继发性憩室。十二指肠憩室是小肠憩室中最常见的一种，憩室可位于十二指肠任何部位，但以降部最多。

有哪些临床表现

十二指肠憩室仅 10%患者出现症状，但所发生的症状多是因并发症而引起。如因憩室内食物潴留引起炎症、溃疡时，出现上腹部饱胀、脐周隐痛，伴有嗳气和隐痛。疼痛无规律性，制酸药物也不能使之缓解。恶心或呕吐也常见。当憩室内充满食物而呈膨胀时，可压迫十二指肠而出现部分梗阻症状。呕吐物初为胃内容物，其后为胆汁，甚至可混有血液，呕吐后症状可缓解。憩室并发溃疡或出血时，可出现急性大出血，引起呕血或便血，也可出现慢性少量出血，发生贫血。憩室压迫胆总管或胰腺管开口时，可引起胆管炎、胰腺炎或梗阻性黄疸。十二指肠憩室穿孔后，常波及腹膜引发严重的腹膜后感染。

能否早期诊断

由于十二指肠憩室无典型症状，即使因并发症而产生一些症状，也常与溃疡病、胆道疾病和胰腺炎的症状相混淆而不易鉴别。因此，须仔细排除可引起相应症状及体征的其他疾病，并有赖于 X 线、十二指肠镜和胆道造影等检查加以证实；其次，X 线钡餐检查低张性十二指肠造影；纤维十二指肠镜检查诊断率比较高；B超、CT可发现位于胰腺实质内的十二指肠憩室。

应如何治疗

没有症状的十二指肠憩室毋需治疗。有一定的临床症状而无其他的病变存在时，应先采用内科治疗，包括饮食调节、制酸剂和解痉药的应用等；并采取侧卧位或更换各种不同的姿势，以帮助憩室内积食的排空；在内科治疗无效并屡发憩室炎、出血、穿孔或压迫邻近脏器、十二指肠乳头憩室与胰腺疾病同时存在、十二指肠梗阻等并发症时，可考虑手术治疗。

（2011年12月8日）

胃肠道息肉会癌变吗

胃肠道息肉指胃肠道腔内隆起的病变，按所在病变部位不同可分为胃息肉、十二指肠息肉、小肠息肉、结直肠息肉。临床上以结直肠多见，肠镜检出率为10％～20％。按组织学类型不同可分为腺瘤性息肉、错构瘤性息肉、增生性息肉、炎性息肉等。在形态上可分为有蒂、无蒂、广基、扁平状等。

胃肠道息肉会不会癌变？癌变率有多少？一直是人们关心的热门话题。现代研究证明，错构瘤性息肉、炎性息肉不会癌变；胃肠道腺瘤性息肉被认为是胃肠道癌的前期病变。但息肉的癌变率与多因素有关。癌变与息肉的大小、息肉数目、病理类型、息肉外形、息肉分布直接相关。

＊ **息肉大小** 息肉癌变机会随体积增大而增加，瘤直径<10 mm、20 mm、>20 mm的癌变率分别为1％～3％、2.1％～11.1％、8.7％～51.6％。

＊ **息肉数目** 息肉数目越多，越密布，癌变率越高。据统计表明，少于3枚者，癌变率为12.5％～29.7％；等于或超过3枚，癌变率增至66.7％。

＊ **病理类型** 腺瘤分为管状腺瘤、绒毛状腺瘤和混合型腺瘤。腺瘤绒毛成分越多越易恶变。如绒毛状腺瘤癌变率可达29.8％～40.7％，而管状腺瘤则为4％～4.8％。

＊ **息肉外形** 带蒂腺瘤的癌变率为4.5％，而广基腺瘤为10.2％。

＊ **息肉分布** 恶变息肉主要分布在直肠，之后依次为乙状结肠、降结肠、横结肠、升结肠和回盲部。

目前，防止胃肠道息肉癌变的主要措施是内镜下的息肉切除、慎密的病理组织学检查和定期随访监测 3 个步骤。一般认为，单个腺瘤切除，术后第 1 年随访 1 次，如检查阴性者则每 3 年随访 1 次。多个腺瘤切除或腺瘤＞20 mm，伴有不典型增生，则 3～6 个月 1 次，阴性则为 1 年 1 次，连续 2 次阴性者则改为 3 年 1 次，随访时间不少于 15 年。

（2001 年 11 月 20 日）

腺瘤息肉莫大意　瘤样恶变藏杀机

息肉可分为肿瘤性息肉和非肿瘤性息肉。肿瘤性息肉包括管状腺瘤、乳头状腺瘤、管状乳头状腺瘤和多发性息肉病。常见于胃、十二指肠、小肠、结肠和直肠，以结肠为主要好发部位，肠镜检出率为 10％～20％。

＊ **管状腺瘤** 又称腺瘤性息肉，绝大多数发生在直肠及乙状结肠，约占结肠腺瘤的 2/3，体积一般在 2 cm 以内，少数体积可超过 2 cm，基底较宽，无蒂，色暗红，易出血。管状腺瘤可发生恶变。

＊ **乳头状腺瘤** 又称绒毛状腺瘤，多发生在直肠和乙状结肠，绝大多数为单个，直径＞2 cm，有的可达 10～15 cm，基底宽，无蒂。恶变率比管状腺瘤高。

＊ **管状乳头状腺瘤** 由管状及乳头状两种成分混合组成，广基或有蒂，其恶变率介于管状腺瘤和乳头状腺瘤之间。

＊ **结肠多发性息肉病** 本病为常染色体显性遗传，大多数有家族史，故又称结肠家族性多发性息肉病；20％左右是因基因突变发生的新病例，无家族史。整个结肠黏膜布满大小不等成百上千个息肉。典型的发病经过为青春期即有结肠腺瘤出现，初期腺瘤数目较少，体积较小，以后腺瘤数目进行性增多，甚至布满整个结肠，体积也逐渐增大。一般经过 10～20 年后，一个或数个腺瘤发生恶变，癌变率为 100％。本病发生癌变的最小年龄为 20 岁，平均 39 岁，比普通人群发生结肠癌的年龄至少早 25 年。癌变随年龄增长，息肉数目增多，体积增大而增高。息肉直径＞2 cm 时癌变可达 50％。

腺瘤样息肉易癌变。目前部分腺瘤可内镜摘除，病理组织学检查和定期随访。若为低分化或未分化癌浸润或电切线上有癌组织浸润，应追加手术切除，达到根治目的。

家族性结肠息肉病的治疗，应行结肠直肠全部切除。应争取在未发生癌变前行手术治疗。文献报道，癌变在 20 岁以上占 35.7%，因此有建议在 10～15 岁间即可手术，既预防息肉恶变，也不影响生长发育。

（2003 年 1 月 20 日）

结肠为什么会变黑

年逾七旬的黄老太太，因顽固性便秘，经常需服用"番泻叶""大黄"等药才能排便，这种状况持续了 5 年之久。近日来，她发现大便中带有血迹，便前来就诊。笔者为其进行了体检，除发现有内痔外，余无异常。为排除结肠占位性病变，给予纤维结肠镜检查，结果报告为"结肠黑变病"。患者及家属面对这一结果疑惑不解，"好好的，结肠怎么会变黑？"

结肠黑变病（MC）从发现至今已有 170 多年的历史，是一种以结肠黏膜色素沉着为特征的非炎症性肠病。老年便秘并服用泻药者中结肠黑变病的检出率高达 44.4%。随着便秘发病率的增加和结肠镜诊断水平的提高，MC 的发现率呈明显的上升趋势。

便秘和长期口服泻药是引起 MC 的最主要原因，口服蒽醌类药物及番泻叶、大黄或芦荟等提取物制成的泻药、二苯甲烷类泻药可导致 MC。部分慢性炎症性肠病患者，即使没有使用泻药，也可导致 MC。据推测，MC 中的色素就是黑色素或介于脂褐素和黑色素之间的一种中间色素，这可能是食物残渣滞留，蛋白分解产物在酶的作用下转变成黑色素颗粒沉积于肠黏膜所致，或是肠道吸收了细菌合成的色素颗粒使肠黏膜变成了黑色。

值得提醒的是，诊断 MC 时，一定要注意是否合并有结肠息肉。MC 患者中结肠息肉的发病率显著高于其他人群，而结肠息肉是一种明确的癌前病变。尽管目前对于结肠肿瘤与 MC 是伴发还是因果关系还不能定论，但警惕 MC 有发生结肠癌的可能是必要的。

针对 MC 本身，目前尚无特别的药物来治疗。但多数学者认为 MC 是一种可逆的病变，随着泻药的停用，MC 的色素沉着斑可减弱乃至完全消失。

对于已经确诊为 MC 的患者，定期的肠镜随访是非常重要的。并发结肠息肉者还应在结肠镜下行高频电切及活检。一旦确诊了结肠癌，则应按结肠癌根治性规范化处理。

（2002 年 11 月 27 日）

直肠长息肉　除恶务尽

8 年前，年过半百的张大姐因大便带血被诊断"直肠息肉"，并进行了局部病变手术治疗。经病理检查诊断为"绒毛状腺瘤"。术后，医生一再叮嘱其要定期复查。但她却不以为然，直至近日因出现了肛门坠胀、大便次数增多且带血方来医院就诊。检查结果证实，其原直肠息肉切除部位又长出了肿块，病理切片检查诊断为"低分化腺癌"。得知这一结果后，她欲哭无泪，后悔不已。

直肠息肉可分为管状腺瘤、管状绒毛状腺瘤和混合型腺瘤三种类型。肿瘤性直肠息肉是由于患者的肠道黏膜细胞增生过旺，使局部黏膜隆起并向肠腔内突出生长所致。这三种类型的肿瘤性息肉的癌变率分别为 27%、34% 和 50%。也就是说，直肠的绒毛状腺瘤属于癌前病变，应引起人们的高度重视。

一旦发现患者的直肠上长有息肉，应进一步对其做纤维结肠镜检查，以确定该患者的其他部位是否也长有息肉，同时还应对息肉做病理检查。如在肠镜下用电凝圈套切除、用热活检钳或活检钳钳除、用电凝器灼除或用激光或微波摘除等。术后必须定期复查。

一般来说，如果直肠息肉≤5 mm 的小腺瘤，而且经病理检查证明该腺瘤属于轻中度的不典型增生，在术后只需每年做一次大便隐血试验即可，若大便隐血试验的结果呈阳性则需做肠镜检查；如果＞5 mm 的腺瘤，或是已发生癌变的腺瘤，或经病理检查证明该腺瘤属于重度的不典型增生者，在术后应每年进行一次肠镜检查。

从以上分析可以看出，本文开头所谈的张大姐的直肠息肉术后发生了癌变，首先是因为她的直肠息肉属于恶变率较高的"绒毛状腺瘤"，其次是她在切除息肉后没有定期复查。应该引以为戒的。

（2009 年 4 月 10 日）

腹腔内肿块　勿忘间质瘤

不惑之年的谢先生，因不明原因呕血伴柏油样大便 2 日、晕厥入院。既往否认肝炎、胃病史，亦无类似出血史。体查：贫血貌，血红蛋白 68 g/L。胃镜检查提示：胃窦后壁类椭圆形溃疡 3 cm×3 cm。经普外科行剖腹探查术，术中证实胃窦部后壁包块，故行胃大部切除术。术后病理切片为胃间质瘤。患者百思不得其解。

什么是间质瘤

间质瘤（GIST）是一类起源于胃肠道间叶组织的肿瘤，在 20 世纪 80 年代以后才开展研究，并作为一个较新的概念，涵盖了以前所谓的"胃肠道平滑肌瘤"或"胃肠道平滑肌肉瘤"。GIST 年发病率为每 10 万人口中有 1～2 人，男性稍多于女性，多发年龄范围为 55～65 岁。发生部位为胃 60%～70%，小肠 20%～30%，结直肠<5%，食管<5%。良性或早期 GIST 患者一般没有症状，即使有症状者也无特殊病征。无临床症状者肿块直径中位值 1.5 cm，有症状者中位值 6.0 cm。出现症状的患者，消化道出血与触及肿块是常见病征，尤其是腹痛包块及消化道出血比较常见。这类肿瘤与通常所说的癌症有很多不同。癌症可发生于人体任何部位，而 GIST 只发生于胃肠道，转移复发多只侵害肝脏。

如何诊断间质瘤

GIST 的临床诊断主要依靠胃镜、消化道造影、CT 和正电子发射计算机断层扫描（PETCT）检查等。胃镜可发现黏膜下隆起性肿物，一般黏膜表面光滑，中心部位可见凹陷或溃疡，活检往往难以取到瘤组织。超声内镜术前诊断极有意义，可明确肿瘤大小和范围。在超声内镜下细针穿刺活检并行免疫组化检查可明确诊断。消化道造影检查可发现胃腔外在压迫或充盈缺损，有时可见到小的龛影。CT常表现为内生型或外生型肿物，密度不均匀，中心部可有坏死性囊变，实性部分可有轻中度强化，部分出现点状钙化灶。最终确诊需术后病理切片及免疫组化的结果。

如何鉴别间质瘤的良恶性

间质瘤是一种独立的肿瘤，有良恶性之分，但恶性者居多。根据美国国立卫生研究院（NIH）于2002年发表的评估标准，肿瘤＜2 cm为极低风险度；肿瘤2～5 cm为低风险度；或肿瘤5～10 cm或以上，为高度恶性风险。

间质瘤的治疗

外科手术联合靶向药物治疗是最佳选择。一般认为，肿瘤＜2 cm时，不能排除恶性风险，应定期观察；＞2 cm的肿瘤手术治疗。伊马替尼的问世使GIST的临床治疗发生了划时代的变化。大约95%的GIST含有酪氨酸激酶C-KIT（CD117），肿瘤生长需要该酶的活化，伊马替尼是酪氨酸激酶抑制剂，能够靶向阻断C-KIT（CD117）介导的下游信号转导，达到抑制肿瘤生长的目的。

对于肿瘤较大、术中肿瘤有破溃、中高风险度的肿瘤，均应术后辅助伊马替尼治疗。至于治疗的时间仍有争论，一般认为至少连续用药2年，因为临床观察到停药1年后仍有复发的病例。如停药后复发，建议首选手术治疗，术后辅助用药。

（2015年11月8日）

治疗腹泻莫入误区

急性腹泻是夏季常见病，是消化系统疾病中的一种常见症状，是指大便次数较平时增多或大便性状发生改变，如粪便稀薄、含水量增加、脂肪增多、带有不消化食物或带有脓血。腹泻的原因很多，一般把腹泻分为三类：①食物中毒，由于食物被金黄色葡萄球菌、蜡样芽孢杆菌、产气夹膜梭状芽孢杆菌等污染。②肠道感染，包括病毒、细菌、寄生虫等。③功能性腹泻，精神压力大、腹部受凉、大量冷饮、刺激性饮食和食物过敏等所致。常因治病心切，不少的人在治疗腹泻方面存在"七个误区"。

误区一　一泻就用止泻药

正常情况下，消化系统从胃、大肠、小肠，消化道细胞会分泌7～10 L的消化液，来帮助食物的消化和吸收，排出去的大便只有100～200 mL的水分，大部分在消化过程中，水都被吸收，就是说分泌和吸收在消化道里这个过程当中，是个平衡的，如果有外界的因素打乱了这种平衡，比如说分泌过于旺盛，或吸收不进去，水分排出多了就腹泻了。因此，不要过早服用止泻药。

误区二　先镇痛缓解腹泻

感染性腹泻时可能会出现腹痛的现象，有些患者则习惯服用654-2、颠茄片等止痛药，殊不知这种做法非常不安全，因为止痛后，不让肠蠕动，会导致肠壁整个蠕动功能瘫痪，如或更严重的是，急性阑尾炎并发脓肿时，常常会出现腹痛和腹泻，如此时吃强有力的止痛药，可掩盖病情，可导致肠穿孔延误诊治。

误区三　一泻就吃消炎药

许多患者一有腹泻，不管三七二十一，就使用复方磺胺甲噁唑（复方新诺明）或诺氟沙星等抗菌药物。其实这种做法是不合适的。因腹泻有感染性和非感染性两类，非感染性腹泻可由饮食不当、食物过敏、生活规律的改变、气候突变等原因引起，此类腹泻使用抗生素治疗是无效的，而应当服用一些助消化药或采用饮食疗法等可止泻。即便是感染性腹泻，在选用抗生素时，最好先做大便细菌培养，明确致病菌种类，再选用对细菌最敏感的抗生素进行治疗。切不可滥用抗生素。

误区四　泻止就停药

少数腹泻患者常依症状服药，即腹泻重时多服药，腹泻轻时少服药，稍有好转就停药。这样做很容易造成治疗不彻底而使腹泻复发，或转为慢性腹泻，给治疗带来很多困难。应用抗生素后，不能随便停，否则就产生了细菌的耐药性。

误区五　频繁换药好得快

一些腹泻患者治病心切，用药1～2日后不见好转，就急于更换其他药品。其实，任何药物发挥作用都需要有一个时间过程，如果不按规定的疗程用药，当然达不到效果。再则，频繁更换抗生素，易使机体产生耐药性，反而造成适得其反的不良后果。因此，要按规定的疗程用药，不可随意频繁换药。

误区六 "双管齐下"效果更佳

乳酶生与抗生素同用。乳酶生是一种活乳酸杆菌制剂，进入肠道可分解糖类物质，产生乳酸，提高胃内酸度，达到抑菌、止泻、消除腹胀的目的。但不少的人，常在应用乳酶生的同时使用抗生素，以为"双管齐下"效果更佳。其实，抗生素在杀灭肠道致病菌的同时，也杀灭了乳酶生中的乳酸杆菌。二者同时用不仅不能加强疗效，反而会降低疗效。

误区七 禁食可止泻

民间主张对急性腹泻采用禁食 8～12 小时，甚至 24 小时的饥饿疗法，这实际上是错误的。研究表明，即使急性腹泻时，患者胃肠道的消化吸收功能也不会完全消失，对营养物质的吸收仍可达到正常的 60％～90％。较长时间的饥饿，不仅不利于患者营养的维持，还会使其营养状况进一步恶化，并影响肠黏膜的修复、更新，降低小肠的吸收能力，使免疫力下降，反复感染，最后导致"腹泻—营养不良—易致腹泻"的恶性循环中。腹泻不但不应禁食，还应用一些营养丰富、容易消化的食物，如藕粉、鸡蛋面糊、豆浆、莲子粥等，做到少食多餐，细嚼慢咽，以利营养素消化吸收。

(2003 年 2 月 13 日)

躲在阑尾炎后面的结肠癌

年过半百的周女士，曾因右下腹疼痛伴有包块，被某院确诊为急性阑尾炎并接受了阑尾切除术。术后周女士右下腹部隐痛依然如故，且伴有贫血、体重下降。B 超检查显示，回盲部肿块，肝脏内多个强回声结节；结肠镜检查显示，升结肠变窄伴有肿块；取肿块做病理检查，报告为低分化腺癌，确诊为升结肠癌并肝内转移。

患者及其家属百思不得其解，阑尾炎切除术后还不到 2 个月怎么就得了结肠癌？难道是把结肠癌误诊为阑尾炎了？

阑尾炎是外科的常见病、多发病，常以转移性右下腹疼痛为特征。而升结肠是结肠癌好发部位之一，虽然起病隐匿，但也会有腹痛的表现，易被误诊为阑尾炎。

究其原因，主要为：回盲部是回肠末端与升结肠起始部相连接的部位，而阑尾开口于该部位。结肠癌可导致升结肠腔梗阻，致使近侧段肠腔压力升高，影响阑尾腔的正常引流，也可因结肠腔内的内容物逆流入阑尾腔，从而导致阑尾炎。有时结肠恶性肿瘤与阑尾炎也可并存。本例患者在阑尾炎手术后不到 2 个月即出现结肠癌的症状，说明阑尾炎发生之前结肠癌早已存在，其出现肝转移与延误诊断不无关系，应视为教训。

避免误诊重在防

据报道，我国结肠癌误诊为急性阑尾炎的概率可达 30% 左右，可见，提高医生对升结肠癌与阑尾炎的认识刻不容缓，若能密切关注以下几点，可有助于减少误诊、漏诊。

首先，对于年龄在 40 岁以上，此前有过腹部隐痛、便秘或黑便病史的患者，在发现右下腹疼痛时，应警惕阑尾炎或结肠癌与阑尾炎并存的可能性。

其次，应严格控制阑尾切除指征。在行阑尾切除术前，不要忽略进行大便潜血试验、癌胚抗原（CEA）、B 超、CT、结肠镜等项目的检查。

再次，在阑尾手术时，特别是在老年患者阑尾切除术中，对一些临床症状重而术中阑尾病变较轻，或发现难以用阑尾炎解释的临床症状，如盲肠扩张明显，肠壁僵硬、粘连等，应常规探查回盲部，这对减少老年患者结肠癌误诊意义重大。

另外，在阑尾切除后，若出现以下症状，应警惕结肠癌的存在：

1. 患者仍觉腹痛、腹胀且持续发热，但又不是感染所致时。

2. 患者的腹痛加剧，出现了肠梗阻的症状和体征，而又不是肠粘连所致时。

3. 术后切口长期不愈合，且流脓或形成瘘管。

4. 术后患者的贫血症状不断加重、大便形状和排便习惯有明显改变、持续或间断便血。

凡有上述情况之一者，应做大便潜血试验、CEA、B 超、CT、结肠镜等检查，以明确诊断。

阑尾切除后，一但确诊有结肠癌存在，应尽快争取再手术治疗；切除结肠癌可预防结肠堵塞，同时可减少结肠癌的扩散。

（2009 年 6 月 25 日）

高龄大肠癌手术的警示

年近九旬的周某因患大肠癌住院手术，其术后能否预期康复，也成为当地人热议的话题。今天，我们就来谈谈这恼人的疾病——大肠癌。

早期根治，5年存活率可达90%以上

大肠癌包括结肠癌和直肠癌，又称结直肠癌，是危害人类健康的一种十分常见的恶性肿瘤，占我国肿瘤死亡病因中的第4位。近年来我国大肠癌发病率逐年递增。早期大肠癌根治术后，5年存活率可达90%以上，而晚期大肠癌5年存活率不足10%。因此，怎样及时发现大肠癌十分重要。

如何早期发现大肠癌

大肠癌早期症状隐蔽，起初患者往往没什么痛苦，容易被忽略，或与其他疾病混淆。如出现大便次数突然增加、习惯改变、带有黏液、形状变细、大便带血或便后滴血，大便有拉不干净的感觉，腹部不适、隐痛或腹胀，不明原因的贫血，发热及腹部肿块等，这些表现就有可能是大肠癌的征兆。患者应及时前往医疗条件好的医院就诊，切勿因误认为痔疮、肛裂、慢性结肠炎等而延误诊治时间。

筛查方案需要针对选择

早期发现大肠癌依赖于合理的筛查，而不是等出现明显不适症状后再进行检查。

* **一般人群** 可于45岁以后开始接受大肠癌的筛查，平均每5～10年进行1次检查。

* **高危人群** 有消化道症状者（尤其是有便血、黏液便、排便次数频繁及腹痛者），应40岁左右开始接受大肠癌的筛查，平均每3～5年接受1次检查。

* **有家族遗传史的人群** 尽早前往综合性医院就诊，临床医生通过对家族史进行仔细收集，结合一些必要的检查（包括基因检测），来判断该人是否具有遗传倾向。如果有遗传倾向，则由医生按照特定的遗传性肿瘤的随访方案密切随访。如果没有明显的遗传倾向，则按照高危人群的筛查方案进行随访。

大肠癌的筛查手段

＊ 肛门指检　下段直肠癌我国远比国外多见，占直肠癌的77.5％。而绝大部分直肠癌可在直肠指诊时触及。

＊ 大便隐血试验　可以用来发现大便中的少量隐血。这种检查很便宜，也不会给患者带来什么不适。如果试验结果为阳性，就要进行进一步的检查，找到出血的确切原因。

＊ 纤维结肠镜　可清晰地观察全部结肠，并可在直视下钳取可疑病变进行病理学检查，有利于早期及微小结肠癌的发现与癌的确诊，进一步提高本病的诊断正确率，是大肠癌最重要的检查手段。

＊ 钡灌肠 X 线检查　病变在乙状结肠上段或更高位置者，须进行钡灌肠 X 线检查。普通钡灌肠 X 线检查对较小的大肠癌容易漏诊，最好采用气钡双重造影，可提高放射学诊断的正确率，并显示癌肿的部位与范围。

＊ 血清癌胚抗原测定　在大肠癌患者血清中，可以检测到癌胚抗原（CEA）。CEA 常出现于恶性肿瘤患者血清中，并非大肠癌的特异相关抗原，故血清 CEA 测定对本病的诊断不具有特异性。但用放射免疫法检测 CEA，定量动态观察，对判断大肠癌的手术效果与监测术后复发有一定意义。

＊ 直肠内超声扫描　可清晰显示直肠肿块范围、大小、深度及周围组织情况，并可分辨直肠壁各层的微细结构，检查方法简单，可迅速提供图像，对选择手术方式、术后随访有一定帮助。

年龄不是绝对的手术禁忌

手术是大肠癌的主要治疗手段，但由于老年患者各器官功能退化，免疫功能低下，合并症多，手术风险大，能否接受手术治疗存在一定争议。

但是，高龄老人患大肠癌，也别轻易放弃手术。一方面，老年期大肠癌恶性程度及浸润转移程度均较青年人低，这为手术治疗大肠癌提供了有利条件。另一方面，现代外科手术治疗大肠癌的实践证明，患者术后 5 年生存率已明显提高，而且手术切除原发病灶，也为以后的放疗、化疗等综合治疗创造了条件，提高生存率。随着当代医学在麻醉管理、手术技巧和术后护理方面的进展，年龄已不再是手术的禁忌。

（2012 年 3 月 12 日）

直肠癌术后复发怎么治疗

在直肠癌术后复发的患者中，术后 2 年以内的复发者占 60％～80％，而绝大多数患者的复发都是在术后的 8～22 个月内出现的。

长期以来，直肠癌术后的患者及其家属都认为，只要病情局部复发，患者的生命便走到了尽头。可临床实践证明，直肠癌术后局部复发的患者若能尽早地得到诊断和治疗，不仅可以减轻痛苦，改善生活质量，还能延长其生存的时间。这些患者可采用以下几种方法进行治疗：

1. 进行放射治疗：据报道，对直肠癌术后局部复发实施大剂量的放射治疗既安全又有效，且不会出现远期的不良反应。该方法不仅可以减轻患者的盆腔疼痛，使肿块缩小，还可为患者提供再次进行手术的机会。

2. 通过手术切除局部复发的病灶：若直肠癌术后患者复发的病灶仅限于盆腔，可通过手术将复发的病灶切除，以延长患者的生存时间。

3. 先进行放化疗，然后进行手术治疗，手术后再进行化疗等方法，可使大部分原来不能切除的病变得到切除，而且 50％以上的该病患者能够使病变得到根治性切除，甚至还可使一部分原先被认为是病情已属于晚期且无法治愈患者的生活质量得到改善，并可以延长其生存期。

（2007 年 12 月 1 日）

FAP治疗重在手术干预

年仅 28 岁的王小妹，无明显诱因反复血便两年余，大便呈鲜红色或暗红色，伴重度腹部胀痛。当地医院对症治疗无效，转上级医院就诊。入院后直肠指检发现：可触及数粒花生米大的息肉。肠镜显示：回盲部至肛门见布满大小不等的长蒂或亚蒂息肉，部分质脆伴坏死。直肠肿块活检病理报告：直肠腺瘤癌变。追问其家族史，其叔父因肠病早年过世，5 年前其父亲又因结肠息肉癌变而行全结肠切除术。最后诊断：家族性腺瘤性息肉病（FAP）并癌变。

癌变风险高

家族性腺瘤性息肉病（FAP）为常染色体显性遗传病，患者从青春期开始，结、直肠黏膜便出现成百上千的腺瘤性息肉，如不予以手术干预，患者终生结、直肠腺瘤癌变的累积风险几乎为 100%。

家族性腺瘤性息肉病的主要病理变化是大肠内广泛出现的息肉，严重者从口腔一直到直肠肛管均可发生息肉，息肉数量可达数千个。常见的症状有腹泻、腹痛、便血。若继发感染，以上症状则加重，大便稀软、味臭、带有泡沫，有时带黏液脓血。患者亦可有大便秘结伴里急后重感。位于直肠下端较大瘤体，便后可脱出肛外，呈暗红色、乳头状肿物。患者由于长期消耗，常出现贫血、体重减轻等症状。

此病的严重性在于癌变率高，而且癌变常不限于一处，为多中心。据临床观察，患者 12 岁左右即可出现腺瘤性息肉，20 岁时息肉已遍布大肠，如不及时治疗，至 40 岁时，50%～60% 的患者将发生癌变，65 岁时 95% 以上患者出现癌变，至 70 岁时几乎是 100% 癌变。

肠镜检查是必须的

一般而言，由家族性腺瘤性息肉病引起的大肠癌比一般人群的大肠癌平均发病年龄提前，多为 15～29 岁。因此，凡有家族性腺瘤性息肉病家族史者，自 12 岁起应每年行肠镜检查。肠镜检查的频率根据发现的腺瘤数目、大小而定，一般为 3～12 个月。若 24 岁后仍未发生息肉，肠镜检查可改为每两年 1 次，直到 34 岁，以后每 3 年 1 次。

珍爱生命——湘雅医院知名急诊专家手记

194

手术预防是关键

一旦诊断为家族性腺瘤病，应当考虑行结肠次全切除术，以减低发生大肠癌的风险。对于结直肠息肉病情不严重（结肠息肉数＜1000，直肠息肉数＜100）而癌变风险较小的患者，手术可以推迟到 15～18 岁进行，最迟不超过 25 岁。本文患者因未及时进行手术切除，发生了直肠息肉癌变的厄运，应引以为戒。

（2010 年 6 月 28 日）

便血 痔疮 or 直肠癌

年逾花甲的张奶奶，间隙性便血 3 年有余，初期自以为"痔疮出血"，自行在药店买药服用后有效。近半年来，大便次数由每日三四次增加到七八次，肛门坠胀，便意不尽，呈脓血、黏液便，仍不以为然。日前，因老伴患心脏病，相伴来医院就诊，顺便来肛肠科声称"痔疮发作"要求取药。笔者细问其病史和症状，力劝其进行检查。结果，肛门指检发现：距肛门口 5～6 cm 处扪及鸽蛋大小肿块，质脆；病理检查确诊为"直肠癌"；腹部 B 超：肝脏可见多发结节灶。最后诊断为"直肠癌肝转移"，已属直肠癌中晚期，失去根治希望，患者及家属听后，后悔不已！

善于"伪装"

大肠包括盲肠（不是阑尾）、结肠、直肠等，大肠癌中直肠癌占 70%，约 25% 的患者在诊断为肠癌的同时，被发现伴随肝转移。

直肠癌是一种善于"伪装"的癌症，因为直肠癌和痔疮的常见症状都是便血，致使很多人一旦出现便血，第一反应就是痔疮；致使直肠癌在痔疮的"掩护"下，不断"生长壮大"，直至发生明显梗阻症状检查后才得以确诊。这样导致很多直肠癌患者被发现时已是中晚期，不仅延误了诊治，甚至危及生命。

识别真相

由于痔疮和直肠癌的发病部位相似，两者有些症状交叉或不典型时，临床诊断常混淆，误诊并非少见。若能对初步印象为"痔疮"的患者，仔细询问病史，认真检查，有可能查出直肠癌早期的蛛丝马迹：

* 年龄差异　痔疮可能发生在任何年龄的患者身上；一般而言，直肠癌患者多是中老年人。

* 排便习惯的改变　这是直肠癌最早也最常见的症状，患者可出现大便变细，次数增多或便秘与腹泻交替出现，有排便不尽的感觉，还常伴有腹部膨胀、阵发性腹痛，而且症状一旦出现，一般不会自行缓解。痔疮则不会引起排便困难，虽然外痔、肛裂偶尔可出现排便疼痛，不过当炎症消退后即可恢复正常。

* 便血有别　痔疮患者便血，多因排便时擦伤患处所致，血液多数是随着大便排出后滴下来，因此与粪便不相混合，更没有黏液存在。而直肠癌患者的大便则常混有血液、黏液和脓液，还伴有里急后重的感觉。

* 重视筛查　如果患者在 40～60 岁，家族中有 3 人以上有肿瘤病史，特别是消化道肿瘤病史，有慢性便秘，慢性肠炎病史，平时爱吃肉，就属于直肠癌"偏爱"的高危人群。这类人应每年做一次全面的肛肠体检，尽早发现癌变。

选择手段

* 直肠指检　对约 90% 的直肠癌，尤其是直肠下段癌，用手指伸入肛门内检查是一种最有效的方法。因为大部分的痔疮和直肠癌都发生在手指可以触及的部位。如果用手指由肛门伸入触之，感到内部有一些凸起的光滑、质软、结节则为痔疮。如果感到肠内有菜花样硬块或边缘隆起中央凹陷的溃疡，并发现肠腔狭窄；检查后，指套上沾有血液、脓液和黏液者，则极可能患上了直肠癌；同时还可判断扪及肿块的大小和浸润程度，是否固定，有无肠壁外、盆腔内种植性肿块等。

* 直肠镜或乙状结肠镜检查　观察肿块的形态、上下缘以及距肛门缘的距离，并采取肿块组织做病理切片检查，以确定肿块性质。对位于直肠中、上段癌肿，手指无法触到，采用乙状结肠镜检是一种较好的方法。

* 超声检查　直肠内超声显像检查，是以探测直肠癌外侵和肿瘤对直肠壁的浸润程度为目的的一种新的诊断方法，其能正确地诊断出肿瘤所侵犯的部位。

* CT 诊断　CT 不能作为早期诊断的方法，但 CT 对晚期直肠癌和复发性直肠癌的手术方案选择有较大意义，它可以直接观察到肿瘤侵犯骨盆肌肉、膀胱和前列腺。

* **钡剂灌肠、纤维结肠镜检查** 对直肠癌的诊断帮助不大，故不列为常规检查，仅为排除结肠直肠多发性肿瘤时应用。

* **血清肿瘤标志物** 癌胚抗原（CEA）对结直肠癌的诊断具有辅助价值，同时有助于判断预后、判定疗效及监测复发。

（2010 年 3 月 29 日）

便秘原因多　治疗讲对策

便秘不是一种疾病，而是多种疾病的一种症状。长期便秘者不仅可出现腹胀不适、食欲不振、心烦失眠、性欲减退和头昏等症状，而且还可诱发或加重痔疮、肛裂、前列腺肥大等疾患，甚至可导致急性心肌梗死、脑卒中和猝死的发生。因此，便秘必须引起人们，尤其是广大老年人的重视。

* **引起便秘的原因** 便秘可以是功能性异常，也可以是器质性病变的一种表现。老年人多以慢性功能性便秘多见，也可能是其他内科疾病所致：如肛门疾患引起的疼痛；结肠内外肿瘤、炎症、结核等引起的梗阻；糖尿病、甲状腺功能减退、抑郁症等引起的自主神经功能失调等。此外，可待因、吗啡、抗抑郁等药物引起的便秘也十分常见。

* **便秘治疗的对策**

1. 对确定有器质性疾病者，除了病因治疗外，也需要根据便秘的特点进行相应的治疗。

2. 饮食疗法是治疗和预防各种便秘的基础方法，包括多饮水（白天至少 1500 mL），每日养成早晨定时大便的习惯。此外，富含纤维素的食物（蔬菜、水果）、多脂食物（花生、牛奶、芝麻）和多糖食物（水果、蜂蜜、杂粮）均有利于排便。

3. 久坐、长期卧床和少动者，应鼓励做健身运动。①按摩腹部：平卧放松，按顺时针方向按摩腹部，每次 20～30 分钟。②收腹鼓腹运动：平卧时深吸气，将腹部鼓起，呼气时缩腹，反复做 10 分钟左右。③提肛运动：平卧或坐位时进行收缩肛门运动。

4. 养成良好的生活习惯是治疗便秘最有效的方法。定时起居，不轻易改变生活规律，消除紧张因素，少食辛辣刺激食物及洋快餐，排便姿势以蹲位为佳。

5. 可选用药物如容积性泻剂、盐类泻剂、促动力药等进行针对性治疗。

（2007 年 7 月 9 日）

"痔"胜之道

过去由于有关痔的概念模糊，凡通过肛门镜看到有功能的肛垫，都误认为是病态的痔，而造成"见痔就治"的错误倾向。鉴于近期痔概念的更新，对于痔的治疗，目前认识基本一致，即只有当痔并发出血、脱出、嵌顿或血栓形成等才须治疗，治疗的目的只是消除症状，而不是消灭痔体。

20 世纪 70 年代以来，对痔的研究获得了突破性进展，对痔的本质、诊断标准及治疗方法的选择等方面，形成了一整套新的概念。

* **"痔"的本质**　痔不是静脉曲张团块，而是人人皆有的正常解剖结构。人体肛管内齿线上方有宽 1.5～2.0 cm 的环状组织，通常称为痔区。该区是直肠下端的唇状肉赘或称肛垫。痔是肛垫移位的临床表现或后果。因此，"痔"通常是指"内痔"而言，系指齿状线上方的肛垫。外痔实际上是齿状线以下或肛门外的皮赘。混合痔，即带有外部成分的痔。痔普遍存在于所有年龄、男女性及各种族，不能认为是一种病，只有并发出血、脱垂、嵌顿、疼痛等症状时，才能称为"痔病"。

* **治痔不如防痔**　肛垫充血是肥大的病理基础，而导致肛垫充血主要是由于正常肛垫支持组织平滑肌不能在排便后将肛垫缩回肛管，或者是紧缩的肛门括约肌妨碍肛垫内血液回流。大量事实证明，引起上述病理改变与工作体位、不良生活习惯等密切相关，如久站、久坐、长期行走、排便时长时间沉溺于阅报看书、长期慢性腹泻者等。上述种种原因均可导致肛垫充血性损害及肛门括约肌动力失常。因此，调整不良生活方式，多吃富含纤维食物和多饮水，保持大便通畅，尽量缩短排便时间是防止痔病发生的基础，防痔比治痔更重要。

* **痔的治疗目的**　其治疗原则：只有当痔并发出血、脱出、嵌顿或血栓形成等才须治疗，治疗的目的只是消除症状，而不是消灭痔体，就此而言，痔是不能根治的。故此对既往种类繁多的治疗"痔"的方法应该取审慎态度，更不要轻信"一针见效""彻底根治""永不复发"

之类商业广告。

    * 治疗方法要慎选   对有合并症的痔，应根据患者症状选择治疗方法。①对大便时带血、滴血或喷射状出血，伴或不伴痔脱出者可采用硬化剂注射法或胶圈套扎法。使肥大甚至脱出的痔在一定程度上萎缩、复位并固定，继续发挥肛垫的作用。②对因黏膜受损而以出血为主要表现者，宜用直肠黏膜保护剂等药物治疗。③对上述疗法无效者方考虑手术治疗。

（2007 年 7 月 9 日）

肛门肿块并非都是痔

    如果在排大便时总觉得未解干净，但不管怎么努力也无法再排出，这种现象人们首先想到的是痔疮。诚然，内痔脱垂、环状混合痔、外痔血栓，用力排便时肛门外常呈出现肿块，但若妄下痔的诊断也会铸成大错。因为肛门脱出肿块除痔外，还见于直肠肛管其他疾病，且恶性病变并非罕见。现将有关直肠肛管常见病变简述如下。

    * 直肠脱垂   系肛管、直肠黏膜或直肠和部分乙状结肠向下移位脱出肛门外，俗称脱肛，临床上多见于小儿和老年人。治疗主要是去除腹泻、便秘、长期咳嗽等诱因，多数不需要手术治疗。

    * 直肠息肉   是直肠常见的良性肿瘤，可单发或多发。多数息肉是带蒂的圆形或卵圆形肿物，好发于直肠下端，大便时可脱出于肛门外，大便后可回缩。常误诊为痔而延误治疗。腺瘤样息肉为癌前期病变，若延误治疗可变成直肠癌。故应及早手术切除。

    * 肛管鳞状细胞癌   多发生在肛管和肛门周围，早期肛管或肛门周围皮肤增厚，或呈小结节状突起。以后表面糜烂、溃疡，边缘突出，向外翻转，周围有颗粒状结节。早期易误诊为湿疹、血栓外痔等，但活体组织检查可确诊。一旦诊断确定，应立即手术治疗。否则，可向腹股沟淋巴结及全身转移，危及生命。

    * 恶性黑色素瘤   肛管直肠恶性黑色素瘤来源于肛管直肠交界处黑色素细胞的恶性变，其形态可分为蕈伞型（或息肉型）和结节型，呈菜花状或溃疡型外观。常有肛门坠、胀、痛等不适，或便次增多，里急后重，便秘或便血，极易误诊为痔。本病生长迅速，恶性程度高，早期出现血行淋巴道转移。若失去早期治疗机会，预后极差。

* **直肠间质瘤** 由异形的平滑肌细胞增生而成，多位于直肠下段，向直肠腔内凸出，若不及时手术治疗，可由良性变成恶性，致使直肠变窄，引起便秘、肛门坠胀、便血。早期手术治疗效果良好。

* **直肠癌** 是发生在齿状线到直肠乙状结肠连接处的癌，在全部大肠癌肿中占第一位。约 80% 的直肠癌可在直肠指检时被发现，而在直肠癌延误诊断的病例中，有 80% 是因便血就误认为内痔，失去早期根治性手术的机会。

（2003 年 7 月 5 日）

一指之劳可诊大病

直肠癌是消化道常见的恶性肿瘤，占消化道癌的第二位。直肠癌的早期发现是治疗关键。目前早期发现的唯一方法是对没有任何症状的人定期进行健康普查。大部分早期直肠癌和全部中、晚期的直肠癌患者，都有小量出血现象。这种出血有的能肉眼看到，有的是隐性的。因此，大便隐血试验是普查的首选方法。对大便隐血试验阳性者再做进一步检查，直肠指检是诊断直肠癌最重要的方法。

由于中国人直肠癌 75% 以上多位于直肠下 7~8 cm，绝大多数癌肿可在直肠指检时触及。在被误诊的病例中，未行直肠指诊者高达 91.4%。因此，凡遇患者有便血、大便习惯改变，大便变形等症状时，应常规做直肠指诊。直肠指诊很简单：医生的食指全都插入患者直肠，并正反转动两次。指诊有疑问时，要请患者取下蹲位时再做指检，并嘱咐患者做排便动作，这样可使腹压增高，直肠下降，提肛肌向前上方收缩，直肠缩短，提高了指检阳性率。指检后应详细记录肿块的部位，距肛缘的距离及肿块的大小、范围、固定程度与周边脏器的关系。指诊时如发现可疑者应及时取活体组织做病理切片检查，可及早明确诊断。因此，凡有便血、大便习惯改变的患者，不要侥幸地臆断为"痔疮"或羞于"隐私"而拒绝指检，以坐失早期诊断的良机，造成终身遗憾。

（2003 年 5 月 26 日）

30年肿胀一针除根
——柏查氏综合征误诊教训

周五上午,我习惯提前来到专科门诊上班。一位中年男子搀扶着妻子从拥挤的人群中站起来,紧紧握住我的手,"医生!我是第一号,请你救救她!"他含泪继续述说,妻子今年43岁,农村妇女从小体弱,1976年就被诊断为"肝硬化",多年来一直按肝硬化治疗,不知看了多少医生,吃了多少药,不仅效果不佳,还腹胀越来越严重,究竟是什么病?还有救吗?……

我让她平卧在检查床上,只见她嘴唇发绀,巩膜无黄染,皮肤未见蜘蛛痣,胸廓对称,心界不扩大,节律齐,腹部膨隆,胸腹壁静脉曲张。肝在右肋缘下 5 cm,质中等硬轻度压痛。脾肋下 6 cm。腹水征阳性。双下肢水肿,以右侧加甚,且伴有色素沉着。经详细体查后,再一一阅读了她的既往病历记载,对于肝硬化的诊断还有不少的疑点,例如,肝硬化多发生肝炎后,或有嗜酒或血吸虫病史等,患者多次多项肝炎病毒标志阴性,生于山区无疫水接触史,家境贫寒,无烟酒嗜好;虽然腹水较重,但肝功能损害较轻,白蛋白下降不明显,且白蛋白与球蛋白并未倒置;胸腹部静脉曲张,血流方向向上;肝硬化,尤其是肝硬化晚期,患者往往是脾大,而肝脏变硬,缩小等。但本患者与此不符,不完全支持肝硬化这一诊断。

有鉴于上述思考,征得患者及家属的同意,为进一步明确诊断,决定给她做上下腔静脉同步对向造影:即自颈内静脉插管,经上腔静脉下行,与右股静脉插管,经下腔静脉、肝静脉造影。被诊断为"柏查氏综合征(BCS)"。故用破膜针强行突破闭锁膜后再用直径 20m 球囊扩张,然后置入静脉支架一个,再次造影见下腔静脉回流通畅。术后第 2 天,患者就下床活动,行动自如,食欲增加,且肿大的肝、脾明显缩小,腹水及下肢水肿神奇般消退。患者及家属感动得热泪盈眶,逢人就说:"30 年顽疾,一针消除,奇迹啊,奇迹!"

柏查氏综合征（BCS），又称肝静脉、下腔静脉阻塞综合征，是指由肝静脉和/或邻近下腔静脉阻塞引起门静脉高压和/或下腔静脉高压等临床表现的一种综合征。表现为肝脏大、腹水、脾大、食管静脉曲张以及下肢及会阴部水肿、下肢皮肤色素沉着、溃疡等。过去人们对其了解甚少，曾误诊为其他 20 多种疾病，误诊为肝硬化导致的门静脉高压者最多，治疗效果不理想，死亡率高达 90% 以上。

为加强对本病认识，结合本例诊治成功的经验和文献复习，对似有"肝硬化"表现的病人，要想到有 BCS 的可能：若无肝炎、血吸虫病史，无嗜酒或服损肝药物史；胸、腹壁静脉明显曲张，且自下而上回流；触诊或超声检查示肝大，伴有下肢水肿或静脉曲张，特别是下肢水肿先于腹水；肝功能检查无明显异常，HBsAg 阴性；腹水量多且顽固，并排除其他原因。

凡临床疑有 BCS 的病例，应进一步合理使用下列检查，有助于早期诊断：

＊ B 超下腔静脉肝段探测　最好在腋中线进行肋间纵切，与下腔静脉走向一致，这样管腔受呼吸影响较小，不受胃肠气体干扰。超声图像特点为肝大并尾状叶增大；下腔静脉肝后段狭窄或闭塞，管腔内异常回声像；肝静脉近端狭窄或闭塞，远端扩张迂曲，相互交通下腔静脉狭窄，或狭窄的近侧管腔扩张（上下腔静脉同步对向造影，是确诊本病的重要方法）。

＊ CT 检查　可见肝淤血征，以尾状叶显著增大为特点的肝大，增强后见下腔静脉狭窄、阻塞、血栓形成及肝外侧支循环。肝实质斑片状强化为特征性表现。

＊ 磁共振成像（MRI）　可显示下腔静脉及肝静脉血栓形成、下腔静脉狭窄、门静脉高压的表现。

CBS 一旦确诊，我国目前主要采用经股静脉穿刺下腔静脉破膜球囊扩张加支架术，肠系膜上静脉-右心房人工血管转流术；经右心房和经股静脉联合下腔静脉破膜球囊扩张加支架术等 9 种方法，均能有效地解除下腔静脉梗阻，使下腔静脉或门静脉血流回到右心房。使此病的死亡率由过去的 90% 降到 1% 以下。但关键还是要早期诊断。

（2003 年 10 月 8 日）

痔瘘术后慎用或禁用 10 类药

痔瘘术后，常因伤口疼痛而导致排尿困难，甚至尿潴留。若用药不当，常会加重这一不良反应。因此，肛肠术后应慎用或禁用下列 10 类药：

- 抗胆碱药物如阿托品、颠茄、氢溴酸山莨菪碱（654 - 2）、普鲁苯辛、氢溴酸东莨菪碱、胃复康、苯海索（安坦）等。因这类药物对内脏平滑肌有松弛作用，使膀胱逼尿肌张力下降，加之肛门手术后伤口疼痛，不敢用力，从而加重了排尿困难，甚至发生尿潴留。

- 抗精神病药物氯丙嗪（冬眠灵）、奋乃静等均可引起患者排尿困难，尿潴留。老年人因脑细胞数量减少，脑血流量下降和脑活力减退，因此对中枢神经抑制药的反应敏感性增高，能引起共济失调及尿潴留。

- 抗抑郁症药物丙米嗪（米帕明）、多赛平（多虑平）及阿米替林、氯米帕明等可使患者发生尿潴留。特别是有尿道、前列腺功能紊乱的老年人更易诱发尿潴留。

- 心脑血管病药物普萘洛尔（心得安）、硝苯地平（心痛定）及维拉帕米（异搏定）、口服硝酸甘油、利多卡因、胺碘酮、溴苄胺等，可导致患者排尿困难，引起尿潴留。

- 平喘药物氨茶碱、麻黄素及异丙喘宁等，可致排尿困难。

- 强效利尿药物呋塞米（速尿）、依他尼酸（利尿酸）等可因患者体内电解质平衡紊乱，进而导致尿潴留。

- 钙阻滞药维拉帕米能促进泌乳素分泌，亦可减弱逼尿肌的收缩力，加重排尿困难，故宜慎用。

- 林可霉素又称洁霉素。该药抗菌范围广，价格低廉，且用药前不需要做过敏试验，目前在基层医院使用相当广泛。近年有临床研究证明，该药可引起老年男性尿潴留，发生率约为 0.9%。因此老年男性慎用，患有前列腺增生者则应禁用洁霉素。

- 镇痛药阿片、曲马多、吗啡、可待因、罗通定及吲哚美辛（消炎痛）等能使膀胱括约肌收缩，可引起排尿困难及尿潴留。

- 喹诺酮类环丙沙星、氧氟沙星、诺氟沙星等可使膀胱肌麻痹而致尿潴留。

（2001 年 5 月 29 日）

急性传染病仍是健康"杀手"

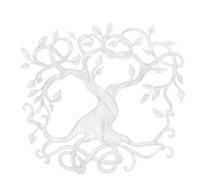

狂犬病是传染病中第一杀手

资料显示，狂犬病乃狂犬病毒所致的急性传染病。曾经肆虐过世界上100多个国家，夺走了数千万人的生命。2006年10月，国家卫生部公布全国法定报告传染病疫情，狂犬病居传染病报告死亡人数的首位。

狂犬病已成为我国致人死亡的第一传染病，且发病率年年升高。其为害如此严重，竟无人在意。究其原因，概因人们对狂犬病的认识过于肤浅乃至存在误区。

误区一　被小狗咬一下没关系

江西省萍乡市一位33岁的农妇在与自家的小狗玩耍时，被一向温顺可爱的小狗咬伤左足。当时，她仅做局部包扎止血了事。不料两个月后缓起头痛，渐至吞水困难，流涎不止，不治身亡。

不少人认为，才几个月大的小狗，又没有外出过，哪来的病毒？因此不仅对小狗没有预防措施，一旦被小狗咬伤也不会像被大狗咬伤那样引起重视。其实，小狗也有可能携带病毒。

误区二　被自家的"健康"狗咬了不碍事

湖南省涟源市某镇一陈姓青年被自家养的"健康"狗咬了一口，当时伤口渗血。当即有人劝他去医院治疗，但他却不以为然，"我自家养的狗，向来表现正常，何必小题大作。"45日后他突起畏寒、发热，继起怕风、恐水，遂被确诊为狂犬病，1周后死亡。

有调查显示，狂犬病死亡病例中，占68.4%的是被外观健康的带毒犬咬伤所致。携带狂犬病毒的动物（比如最常见的狗、猫），在病情发作之前看上去完全可能是健康的。人们天天搂在怀中、百般呵护的宠物狗、猫，说不定就是身边的"定时炸弹"。

误区三　只有被狗咬了才会引来狂犬病

很多人从字眼上想当然地认为，只有被狂犬咬伤才会得病。其实不然，狗之外的很多动物都可能传播狂犬病毒，尤其是那些来路不明的野生动物。

资料统计，我国95%以上的狂犬病是因被狂犬咬伤所致，但獾、狼、狐狸、蝙蝠、浣熊、猴、鼠、兔、牛、猪等温血动物也都可能携带狂犬病毒，人们万万不可掉以轻心。

误区四　被咬破皮肤才会感染狂犬病

很多人认为只是被"抓一下"或"舔一下"没关系的，其实狂犬病毒在犬、猫的唾液中含量最高。狂犬病毒的感染，有时只须被携带病毒的动物"舔一下"就可以造成。为此提醒读者，如果被狗、猫抓伤，或者是身体上的伤口（破皮处）、身体的黏膜部位（比如口腔、肛门、眼睛等）被狗猫舔过，也一定要注射狂犬病疫苗。曾经有这样一个病例，一个农村的孩子在解完大便后，被自家的狗舔了一下屁股，后得狂犬病死亡。

误区五　狂犬病患者与人之间不会传染

过去认为，狂犬病只能通过动物传染给人类，人与人之间不会传染。但现在已有了一些人传染人的例子。美国一例接受角膜移植的患者7周后患狂犬病而死，经追查发现，其角膜的提供者死于狂犬病。山西太原一位母亲因护理患狂犬病的女儿，7个月后自己患狂犬病惨遭不幸。

误区六　吃了带狂犬病毒动物的肉不会传染狂犬病

早在1837年，生物学家达尔文乘船到达秘鲁时，看到当地不少人死于狂犬病，经他仔细查询，得知这些人是吃了得了狂犬病的公牛肉而患病的。这位生物学家把这件事记到了《贝格尔舰航海日记》里，提醒人们注意。像这样的吃了带狂犬病毒动物的肉而感染狂犬病的病例，我国也有多例报道。1994～1995年，安徽省就先后报道过5例因吃狗肉而染上狂犬病的病例。浙江省也有一例因进食野生白眉狸而患狂犬病的报道。

这些事实证明，吃了带狂犬病毒动物的肉，可能感染狂犬病；处理动物的皮毛、接触动物的血液和分泌物，也可能感染狂犬病。这就提醒我们，不能乱吃野生动物，不要吃来路不明的狗肉。

误区七　狗只要打过疫苗就不会传染狂犬病了

给狗打狂犬病疫苗，只能够帮助狗预防狂犬病，并不能彻底消灭其体内的狂犬病毒。因此，给狗之类的宠物注射狂犬病疫苗并不具有完全彻底的保护作用。人被接种过疫苗的犬、猫咬伤或者抓伤后，仍有感染狂犬病毒的可能，一定要按照程序对伤口进行清洗消毒，并接种疫苗。

误区八　给狗打一针疫苗管一辈子

有的人认为给狗打一针疫苗就可以管它一辈子，其实不然。目前，预防狂犬病所使用的疫苗主要有两种，其中四联苗的有效期是 6 个月，单苗的有效期也只有 10 个月左右。因此，你的爱犬必须坚持定期免疫。

误区九　狗不出门不会染病

有人认为在家里养的狗，又没有带出去接触不干净的动物，怎么会被传染上病毒呢？专家提醒，家里的蟑螂、老鼠，甚至你鞋底的尘土等，都有可能把病毒带回家，传染给你的爱犬。

误区十　狂犬病只有春秋两季才是高发季节

很多人都这样认为，其实这也是一个认识误区。狂犬病全年均会发生，没有明显的季节高峰。

（2007 年 6 月 10 日）

"感冒"勿忘流行性出血热

一位而立之年的公安干部，外出执勤时，突起发热、鼻塞、咽痛疑为"感冒"，自购感冒药治疗无效，3 日后高热达 39℃～41℃，呈弛张热。伴有头痛、胸痛、全身痛，某医院诊断为"上呼吸道感染"，给予大剂量青霉素静脉滴注 2 日仍未见好转，且腰痛加剧，小便不解，卧床不起。转来我院后查体：血压 90/70 mmHg，神志模糊，"醉酒貌"，胸背部呈搔抓样和条痕状，软腭、腋下有散在出血点。心肺无异常，腹平软，肾区有叩击痛。尿蛋白（＋＋）。结合有关检查，诊断为"流行性出血热"，对症治疗后病情迅速好转。

流行性出血热是肾综合征出血热的俗称，是由汉坦病毒引起的急性自然源性传染病。作为本病传染源的宿主动物约 90 余种，但主要为啮齿动物。在我国，分别是农村野鼠型、林区野鼠型、家鼠型和混合型出血热的主要传染源。病毒由革螨传播或接触鼠类排泄物、分泌物后由损伤的皮肤、黏膜侵入人体，或间接地经污染的灰尘及食物由呼吸道或消化道传播。

家鼠型发病季节主要在 4～6 月；野鼠型发病季节为 10 月至次年 1

月，于4～6月有次小高峰。临床以三大主症（发热、出血、肾衰竭）及五期经过（发热期、低血压休克期、少尿期、多尿期、恢复期）为特点。发热期起病多突然，畏寒高热（39℃～41℃），多呈弛张热。伴有全身症状，如三痛（头痛、腰痛、全身痛）及三红（面红、颈红、上胸红）。发病2～3日出现"醉酒貌"，皮肤黏膜出血点及出血（呕血、便血、血尿），伴有恶心、呕吐，尿少以及肾脏损害。由于其病变范围广，受累器官多，临床表现扑朔迷离，极易误诊。

提高对本病的认识，是减少误诊的关键。流行季节，凡遇有发热患者，同时有下列情况之一者，应想到本病的可能：①有不明原因的多部位出血倾向者，尤其是软腭出血点，腋下抓痕样、条索状出血点。②有恶心、呕吐、腹痛等症状，难以用胃肠道疾病解释者。③短期内出现腰痛，尿少、无尿，尿中有蛋白、红细胞或颗粒管型者，尤其是尿中排出膜状物者。④不明原因的休克，血液检查有类白血病样反应，出现异型淋巴细胞，血小板低下者。⑤不明原因的剧烈腹痛，不能用外科急腹症解释者。⑥急性上呼吸道感染症状，体温下降后，全身症状反而加重者。可疑患者应及时到有条件的医院进行流行性出血热病毒抗体（EHF-IgM）的测定，对诊断早期感染有重要价值。

本病目前尚无特殊疗法，早发现、早休息、早治疗，把好休克关、出血关及肾衰竭关，实施预见性治疗，一般预后良好。

（2001年12月5日）

远离甲肝重在预防

甲型病毒性肝炎简称甲肝，是由甲型肝炎病毒引起的急性消化道传染病。甲型肝炎病毒主要存在于甲肝患者和隐性甲肝病毒感染者的粪便中，经粪-口途径传播。甲肝病毒通过患者的粪便排出，直接或间接污染手、水、食物和餐具，健康人摄入被病毒污染的食物和水后便可受到感染。甲肝通常呈散发，但在水源或蛤蜊、牡蛎等生食的水产品受到严重污染时可暴发流行。任何人都能被传染甲肝，尤其是儿童、孕妇和体弱者。已患过或感染过甲肝的人可获得牢固的免疫力。

一般来说，绝大多数甲肝都呈自限性。在流行期间，重症甲肝的发生率为0.1%～1%，极少转为慢性病变，死亡率也很低。目前我国仍是甲肝的高发区。随着改革开放、国际交往及国内人口流动的日益频繁，很多易感人群正处于甲肝的威胁之中。冬春季节正值甲肝的高发之时，加强对甲肝的预防刻不容缓，以下几种方法对预防甲肝很有效果。

＊ **接种甲肝疫苗是预防甲肝的最好方法**　预防甲肝的疫苗有 3 种：死疫苗、活疫苗和重组疫苗。接种我国自行研制的甲肝病毒减毒活疫苗 3 周后，可使体内的甲肝抗体的转阳率达 100％，获得免疫的期限为 5～7 年。若感染了甲肝病毒，则会使下降的抗体再度升高，从而使人体获得的保护性抗体维持的时间更长乃至终生。

＊ **加强自我保护意识**　把住"病从口入"关，未接种甲肝疫苗的人应严格讲究饮食卫生，一旦在甲肝流行期间接触了甲肝患者，要立即进行被动免疫，即马上注射丙种免疫球蛋白，而不是注射甲肝疫苗。这是因为，人体注射甲肝疫苗后需要在 3 周后才能产生保护性抗体，而丙种免疫球蛋白则是由人的血浆或胎盘制成的免疫球蛋白，具有较高滴度的甲肝抗体，可以预防或减少甲肝的发生，阻断甲肝的传播。需要注意的是，与甲肝患者接触后注射丙种免疫球蛋白的时间宜早不宜晚，最晚不能超过 10 日。

＊ **及时切断甲肝的传播途径**　对甲肝患者的食具、粪便及日常生活用品必须严格消毒，最好采用蒸煮的方法，也可用 84 消毒液浸泡或在阳光下暴晒（不应少于 2 小时），以切断其传播途径。

＊ **可疑患者的防控措施**　曾与甲肝患者有接触者，大可不必过于惊慌，但要注意休息，避免过劳，保证富于营养且易消化的饮食以及充足的睡眠。经过一个月的观察后若无任何症状者，其发病的可能性将会很少。如果近期持续出现无其他原因可解释的乏力、食欲减退、厌油腻、肝区疼痛、尿黄或巩膜黄染，尤其是在 15～45 日内与曾与甲肝患者有接触者，应迅速到医院进行检查。

（2006 年 2 月 10 日）

不安全注射后患无穷

据一次"安全注射行动研讨会"透露，我国每年各种注射约 30 亿次，由此造成乙肝感染不少于 3600 万人。而我国职业性感染血源性传染病的医护人员中，80%～90% 由针刺伤引起。除此以外，我们目前约 2/3 的 HIV（艾滋病）感染发生在静脉注射吸毒人群中，其祸根就是不安全注射。综上所述，不难看出，不安全注射是无声的杀手，人们在不知不觉中吞下了苦果。

注射疗法是一项技术性强，要求严格，与患者生命安全息息相关的治疗措施，只有具备一定学历和资格的医护人员才能从事注射业务，坚决杜绝非法行医者滥用注射方法。即使是医务人员，也应提高对不安全注射的认识，每次注射必须使用灭菌针具。提倡使用经过严格消毒的一次性针具；禁止只换针头而不换针管。无论是用于免疫、预防还是用于治疗目的，在任何时候、任何地方、对任何人都要是安全无害的，也就是说真正做到了"全面""彻底"或"百分之百"的安全注射。积极推广应用真空采血器，使用真空静脉血液样本的采集是全封闭系统下完成采血程序，因而从根本上排除了血液污染和交叉感染的可能性；同时也从根本上排除了护理人员在操作中受到血液污染和造成感染的可能性。

要特别强调的是，输液绝非疗疾的"杀手锏"，不是所有的疾病都需要"注射疗法"，能够口服的，尽量不用"注射"给药。

（2005 年 12 月 27 日）

丙肝　不得不防的"沉默杀手"

前不久，不惑之年的某男性，在健康体检中发现血谷丙转氨酶（ALT）为 200.31 U/L，但乙肝病毒（HBV）阴性，进一步检查发现丙肝病毒（HCV）抗体阳性；HCV-RNA（核糖核酸）阳性；诊断为"急性丙型肝炎"。患者百思不得其解，什么是丙肝？丙肝为什么没有症状？

我国病毒性肝炎的发病人数一直位列所有传染病之首，丙型病毒性肝炎（简称丙肝）是一种主要经血液传播的疾病，在肝炎家族中它排行"老三"，且发病率正逐年上升。丙肝的死亡率在我国所有传染疾病中排在第 5 位。

潜伏长危害大

丙肝是一种危害性大、潜伏期长、不易被发现的病毒性肝炎疾病，而且具有很强的传染性。其临床表现有如下特征：

* **症状隐蔽**　有些人患丙肝后 10 年、20 年才查出来。其症状类似胃病，而 80％的患者无明显症状，或仅有疲倦、乏力感，往往容易造成误诊、漏诊。因此，丙肝又被喻为"沉默的杀手"。

* **危险性高**　丙肝病毒在人体内的复制速度比乙肝病毒快一倍，重叠感染率和病死率较乙肝更高。

* **更易癌变**　患者感染丙肝病毒后，有 75％～85％的患者演变为慢性丙肝，如得不到及时、正确、合理的治疗，有 10％～30％可发展为肝硬化；3％～10％可演变为肝细胞癌。

* **疫苗缺失**　目前尚无疫苗可以预防丙肝，因此，其对患者的健康和生命危害极大。

血传染早检查

丙肝是通过血液传播的疾病，传播途径和艾滋病一样，一般不会通过日常生活，如食物、空气等传播。但凡有以下情况之一者应视为高危人群：如有输血史，特别是在潜伏期内接受过输血者；反复血液透析者和接受器官移植者；共用注射器者；艾滋病感染者；丙肝母亲所生的婴儿；针刺、刀伤或者破损黏膜处接触丙肝阳性血液者；与丙肝感染者共用剃须刀、牙刷等密切接触者；不洁性行为者；曾进行器械介入性诊疗（胃镜、内镜、牙科器械）者；有过文身、文眉、穿耳环孔等人群。

临床上，一旦发现以上十类高危人群，转氨酶持续轻度升高，在排除了甲肝、乙肝和脂肪肝后，应考虑检查丙肝。若 HCV 抗体和 HCV-RNA 阳性或仅 HCV-RNA 阳性，即可诊断为丙型肝炎。

除病毒减损伤

丙型肝炎治疗的目的是清除或持续抑制体内的丙肝病毒，从而改善或减轻肝脏损伤，阻止进展为肝硬化、肝衰竭或肝癌，并提高患者的生活质量。

干扰素治疗是目前国内外肝病权威学会推荐的首选治疗药物，具体推荐方案为干扰素和利巴韦林联合治疗，对于有利巴韦林禁忌的患者，可以采用干扰素单药治疗。干扰素分为普通干扰素和新型长效干扰素：其用量和疗程应在医生指导下完成。

（2010 年 7 月 19 日）

"吸"出来的丙肝

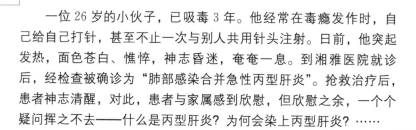

一位 26 岁的小伙子，已吸毒 3 年。他经常在毒瘾发作时，自己给自己打针，甚至不止一次与别人共用针头注射。日前，他突起发热，面色苍白、憔悴，神志昏迷，奄奄一息。到湘雅医院就诊后，经检查被确诊为"肺部感染合并急性丙型肝炎"。抢救治疗后，患者神志清醒，对此，患者与家属感到欣慰，但欣慰之余，一个个疑问挥之不去——什么是丙型肝炎？为何会染上丙型肝炎？……

吸毒与丙肝

丙型病毒性肝炎简称丙肝，是一个世界性的健康难题。全球现约有 1.7 亿丙肝患者。1992～1995 年的全国性病毒性肝炎血清流行病学调查显示，我国丙肝（HCV）抗体阳性患者约 4000 万人，是乙肝病毒携带者的 1/3。近年来，我国丙肝报告发现人数有上升趋势，5 年内约翻了 5 倍。

丙型肝炎主要传播途径有：①使用了带有丙肝病毒的血液或血制品，如输血、血液透析等。②共同使用注射器、针灸针、牙科器械等，特别是静脉注射海洛因等毒品。③少数可经妊娠期胎盘传播给下一代子女。④可能通过性接触传播等。

不难看出，上文中患者毒瘾发作时的不洁注射是导致其丙型肝炎的罪魁祸首。据报道，我国广西静脉吸毒者中 HCV 感染率高达 97.2%，静脉吸毒者中 HCV 感染率明显高于口吸吸毒者。

"沉默的杀手"

丙肝感染的起初阶段称为急性丙肝，如果丙型肝炎病毒留在体内超过 6 个月，就称为慢性丙肝。丙型肝炎病毒其实比甲型或乙型肝炎病毒更难缠，病毒感染后潜伏人体的时间可长达 15～20 年，带菌者可以完全无病征，但病毒却会悄无声息地逐渐破坏肝脏，待患者发病确诊时，很可能已经并发肝硬化，甚至肝癌，其杀伤力绝对不能小看。

如何避免

丙肝主要通过血液、破损皮肤、黏液、性行为和母婴传播。就目前来看，丙肝的预防尚无疫苗可用，目前丙肝的预防重点在于保护易感人群、切断传播途径、早期诊断和治疗已感染 HCV 的患者（即传染源）。具体措施如下：

1. 取缔职业献血员，医务人员慎用血制品。推广一次性使用的注射器，医疗器械如内镜、手术器械、牙科钻、针灸针等要严格消毒，确保可以杀死 HCV。

2. 男性使用避孕套对防止 HCV 的性传播有很好的作用。如育龄妇女为丙肝患者，最好先进行抗 HCV 的治疗，待疾病痊愈或控制良好时再怀孕生育，这样有助于减少母婴的垂直传播。

3. 禁止卖淫嫖娼，禁止注射毒品，静脉吸毒者应下决心戒除毒瘾，避免使用不洁注射器。

4. 对职业需要可能接触丙肝患者和血液、脏器者，要做好个人和环境的消毒防护。

（2010 年 7 月 19 日）

莫把自身免疫性肝炎误当病毒性肝炎

年过七旬的张妪，2个月前不明原因出现低热、乏力，给予抗感染药治疗4周后，乏力加重，且伴腹胀，尿黄，恶心，呕吐。实验室检查示：谷丙转氨酶 555.8 U/L，血清总胆红素 220.9 μmol/L。医生按病毒性肝炎进行保肝等对症处理后，患者病情加重，急转入我院。

检查：巩膜黄染。肝炎病毒指标为阴性，免疫抗核抗体（ANA）阳性（1：160），IgG>32.40 g/L，红细胞沉降率 52 mm/h，抗线粒体抗体（AMA-M$_2$）阳性。

诊断：自身免疫性肝炎（AIH）。

何谓 AIH

国际上将"自身免疫性肝病"和"自身免疫性慢性活动性肝炎"统称为"自身免疫性肝炎"，确定本病为非病毒感染性的自身免疫性疾病。目前，该病临床报告有逐年增多的趋势。

临床表现

本病临床特征为女性多见，大多呈缓慢发病（约占70%）。患者逐渐出现疲乏无力、恶心、食欲不振、腹胀及体重减轻等肝炎症状，可伴有发热、关节酸痛或慢性关节炎症状。面部鼻翼两侧可出现像蝴蝶一样的对称红斑，红斑处皮肤有轻微肿胀，还伴有其他一些临床综合征，常见的如胸膜炎、心肌炎、肾病综合征、多发性关节炎、自身免疫性溶血性贫血、糖尿病等。

实验室检查特点

* **肝功能试验** 转氨酶持续或反复增高，常为正常的3～5倍以上；γ-GT 和腺苷脱氨酶常增高；白蛋白多正常，γ-球蛋白增高更为突出，以 IgG 增高最明显，其次为 IgM 和 IgA；血清胆红素常明显升高。

* **免疫血清学检查** 多种自身抗体阳性为本病特征。抗核抗体阳性，见于60%～80%的患者，滴度一般低于1：160。约30%病例平滑肌抗体阳性，且为高滴度。约30%病例线粒体抗体阳性，抗体滴度一般为低或中等。

另外，肝细胞膜抗体（LSP 抗体和 LMA）对诊断本病有相对特异性，但亦可见于其他肝病。

如何治疗

当血清转氨酶明显升高或者肝组织有中度以上炎症坏死时，患者应接受治疗。治疗方案分为两种：①单用泼尼松治疗。②泼尼松联合硫唑嘌呤治疗。药物用量与疗程应按医嘱进行。

（2009 年 9 月 3 日）

认清"冒牌"的病毒性肝炎

临床上在疑有病毒性肝炎，而病毒性肝炎标记物检测阴性时，应注意与有肝脏损害的全身性疾病相鉴别，以减少误诊。其中酷似病毒性肝炎的疾病有：

* **非肝炎病毒的病毒性肝损害**　非肝炎病毒感染引起的肝炎如传染性单核细胞增多症（EBV 感染）、巨细胞病毒、柯萨奇 B 组病毒，其临床表现和肝功能检查均与病毒性肝炎相似。

* **缺血性肝炎**　肝脏急性缺血、缺氧导致肝细胞变性、坏死和肝功能损害，即称为缺血性肝炎或缺氧性肝炎。心力衰竭、呼吸衰竭及多种原因导致的急性低血压是本病的主要原因。血清转氨酶及乳酸脱氢酶迅速升高，且随病情好转而迅速恢复，肝炎病毒指标全部阴性。即可借此与病毒性肝炎相鉴别。

* **肝豆状核变性**　铜在体内蓄积，肝脏最先受累，首发症状为食欲不振、恶心、呕吐、黄疸、肝脾大以及发热，早期误诊为病毒性肝炎，晚期易误诊肝硬化。若能及时发现血清铜增多，血浆铜蓝蛋白减少，角膜铜色素环，即可获得诊断。

* **甲状腺功能亢进症**　有些患者以肝损害和黄疸为首先症状时，易误诊为病毒性肝炎。

* **恶性组织细胞病**　以青壮年居多，近年来有增加的趋势。当以肝脏浸润为突出表现时，可表现为黄疸、肝功能损害、肝大、高热等，易误诊为肝炎。

* **系统性红斑狼疮（SLE）**　SLE 是常见的自身免疫性疾病，累及全身结缔组织，呈现多脏器损害，可表现为肝大和肝功能损害，早期

易误诊为肝炎。若能找到狼疮细胞、抗核抗体阳性有助于诊断。

　　＊ **肝结核** 　急性粟粒性肝结核常有发热、肝大、黄疸、肝功能异常，常误诊为急性黄疸型肝炎；普通型肝结核患者有乏力、纳差、腹胀、肝大、肝功能异常而误诊为慢性肝炎。

　　＊ **肾综合征出血热** 　由于出血热病毒引起肝细胞破坏，而导致肝功能异常、转氨酶升高、黄疸等，酷似病毒性肝炎。

（2002 年 2 月 21 日）

腮腺炎致男性不育 6 个预防法

　　流行性腮腺炎病毒不仅对腮腺有特殊的亲和力，而且也特别喜欢侵入腮腺、脑膜、卵巢、睾丸。腮腺炎性睾丸炎，是常见不育症病因之一。

　　腮腺炎病毒特别易侵犯男孩的睾丸组织，引起病毒性睾丸炎。男性腮腺炎有 15％～25％发生睾丸炎，单侧受累约占 2/3，双侧占 1/3，大人也会感染腮腺炎。急性感染消退后，继之是渐进性的慢性病理改变，在 1～6 个月内或数年后出现睾丸萎缩，即生精细胞缺失、曲细精管透明样变及硬化。成年男子的双腮腺炎睾丸炎还可以引起性腺功能低下，有时，同时引起无精症或精子数目严重减少。腮腺炎的延长效应发病后 10 年、20 年，甚至更长时间以后，仍然继续造成睾丸损伤。

　　因此，男孩子如果患上腮腺炎，治疗不彻底就停止用药，有可能引发睾丸炎等，甚至在孩子成人后可能引发不育。腮腺炎应如何预防呢？

　　1. 要加强防患意识。春季腮腺炎是高发期，孩子的脸突然一侧肿大，而且没精神、发烧 38℃左右，有可能患上了腮腺炎。

　　2. 预防最有效的办法是接种腮腺炎减毒活疫苗，或腮腺炎-麻疹-风疹三联疫苗。

　　3. 孩子得了腮腺炎，一定要积极、合理、全程用药，注意卧床休息，以避免睾丸炎的发生。

　　4. 腮腺炎的全部病程为 7～12 日，一般隔离需要 3 周时间。有的孩子治疗 3 日后脸部就消肿了，但仍需要全程用药治疗。

　　5. 药物预防：采用板蓝根 30 g 或金银花 9 g 煎服，每日 1 剂，连续 6 日。

6. 并发睾丸炎者，可给解热止痛药、睾丸局部冰敷并用睾丸托支持。

（2016 年 4 月 29 日）

"手足口病" 不是 "口蹄疫"

4 月份以来，山东省临沂市发生手足口病疫情。有人认为这个病是从牲口身上传染的，就是口蹄疫，导致当地居民都不敢吃猪、牛、羊肉，一时弄得人心惶惶。

"手足口病"和"口蹄疫"从疾病名称上容易使人混淆。但有关医学专家已做出了肯定的回答，它们不是同一种病。

口蹄疫是口蹄疫病毒所致的偶蹄动物（牛、羊、猪、骆驼、鹿）共患的急性接触性传染病，病毒具有多型性和变异性。人感染口蹄疫比较少见，只有大量感染了病毒才可发病。至于口蹄疫到底是不是人畜共患疾病，尚没有被证实。

手足口病又称手足口综合征，是由病毒引起的，既可直接接触传染，又可经呼吸道传播。此病主要表现为口腔炎及位于手足之皮疹，多见 5 岁以下幼儿，夏季多见。年长儿及成人也可感染，但一般症状较轻，或为无症状的隐性感染。临床上首先表现为口痛、厌食及低热，亦可不发热。口腔内可见散发性小疱疹或溃疡，主要位于舌、颊黏膜及硬腭处。四肢，尤以手足部可见斑丘疹或疱疹，数量多少不定。该病病程短，多于 1 周左右痊愈。

手足口病目前无特效治疗方法，主要以减轻发热、头痛和口腔溃疡引起的疼痛等对症治疗为主。预防措施主要是隔离病儿，加强婴幼儿卫生保健，以减少感染机会。同时，要注意居室内空气流通、温度适宜；经常洗手，尤其是换尿布后；消毒有可能被污染的物体表面；儿童发病头几天不要去幼儿园、学校或参加其他聚会等。

（2007 年 6 月 4 日）

呼吸系统疾病危害严重

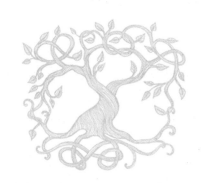

防治结核病坚持不懈

结核病，是经呼吸道传播的慢性传染病，尽管结核病一度销声匿迹了很久，可是随着结核分枝杆菌逐渐产生耐药性，已被大多数人"遗忘"的结核病，近年来在世界范围内又"死灰复燃"，如今已成为所有传染病中的最大死亡原因。

结核病是怎样发生的

结核分枝杆菌首次侵入人体主要是通过呼吸道进入肺泡并在此繁殖，称为"原发感染"。原发感染处形成原发病灶，结核分枝杆菌从原发病灶中沿淋巴管进入到血液中，称为"血行播散"。结核分枝杆菌通过血行播散进入各脏器中，有的立即发病，发生严重的粟粒型结核病和结核性脑膜炎。也有的潜伏在各种器官内，待机体免疫力下降时发病，称为"内源性发病"。如果多次、大量感染结核分枝杆菌，也能使身体很快发生结核病，形成"外源性发病"。

哪些人容易感染结核分枝杆菌

与尚未被发现和治疗不彻底的排菌肺结核患者有密切接触的人，最易感染结核分枝杆菌，如肺结核患者的家庭成员（尤其是儿童）、同事、同学等，以及与患者接触的医务人员。此外在通风不良环境中集体生活和工作的人群中，一旦有人发生肺结核病，其他人常可受到结核分枝杆菌感染。

感染结核分枝杆菌后仅少部分人发病，除与感染结核分枝杆菌的数量、毒性、频度因素外，主要与机体对结核分枝杆菌的抵抗力有关。幼儿、青春期、老年人和营养不良、尘肺、糖尿病患者、胃切除术后或长期使用免疫抑制剂的人，因对结核分枝杆菌的抵抗力下降发病率较高。艾滋病病毒感染者因免疫缺损，抵抗力持续下降，一旦感染结核分枝杆菌极易发生结核病。

合理化疗预后良好

结核病的合理化疗是指对活动性结核患者坚持早期、联用、适量、规律和全程使用敏感药物的原则。医生会视病情轻重、痰菌有无和细菌耐药情况，以及经济条件、药源供应等，选择化疗方案。所以患者只要在医生的指导下坚持全程、足量正确的治疗方法，预后还是良好的。

结核病营养要"四高"

在使用抗结核药治疗的同时，患者须增强机体抵抗力，营养的补充必不可少，以满足结核病灶修复的需要，营养法则应坚持"四高"。

* **高热能**　结核病是慢性消耗性疾病，热能需要超过正常人，应尽量鼓励患者多进食糖类，既可补充热能又可节约蛋白质。

* **高蛋白**　结核病对蛋白质的消耗多，所以应鼓励患者多补充肉、禽、水产品、蛋、大豆制品、牛奶及奶制品。

* **高维生素**　应重点补充维生素 A、维生素 B、维生素 C、维生素 D。维生素 A 能增强机体免疫力；维生素 D 能促进钙吸收；维生素 C 有利用病灶愈合和血红蛋白合成；B 族维生素可加快机体内各个代谢过程，有改善食欲的作用；除饮食供给外，必要时可再补充维生素药剂，鼓励患者进行日光浴或户外活动是增进维生素 D 的好办法。

* **高膳食纤维和水**　足够的膳食纤维和水是维持体内酸碱平衡，保持大便通畅，防止毒素吸收的必要措施。新鲜蔬菜、水果以及含膳食纤维丰富的食物。

（2006 年 3 月 27 日）

警惕肺结核易感危险因素

肺结核病新的易感危险因素有：

* **肺结核更易袭击老年人**　我国自 1979 年以来先后进行三次结核病流行病学调查表明，无论是活动性肺结核还是涂阳肺结核的患病率，都随年龄增长而升高，于 60～70 岁达到高峰。老年人患肺结核为儿童的 26 倍，比成年人高 70%。

* **人类免疫缺陷病毒（HIV）感染（艾滋病）使结核发病增加**　HIV 阴性者感染结核分枝杆菌（MTB）后，一生中发生结核病的概率只有 10%，而 HIV 阳性者感染 MTB 后发生结核病的概率增高至 50%，MTB 与 HIV 双重感染，预后险恶，患者短期内死亡。

* **糖尿病与结核病狼狈为奸**　糖尿病患者由于代谢紊乱、营养不良、免疫功能下降，因受 MTB 感染或促使感染者发生结核病，而体内血糖及组织内糖量的增加，又有利于 MTB 的繁殖。据文献报道，糖尿病患者易患肺结核，其患病率是普通人群的 10 倍，这两者并存被视为致命的组合。

　　* 类固醇性肺结核病　　系指长期应用糖皮质激素治疗后而诱发的肺结核。因激素抑制了机体免疫功能，致使新近感染 MTB 或体内潜在的、静止的、临床治愈的结核病再发或复发扩散。其临床表现为：发病年龄偏大；女性多于男性；血行播散性肺结核及结核性脑膜炎多见；高热者多见；X 线胸片示肺部病灶广泛，空洞形成者多；痰菌阳性者多；预后差，病死率高。

　　* 硅沉着病（矽肺）　　由于矽尘损害吞噬细胞功能，并影响外周细胞，干扰淋巴因子生成，故影响免疫功能而易发结核。一期、二期硅沉着病并发结核者占 20%～40%，三期者可达 70%～95%；结核病患者因呼吸道对粉尘清除功能降低也易发硅沉着病。二者并存者，危险性更大。

　　* 抗病能力低下者　　如慢性疾病、过度劳累、居住拥挤、营养不良等因素均能导致抵抗力下降，也易患结核病。

（2006 年 4 月 11 日）

警惕肺结核与肺癌并存

　　一位年近七旬的女士，因咳嗽、盗汗经某医院胸片诊断为"肺结核"，给予异烟肼、利福平、乙胺丁醇三联治疗半年，不仅未见好转，而且出现顽固性胸痛，咳嗽频繁，痰中带血明显增加，进行性呼吸困难。转来我院后经胸片、CT 检查发现右上肺结核，右上叶前段肺不张，肺门阴影增大，右胸腔积液。支纤镜检查：右支气管肿块，病理报告为腺癌。最后确诊为肺结核合并肺癌。本病虽然迅速得到确诊，但已错失肺癌手术治疗的良机。

　　肺结核与肺癌都是呼吸系统中常见病，结核病灶可成为癌的先驱病变，据推测肺组织的慢性炎症可能刺激癌细胞生长；肺结核瘢痕阻碍淋巴系统引流，导致致癌物质的局部性聚集。近 20 年内的结核罹患者，发生肺癌的危险度可高出一般人群的 2.5 倍以上。

　　肺癌缺乏特异性症状和体征，尤其是与肺结核并存时更容易被忽略而误诊。提高肺结核与肺癌并存的认识，是减少误诊、尽早施行肺癌手术治疗、改善患者预后的关键。诊断主要可从以下几个方面着手：①肺结核患者，咳嗽加剧，且止咳药治疗无效。②反复痰中带血难以用肺结核解释或顽固性胸痛者。③抗结核治疗中，X 线显示病灶增大。④年龄在 45 岁以上的男性，且有长期吸烟史，应考虑到原发性肺癌或肺结核合并肺癌的可能，如有肺不张或顽固性咳嗽者，应尽早做支纤镜检查。⑤对有大量胸腔积液的患者抽液中应做细胞学和 CEA 检查，抽液后胸部摄片或 CT 扫描能发现淹没在胸液中的肺部孤立性结节阴影，直径＞3 cm，边缘不规则者，肺癌的可能性明显高于结核瘤。⑥痰脱落细胞检查，是无损伤而重复性强的方法，尤其是中央型肺癌和伴有空洞的患者。⑦经皮肺活检对周围型肺癌是唯一不开胸而能得到病理诊断的检查。⑧45 岁以上的肺结核患者，虽坚持抗结核治疗，胸片反而出现新阴影或阴影增大，不要轻易判断为耐药所致，而要更多考虑合并肺癌的可能性。

（2003 年 11 月 10 日）

当心糖尿病和结核病"狼狈为奸"

　　年逾花甲的蒋大爷有 10 多年的糖尿病史，平时血糖控制不理想。近日，他因低热、盗汗、痰中带血丝前来急诊就诊。经全面检查，多科会诊，最后确诊为糖尿病并发肺结核。蒋大爷有些疑惑，我过去没有肺结核，难道糖友容易患肺结核吗？

　　众所周知，糖尿病患者若血糖控制不好，容易并发多种疾病，而结核病是最容易并发的一种严重传染病。糖尿病患者体内糖含量高，代谢紊乱，可为结核分枝杆菌快速生长、大量繁殖提供良好的营养环境；糖尿病患者免疫力下降、营养不良等，可削弱机体消灭结核分枝杆菌的能力。有研究表明，血糖控制越差的患者越容易患上肺结核。糖尿病患者肺结核患病率比正常人高 3～10 倍。

　　肺结核是一种慢性消耗性疾病，不仅增加胰岛素的需求量，同时又会降低胰岛素受体功能，以致胰岛素不能发挥正常生理作用。再者，结核菌毒素可侵犯胰腺，使其分泌功能降低，这都可引起血糖升高。而某些抗结核的药如异烟肼可干扰血糖代谢，使血糖升高。肺结核是糖尿病患者常见的合并病，而且是其重要的死亡原因。所以说，糖尿病与结核病，是一对狼狈为奸的坏"兄弟"。

目前，我国是世界糖尿病第一大国，同时又是世界第二大结核病高负担国家，所以糖尿病合并肺结核患者也必然"水涨船高"。两病并发相互影响，使得治疗难度大、预后差，后果不可小觑。

如何早期发现糖尿病并肺结核

• 凡糖尿病患者有体重下降、疲乏、无力、发热及咳嗽、咯痰、咯血等呼吸系统症状，需每半年定期进行胸部X线检查。

• 糖尿病患者急起肺部感染，其病变以干酪渗出为主、伴有空洞、痰菌阳性且病情发展迅速，类似急性肺化脓症、急性肺炎者，应考虑并发结核的可能。

• 结核病患者已进行积极抗结核治疗，但病情仍不能控制，又可排除耐药菌或非结核分枝杆菌感染者，应进一步检查血糖、尿糖。

• 因30%糖尿病患者在长期慢性病程中可出现或伴发皮肤病变，故当肺结核患者有不能用药物过敏解释的皮肤损害者，应考虑并发糖尿病的可能。

• 对于明确诊断为两病并存的患者，应突出强调糖尿病的控制，糖尿病合并肺结核患者控制血糖首选胰岛素，应将空腹血糖控制在7.8 mmol/L以下，餐后2小时血糖控制在10 mmol/L以下，否则将影响抗结核治疗的效果。

• 对于肺结核的治疗应采取早期、联合、连续用药的原则，且抗结核的治疗时间必须长于单纯肺结核的治疗，宜一年半以上。

• 由于降糖药和抗结核药长期联合使用，易引起肝损害，故要重视肝功能的监测，保护好肝功能。肺结核合并糖尿病的老年患者应慎用或不用氨基糖苷类药物，以免听力和肾功能损害。

(2014年6月18日)

类固醇性肺结核病

年过七旬的李老太，突起胸痛、高热、咯血而急诊入院。既往有类风湿关节炎，长期服用泼尼松已达 2 年之久。否认结核病接触史。经胸部正侧位摄片和 CT 检查：血行播散型肺结核（Ⅱ型），痰检找到抗酸杆菌。最后诊断为类固醇性肺结核病。人们为此感到惊讶，疑虑众生，什么是类固醇性肺结核？它是怎么传染的？该如何防治？

肾上腺皮质激素（简称激素）在临床上应用甚为广泛，有时以主药治疗原发病，有时作为辅助药物。所谓类固醇性肺结核系指应用激素后诱发的肺结核。

类固醇性结核病的发生可能为激素抑制了机体免疫功能，致使新近感染结核或体内潜在的结核发病或复发扩散。本病的临床特点为：发病年龄偏大；女性多于男性；Ⅱ型肺结核及结核性脑膜炎多见；高热者多见；有些患者临床表现隐匿，易与原发病症状混淆致误诊；X线胸片示肺部病灶广泛，空洞形成者多；痰菌阳性者多；预后较差，病死率较高。本文患者在无抗结核的情况下大量服用激素而诱发本病。为防止此类医源性疾病的发生，应注意以下防范措施：①严格掌握激素应用的适应证、剂量和疗程，用药前注意询问结核病史，进行胸部X线检查，并做结核菌素试验。如果体内有非活动性结核病灶，结核菌素试验阳性或需持续用类固醇药 6～8 周以上，应进行预防性抗结核治疗，可用异烟肼（雷米封）0.3 g/d，以达到预防性治疗。②应用激素治疗期间，应定期摄胸片及痰检，并进行有关的检查，停药后仍应追踪观察。③激素治疗原发病一旦得到控制，应逐渐减量至能控制原发病最小剂量。④不可将激素作为消炎药、退热药、止痛药长期滥用。⑤类固醇性结核病一旦确诊，应立即应用强有力的抗结核药治疗，同时加强支持疗法，加用免疫增强剂。

（2002 年 6 月 8 日）

用抗结核药警惕肝损害

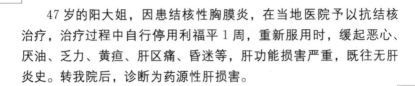

47 岁的阳大姐，因患结核性胸膜炎，在当地医院予以抗结核治疗，治疗过程中自行停用利福平 1 周，重新服用时，缓起恶心、厌油、乏力、黄疸、肝区痛、昏迷等，肝功能损害严重，既往无肝炎史。转我院后，诊断为药源性肝损害。

目前已知大多数抗结核药均可引起肝脏损伤，但其发生机制尚未完全阐明，但一般认为可能是对肝细胞毒性作用和过敏反应有关，为了避免肝损害就要注意以下几点：

1. 凡结核病患者应用抗结核药之前，均应做常规肝功能检查；初次化验肝功能正常，也无肝炎症状者，在服用抗结核药过程中每 20～30 日复查肝功能一次，尤其用药后的前 2 个月之内。因为这一时期是其药源性肝损害的高发期，如果能够及时发现、及时处理，可使肝损害迅速好转。

2. 乙肝病毒标志物（HBVM）阳性患者需禁用利福平（RFP），尽量使用不损肝或损肝少的抗结核药。另外，肝硬化的患者最好不用异烟肼（INH），因其易诱发肝性脑病。

3. 老年、女性、营养不良和嗜酒者，缺氧的肺结核患者，高原地区的肺结核患者，是抗结核药肝损害的高危人群，应少用或慎用肝损害多的抗结核药。

4. 抗结核治疗患者必须禁酒，并尽量避免用其他可致肝损害的药物，例如磺胺药、红霉素、阿司匹林等。

药源性肝损害的治疗

一旦发现药源性肝损害的情况，就应注意护肝治疗，包括休息，补充 B 族维生素、维生素 C，以及使用葡醛内酯（肝泰乐）、甘草酸二铵（甘利欣）等保肝药物。个别黄疸症状重者应同时给予清肝利胆药物治疗，必要时暂时停用可疑药物或调整方案。适当给予还原型谷胱甘肽，以提高肝脏解毒功能。

暴发性肝衰竭或经一般治疗病情继续恶化者，须积极抢救，可用人工肝治疗。人工肝即血浆置换疗法，它可以去除体内大量内毒素等有毒物质，给机体创造良好的内环境，有利于肝细胞的修复与再生，同时补充了白蛋白，凝血因子等有益的物质，一定程度上提高了肝衰竭的治愈率。

(2009 年 12 月 1 日)

凶险的硅沉着病并肺结核

随着河南省新密市刘寨镇农民张某"开胸验肺"事件的曝光，硅沉着病（矽肺）已成为人们关注的热门话题。硅沉着病固然应该重视，但更值得警惕的是硅沉着病与肺结核并存。

硅沉着病是尘肺中最为常见的一种类型，是由于长期吸入大量含有游离二氧化硅粉尘所引起，以肺部广泛的结节性纤维化为主的疾病。肺结核是硅沉着病常见的并发症，发病率高达 20％～50％。

何谓硅沉着病并肺结核

硅沉着病患者易合并肺结核，但其机制尚未完全明确。在正常情况下，结核分枝杆菌到达肺部后，由于巨噬细胞的作用，结核分枝杆菌极易被消灭。当人们患硅沉着病时，由于巨噬细胞的"耗竭"，再加上肺部血液供应障碍，组织坏死，极易使结核分枝杆菌在肺部生长繁殖而发病；其病变之严重，进展之快，远远超过单纯硅沉着病或单纯肺结核。硅沉着病并发肺结核后常较快导致死亡，死亡率极高。

临床特征

硅沉着病并肺结核全身及呼吸道症状明显比单纯肺结核或单纯硅沉着病严重。其临床特征为：①全身症状，发热、乏力、盗汗、食欲减退、消瘦等。②呼吸道症状，气短、咳嗽、咳痰、咯血及胸痛等。③易合并有呼吸道感染、自发性气胸、肺心病、心力衰竭等症，并呈现相应症状和体征。④硅沉着病并肺结核患者的痰结核分枝杆菌的阳性率比单纯肺结核低。

诊断依据

1. 硅沉着病并肺结核诊断主要依靠硅沉着病的职业病史、卫生学调查资料、临床症状和体征。临床医生对此类患者应引起足够重视。

2. X 线表现：硅沉着病并肺结核的 X 线征象复杂，两种病变阴影多融合在一起，改变了硅沉着病与肺结核各自原有的形态，形成了独特而复杂的 X 线形态。

3. 对硅沉着病并肺结核的诊断不能只凭 X 线胸片，而应结合临床症状、红细胞沉降率及结核菌素试验、痰菌涂片进行综合诊断。要采用正确的查痰方法（即晨痰、夜间痰、即时痰）。

4. 必要时还需进行诊断性抗结核治疗来明确诊断。

治疗的特殊性

一旦确诊为硅沉着病并肺结核后，应在增强机体抵抗力的同时进行抗结核治疗。硅沉着病并肺结核同其他结核一样，用药要遵循"早期、适量、联合、规律、全程"的原则，不应随意更改方案和减停用药。

（2009 年 8 月 20 日）

女性肺癌患者为何越来越多

年过七旬的李女士，5 年前丧偶，心情一直闷闷不乐。近半年来，常咳嗽、咳痰，起初以为是支气管炎。谁知咳嗽越来越严重，并出现胸痛、气急、消瘦症状，才来医院就诊。检查发现其右锁骨上淋巴结肿大，胸片提示右上肺肿块合并胸腔积液，诊断为右肺癌晚期。其子女们看到"肺癌"的诊断报告后，目瞪口呆，质疑道："肺癌不是抽烟的男性才会得吗？我爸生前抽烟厉害，但妈妈从不吸烟，为什么也会得呢？"

以往，人们常常认为肺癌是吸烟男性的专利，但现实却告诉我们：女性，即便是不吸烟的女性，也越来越多地被肺癌缠上，而且女性肺癌发病率正在逐年增高。2013 年世界癌症日全球启动仪式在武汉举行，与会专家透露，近 30 年来，我国肺癌发病率增加，女性肺癌发病率居全球之首。

女性肺癌发病率为什么会这么高

＊ **吸烟和被动吸烟**　吸烟者患肺癌的数量和严重程度大大高于不吸烟者。多达 90％的男性患者和 79％的女性患者和吸烟有关。研究表明，被动吸烟人群的相对危险度是非吸烟人群的 1.14～5.20 倍。显然，二手烟在女性肺癌患者激增过程中扮演了极为重要的角色。

＊ **厨房油烟**　厨房油烟和女性肺癌发生有明显关系，高温的厨房油烟成为新的元凶。据统计，在非吸烟女性肺癌危险因素中，超过 60％的女性长期接触厨房油烟。调查证实，常在厨房做饭者患肺癌的概率远远高于不常在厨房做饭的吸烟者。

认识女性肺癌的常见症状，有助于尽早发现女性肺癌

＊ **咳嗽**　约有 2/3 患者可表现为轻度干咳或严重咳嗽，咳嗽频率较高或夜间咳嗽。突然干咳、呛咳两周以上，且抗感染治疗无效，有慢性咳嗽的患者一旦咳嗽持续不断、难以控制，或出现夜间咳嗽，要警惕肺癌。

＊ **咯血**　在女性吸烟者中表现较为明显，多表现为痰中带血或间断血痰。

＊ **胸闷、气短**　多在肺癌晚期较为明显，肺癌出现胸水时胸闷表现更为严重。

＊ **胸痛**　约 30％的肺癌患者可出现胸痛的症状。若肿瘤位于胸膜附近，可产生不规则的钝痛或隐痛，疼痛于呼吸、咳嗽时加重。如癌肿侵及胸膜，则出现持续剧烈的疼痛。

＊ **发热**　肺癌的发热大多数是肿瘤堵塞肺部支气管、引流不畅引起的炎症所致的癌性热，抗生素治疗效果差，并且易反复，体温一般在 38℃以下。

有鉴于此，女性朋友如出现不明原因的咳嗽、痰中带血、胸痛、发热等特征，应尽快去医院拍胸片或胸部 CT 排除肺癌，如果发现肺部有肿块，可继续选取痰或胸水脱落细胞检测、纤维支气管镜检查、放射性核素肺扫描及经皮穿刺肺活检等检查，以便早诊断、早治疗。

（2013 年 10 月 11 日）

要学会识别肺癌的肺外表现

年逾花甲的蒋大爷，因不明原因头痛、呕吐、失语、偏瘫入当地医院。既往有 30 多年吸烟史。头颅 CT 显示：大面积脑梗死。转上级医院进一步检查，最后诊断为肺癌并发脑梗死。

肺癌怎么会与脑梗死结缘呢？其原因之一是肺癌早期患者就有凝血因子增加，使机体处于高凝状态，易诱发脑血栓形成，从而引起中风发作；肺癌晚期其癌细胞转移到脑组织，损害脑功能，以使患者出现偏瘫等症状。因此，在诊治过程中，切莫漏掉胸部相关检查。与此同时，肺癌的肺外表现也须引起大家的注意。

＊ **低钠血症** 有专家发现低钠血症与肺癌有关，其中小细胞肺癌占 90％。这与肿瘤细胞分泌异位抗利尿素有关。其主要表现为低血钠伴尿液浓缩。临床遇到不明原因的顽固性低钠血症，特别是长期吸烟史者，应高度警惕肺癌的可能。

＊ **自发性气胸** 肺癌之所以会并发气胸，其原因是：肺周边胸膜下的癌肿侵犯了胸膜，导致坏死和胸膜破裂；癌肿造成支气管不完全阻塞，远端的肺泡因过度膨胀而破裂；既往有阻塞性肺疾病或肺大泡，当癌肿阻塞呼吸道后，可促使肺大泡破裂。

＊ **腰椎间盘突出症** 肺癌是骨转移癌最常见的原发病之一，经常被误诊为腰椎间盘突出症。

＊ **吞咽困难** 肺癌合并纵隔淋巴结转移可引发吞咽困难。临床遇到吞咽不畅者，如果在消化方面找不到病因，应该想到肺癌。

＊ **心包积液** 肺癌可侵犯或转移到心包引起大量心包积液，甚至心脏压塞，有致命性危险。

＊ **上肢、颈部、颜面部水肿** 各种病因引起的完全、不完全的上腔静脉阻塞致上腔静脉血液回流受阻，从而引起上肢、颈部、颜面部水肿，以及上半身表浅静脉曲张，其中以支气管肺癌最为常见。

（2015 年 10 月 20 日）

警惕以腰腿痛为首发症状的肺癌

花甲之年的某男士，3 个月前因腰痛，渐放射至右大腿前外侧及右小腿外侧，曾在外院按"腰椎间盘突出症"给予牵引、按摩治疗无效。既往有长期吸烟史。最后经胸椎 X 线及肺 CT 扫描，诊断为原发性肺癌脊柱转移。自动出院 1 周后死亡。

原发性肺癌的发病率和死亡率在我国的某些地区已跃居全身性恶性肿瘤之首位，且有逐年增加的趋势。

肺为人体的呼吸器官，血流丰富，胸腔压力改变，易促使癌细胞脱落入血，发生早期转移；其次，肺腺癌多发生于肺的周边，易造成直接侵犯肋骨和胸椎。本例因肺癌已转移至脊柱，却较长时期误诊为"肥大性脊柱炎"应视为教训。

为提高对肺癌所致的肺外临床表现的认识，提高肺癌早期诊断率，减少误诊，医患双方应从中吸取如下教训：①应提高患者对肺癌的警惕性，从而达到及时就诊的目的。②50 岁以上的男性，吸烟量 4000 支/年以上者应视为罹患肺癌的高危人群，列为重点观察对象。③要充分认识肺癌临床表现的多样性，尤其是肺外表现及早期转移症状。④对中老年人出现腰腿疼痛，查体未见明显体征，诊断功能性疾病一定要慎重。必要时可将 X 线胸片和 CT 扫描列为常规检查。⑤要高度重视肺癌病变的隐匿性，不能只满足 X 线胸片检查，必要时应用纤维支气管镜、痰脱落细胞学及胸部 CT 检查，以达到早期诊断之目的，减少误诊和漏诊。

(2001 年 3 月 7 日)

严重低钠血症可能是肺癌

年逾花甲的张大爷，不明原因乏力、恶心呕吐 2 日入院。既往体健，有 30 多年抽烟史。体查：血压 120/70 mmHg，呈嗜睡状态，心肺无阳性体征，肝脾未触及，双下肢无水肿。血电解质：K^+ 4.5 mmol/L，Na^+ 102.5 mmol/L，Cl^- 82.1 mmol/L，血糖 5.6mmol/L，血浆渗透压 255 mmol/L，尿渗透压 556 mmol/L，24 小时尿钠排出量为 307.5 mmol/L，血常规、肾功能、肝功能正常；腹部 B 超、头颅 CT 未见异常。胸片示：左下肺占位病变，大小约为 3 cm×1.5 cm。该患者一不咳嗽、咯血，二不胸痛、气促，也未见乏力、恶心呕吐，但经皮肺穿刺活检示小细胞肺癌。最后诊断为肺癌合并低钠血症。

少部分肺癌患者早期可出现低钠血症，临床表现为恶心、呕吐、乏力等，多见于小细胞肺癌。1938 年研究发现低钠血症与肺癌有关；1957 年再次发现支气管肺癌患者有低钠血症，同时肾脏大量排钠，认为是抗利尿激素分泌异常增多导致，并命名为抗利尿激素分泌异常增多综合征（SIADH）。迄今已发现伴有 SIADH 的疾病 60 多种，但多数为恶性肿瘤，以肺癌最为常见，其中小细胞肺癌占 90%。此病例提示，对于老年患者，不明原因的顽固性低钠血症，特别是长期吸烟的患者，应高度警惕肺癌的发生。

SIADH 是由于内源性抗利尿激素（即精氨酸加压素，简称 AVP）持续性分泌，使水排泄发生障碍，当水摄入过多时，可引起低钠血症及有关临床表现。轻症患者可无症状。当血清钠浓度低于 120 mmol/L 时，可出现软弱无力、嗜睡，甚而精神错乱、惊厥、昏迷，如不及时处理，可导致死亡。

SIADH 治疗，首先要去除病因。肿瘤合并 SIADH 可随肿瘤的切除、放化疗发挥作用而使血钠恢复正常。有学者报道，小细胞肺癌合并 SIADH 患者于化疗后肿瘤缓解期，不限制水摄取而 SIADH 症状消失。另外要严格限制水摄入量。一般每日进水量应限制在 800～1000

mL，同时进食高钠食品。轻症患者通过限水治疗，低钠即可纠正。对于急性低钠或者慢性低钠患者伴发神经系统症状者，可静脉输注 3‰～5‰氯化钠溶液 200～300 mL，同时静脉注射呋塞米 20～40 mg，排出水分，但必须纠正因呋塞米引起的低钾或其他电解质的丧失。低钠血症改善后，仍应注意限制水分，以免再发生水中毒。

（2014 年 7 月 22 日）

咳嗽原因多　镇咳讲策略

我是位 60 多岁的老人，进入冬天，我时不时地咳嗽，吃了几瓶止咳药总不见好，我该怎么办？

一位忠实的读者

引起咳嗽的病因很多，但总的来说大体可分为以下几种：①由感染引起，如上呼吸道感染，鼻咽部炎症，流感，慢性支气管炎，肺炎，肺结核等。②由理化因素引发，如呼吸道阻塞性疾病，呼吸道受压性疾病，以及空气污染、吸烟造成的气雾刺激而导致咳嗽。③由过敏因素引发，如支气管哮喘、咳嗽变异型哮喘、嗜酸性粒细胞增多症、血管神经性水肿等。

发生咳嗽后，要分析引起咳嗽的各种原因，以便对症下药。平常说的咳嗽药包括镇咳药、祛痰药和平喘药三类。凡能直接抑制咳嗽中枢的镇咳药，称为中枢性镇咳药，分成瘾性和非成瘾性。成瘾性止咳药有吗啡、可待因。非成瘾性止咳药有喷托维林（咳必清）、右美沙芬等。凡能抑制咳嗽反射弧中其他的环节的止咳药称外周性止咳药如贝母等。

• 止咳药用于干咳嗽无痰者，若有痰者可与祛痰药如碘化钾、痰咳净等合用。

• 感冒引起的咳嗽，是由于上呼吸道炎症的刺激，常为病毒所致，这时咳嗽对身体并无任何保护作用。因而用镇咳药止咳。

• 患有支气管炎、肺炎时，呼吸道上下都存有大量痰液，这时就不宜只服用镇咳药，否则可因咳嗽的停止而将痰滞留于呼吸道内，使炎症扩散。

- 一般应选用祛痰药,如氯化胺祛痰作用强,适用于痰液黏稠不易咯出者。由于祛痰药有恶心、呕吐的副作用,常用雾化吸入高渗盐水,能显著提高气道的黏液纤毛清除力,稀湿痰液,起到祛痰止咳作用,尤其是老年人对痰液黏稠不易咳出者,效果更好。

- 哮喘是由于过敏及炎症刺激引起支气管平滑肌痉挛,平喘药就是解痉药。

- 肺结核、肺部肿瘤、肠胃道疾病等引起的慢性咳嗽,一旦确诊后,主要是病因治疗,不必盲目应用镇咳及平喘药。

- 若因高血压或心力衰竭应用卡托普利、依那普利等而出现的慢性咳嗽,若能排除其他原因,可停药数日至 1 周观察,若咳嗽明显减轻或消失,即该药诱发的咳嗽诊断即可成立,应立即停药。

(2005 年 12 月 6 日)

防治慢性阻塞性肺疾病刻不容缓

阻塞性肺气肿是由于吸烟、感染、大气污染等有害因素的刺激,引起终末细支气管远端的呼吸道弹性减退,过度膨胀,充气和肺容量增大,并伴有呼吸道壁的破坏。大多数肺气肿患者同时伴有慢性咳嗽、咳痰病史,临床上很难严格将肺气肿与慢性阻塞性支气管炎的界线截然分开,故临床上统称它们为慢性阻塞性肺疾病(简称慢阻肺,COPD)。

COPD 是一组患病率很高的慢性呼吸系统疾病。据测算,全国约有 3800 万患者。在我国,COPD 是肺心病的主要基础病(占 82%),COPD 患者预后不良,最终常死于呼吸衰竭和慢性肺源性心脏病。

由于本病目前尚无特效的治疗方法,所以预防是关键。

* 戒烟　吸烟时烟雾刺激及有害物质作用于支气管及肺泡使小气道受损,逐步发展成老慢支。80%～90%COPD 的发病与吸烟有关,因此,只有戒烟才能控制病情不再加重。

* 缩唇呼吸　由于患 COPD 时细支气管、肺泡及周围组织被破坏,气道支撑力下降,呼气时小呼吸道提前闭合。缩唇呼吸的作用在于增加呼吸道外口的阻力,防止呼气时小呼吸道陷闭狭窄,以利于肺泡内气体的排出。做法是由鼻吸气，呼气时紧缩唇并向前突出如吹哨状，使气体由双唇间均匀地排出。吸呼时间之比为1：2。

* **腹肌锻炼（腹式呼吸）** 腹式呼吸可增加潮气量，提高肺泡通气量，减少功能残气量和呼吸功能，从而缓解呼吸困难。腹肌锻炼可采取卧位、半卧位、坐位等不同体位。

* **营养与饮食** COPD患者常伴有蛋白质能量营养不良，表现为体重进行性下降和呼吸道反复感染，严重时呼吸肌容易疲劳而导致呼吸衰竭。必须加强营养，保证各种营养成分的平衡和足够的热量，给予高热量，高蛋白质、高维生素及微量元素的饮食，特别要保证蛋白质的摄入量，至少1 g/kg体重。

* **家庭氧疗** 氧疗的目的在于防止因缺氧而导致心肺全身脏器功能的受损，减少因长期住院造成过重的经济负担和不便。氧疗方法为鼻导管、鼻塞或可控浓度的面罩吸氧。但无低氧血症，肺部感染未控制者虽有呼吸困难，也不宜长期家庭氧疗。

* **若病情严重，应及时就医** 在医生指导下应用舒张支气管的药物，如抗胆碱药、茶碱类、β_2肾上腺素受体激动药。如有过敏因素存在，可适当选用糖皮质激素。

* **控制感染** 参考痰菌培养及药物敏感试验选择抗菌药物，如青霉素、庆大霉素、环丙沙星、头孢菌素等。

* **增强免疫力** 对机体免疫力低下者宜采用中西药免疫治疗。

（2005年1月24日）

哮喘病因多　切勿乱用药

喘息及双肺哮鸣音是支气管哮喘特有的症状和体征。近年来，随着对哮喘发病机制的深入研究，人们逐渐发现一些特殊类型的哮喘，其临床表现与典型哮喘大同小异，但病因与治疗方法各异，若滥用止喘、抗感染等药物治疗，不仅浪费医疗资源和加重患者的经济负担，还会使病情加重，甚至危及患者的生命。

* **职业性哮喘** 即接触职业性致病物质所引起的一种可逆性呼吸道阻塞性疾病。目前已知职业性哮喘的病因多达200余种，以咳嗽、胸闷和喘息为主要特征。加强个人防护，改善工作环境，减少空气中的有害气体和粉尘，防止致喘物质进入体内是预防本病的关键。

　　＊心因性哮喘　情绪激动等精神因素促发的哮喘或使哮喘加重者即为心因性哮喘。常表现为不停地过度换气，但无哮鸣音、发绀等表现。以心理治疗为主，给予安慰剂后，症状可减轻，暗示疗法往往可收到奇效。

　　＊经行哮喘　月经来潮前5～7日或月经期哮喘发作，月经来潮后症状自行缓解。给予达那唑及支气管扩张药治疗，多数患者的症状可得以控制。

　　＊运动性哮喘　常于跑步、竞走、爬山等剧烈运动6分钟后出现咳嗽、胸闷、哮喘，停止运动后10分钟之内喘憋症状明显，随后症状逐渐缓解。在运动前雾化吸入沙丁胺醇（舒喘灵）或盐酸曲托喹酚，可预防哮喘发作。

　　＊咳嗽变异型哮喘　咳嗽变异型哮喘同典型支气管哮喘一样，基本病因都是呼吸道的慢性非特异性炎症。以发作喘息、呼吸困难、胸闷、双肺可闻及哮喘音为主要临床表现。诱因以吸入油烟、油漆等异味最多。应用各种抗生素、止咳药无效，但糖皮质激素、抗过敏药或平喘药疗效显著。

　　＊药物性哮喘　能引起哮喘的药物多达100余种，其中最为常见的有阿司匹林类、磺胺类、抗生素类、碘制剂、β受体阻滞药等。凡用上述药物使哮喘患者症状加重，或非哮喘患者用药后出现哮喘发作者，应视为药物性哮喘。

　　患者哮喘发作时应立即停用该药或更换其他药物，同时给予平喘药物治疗，以防危及生命。

　　＊心源性哮喘　常于睡眠中突感胸闷、气急而憋醒，被迫坐起，轻者数分钟至数十分钟后症状逐渐消失；重者则气喘，面色青紫，出汗，咯浆液性粉红色泡沫痰，两肺可闻及哮鸣音，故称之为"心源性哮喘"，应及时就医。在医生指导下，应用洋地黄等增强心肌收缩力的药物和控制钠水潴留及减轻心脏负荷；亦可应用酚妥拉明等血管扩张药以减轻心脏前后负荷。

　　＊支气管内膜结核　系发生在气管、支气管黏膜下层的结核病，常因支气管狭窄而引起慢性咳嗽、呼吸困难、胸闷，严重者呈哮喘状，系统抗结核治疗是根治性的措施。

　　＊气管异物　异物进入气管内引起刺激性咳嗽，落于支气管还可引起阻塞性肺气肿、肺不张及局部感染。多发生在儿童或昏迷患者。

喉镜、支气管镜检查有助于观察异物的大小、性状及所在的位置，在直视下取出异物即可痊愈。

（2004 年 1 月 15 日）

下肢增粗小心肺癌

年过花甲的李大伯，一年 365 天，天天与泥巴打交道，自觉身体挺硬朗，不喝酒，仅有抽旱烟的嗜好，为这事儿老伴没少和他口角，老伴经常劝说"抽烟对身体有害"，他却不以为然。前不久，李大伯突起左下肢增粗，且进行性加剧，肿得皮肤发亮，动弹不得，卧床不起。经当地医院抗感染止痛治疗无效转至省城医院。经彩色 B 超检查，诊断为左髂股静脉血栓形成。医生让李大伯再去放射科拍胸片。"下肢增粗，干吗要摄胸片？"李大伯及其儿子疑惑不解。2 小时后胸片报告为：左肺门淋巴结阴影增大，胸腔积液。后来做胸部 CT 和胸腔积液找癌细胞证实为中央型肺癌，伴纵隔淋巴结转移。

一侧下肢肿胀、增粗多半是静脉血栓形成所致。静脉血栓形成常发生于严重创伤、大手术长时间卧床休息之后的患者。但恶性肿瘤患者在病程中出现静脉血栓并非罕见。据报道，静脉血栓在肿瘤患者中的发生率可达 15%，在尸检时一半以上的肿瘤患者可见到血栓栓塞的证据。下肢深静脉血栓是最常见首先的部位。发生血栓栓塞的肿瘤有肺癌、乳腺癌、卵巢癌、原发性脑肿瘤、前列腺癌、膀胱癌等。

对于年龄大于 50 岁、多发性静脉栓塞、动-静脉血栓、反复发作的深静脉炎、在表浅静脉或相对不常见的部位出现血栓的病例等，应高度怀疑恶性肿瘤的可能。因此，凡原因未明的血栓栓塞性疾病应详细询问病史、仔细体格检查，血常规，生化检查，血清癌胚抗原（CEA），前列腺特异性抗原（PSA），大便潜血，必要时做腹盆腔 CT 和内镜检查。积极寻找原发病灶以期及早明确有无恶肿瘤，及其所在部位的诊断。

（2003 年 9 月 25 日）

慢性咳嗽并非都是肺部疾患

慢性咳嗽是指 3 周以上的持续或反复发作性咳嗽，是呼吸系统疾病最常见的症状。但来自肺外原因引起的慢性咳嗽，临床上并非罕见，且常被误诊为肺部疾病。这不仅延误了针对其病因的治疗，也给患者造成了沉重的精神压力和经济负担。现将近年来有关慢性咳嗽肺外原因的临床诊断与治疗作一概述。

* **胃食管反流**　食管远端黏膜有咳嗽反射感受器。当受到胃返流物刺激时，慢性咳嗽是其唯一的症状，且多发生在夜间；饮酒、果汁、咖啡、吸烟、服阿司匹林等诱发。治疗可用制酸药、H_2 受体拮抗药及甲氧氯普胺（胃复安）等。

* **咳嗽变异型哮喘**　长期慢性咳嗽，抗生素治疗无效并存在呼吸道高反应性，称咳嗽变异型哮喘。多以干咳为主，双肺无哮鸣音，胸部 X 线、五官科检查正常。对明显呼吸道高反应性者，予以皮质激素吸入治疗，辅以酮替芬、氨茶碱或其他支气管扩张剂治疗，可以缓解症状。

* **纵隔疾病**　如主动脉瘤、纵隔肿瘤及胸骨后甲状腺肿、淋巴结核等，因其压迫气管引起阵发性干咳，常伴有胸骨上端疼痛及吸气性蝉鸣，往往随其原发病灶得以根治性切除而控制咳嗽。

* **气道异物**　如喉部异物可发生连续或阵发性咳嗽、声嘶和失音。治疗随病因的消除及炎症的好转而止咳。

* **心脏病、心包炎**　因迷走神经的心支受到刺激，引起刺激性干咳或有金属音。除非病因得以控制，否则，慢性干咳在所难免。

* **血管紧张素转换酶抑制药诱发的咳嗽**　血管紧张素转换酶抑制药（ACEI）自 1997 年问世以来，迄今为止已有 20 个品种投入临床，广泛用于高血压、心力衰竭和糖尿病肾病的治疗。近来有关其诱发慢性咳嗽的报道日趋增多，其主要表现为持续性干咳，伴咽部痒感、鼻塞等。可能与缓激肽和前列腺素增加有关。服用吲哚美辛（消炎痛）、氨茶碱可减轻症状。

* **精神性咳嗽**　其特点是干咳、声音响、分散注意力或睡眠时消失，止咳、消炎治疗无效。凡经各种检查排除器质性疾患者可诊断此病，多见于儿童及青少年。通过病因和心理治疗后症状很快消失。

（1998 年 12 月 15 日）

咯血的急救

咯血是指咽喉部以下的气管或肺组织的出血，血液经口腔咯出。咯血是中老年人最常见的症候群，多见于肺结核、支气管扩张合并感染、支气管肺癌以及心血管疾病，如动脉硬化性心脏病、肺动脉高压、二尖瓣狭窄等疾病。

咯血前患者常有喉咙痒感。血液随咳嗽而从口腔咯出，因来自呼吸道含氧较多，故常为红色或呈泡沫状，且常混有痰液。

若咯血量＜100 mL/d，称为小量咯血；100～500 mL/d 为中等量咯血；600 mL/d 以上为大咯血。大量咯血可使患者极度紧张，因企图阻止咯血而慌乱憋气、吞咽等不协调动作，从而将血块吸入呼吸道造成窒息，或失血量过多导致失血休克而危及生命。医患双方，尤其是患者家属熟悉家庭急救措施刻不容缓。

1. 凡遇咯血者应保持镇静，给予患者必要的语言安慰，不要流露出惊惶失措的表情。可给患者服用适量的地西泮（安定）、异丙嗪（非那根）或甲丙氨酯（眠尔通）等，以消除患者紧张、恐惧的心理。

2. 对于小量咯血或仅有痰中带血的患者，应适当休息，避免单独外出，尽快到医院检查咯血的病因，以便接受有针对性的病因治疗。

3. 对大口咯血的患者，应立即搀扶其就近躺下，采取半卧位或侧身于患侧，利用身体重量限制病侧胸廓及肺的活动，可减少出血量。

4. 患者有痰中带血或咯血时，应有血即吐出，切勿强行憋住不吐，以免导致血块堵塞健侧支气管，引起肺不张、吸入性肺炎或窒息。

5. 止血药物的应用：在医生指导下，可应用卡巴克络（安络血）片、维生素 K_3、云南白药、三七粉等。频发咳嗽及剧咳者可给小量镇咳药，如喷托维林（咳必清）、甘草片等。但肺功能不全者禁用吗啡、哌替啶（杜冷丁）、可待因等，以免抑制咳嗽反射而引起窒息。

6. 大口咯血频繁出现者应暂禁食，咯血稍停后可给予温凉流汁食物。但应保持大便通畅，避免便秘和用力屏气排便。

7. 若在咯血过程中，突然出现胸闷、憋气，烦躁不安，表情恐怖，喉头作响，呼吸急促，嘴唇发绀时，应想到窒息的可能。应立即将患者头后仰，以筷子或牙刷柄撬开患者的牙齿，用手指或负压抽吸清除血液，解除窒息后尽快送医院救治。

（1998 年 5 月 8 日）

肺栓塞"青睐" 8 类人

肺栓塞是指肺动脉或其分支被各种栓子阻塞引起的临床综合征，主要表现为呼吸困难、胸痛、咯血、休克及心跳呼吸骤停。近年来发现，肺栓塞已成为继肿瘤和心血管疾病之后、位居第三位的致死性病变。那么，肺栓塞"青睐"于哪些人群呢？

* 心脏病患者　心脏病为我国肺栓塞的最常见原因，几乎遍及各类心脏病，合并房颤、心力衰竭和亚急性细菌性心内膜炎者发病率较高。

* 肿瘤患者　以肺癌、消化系统肿瘤、绒癌、白血病等较常见。

* 静脉血栓易形成者　长期卧床、静脉曲张、深静脉置管、肥胖、吸烟、糖尿病和高脂血症者等，由于易出现静脉血栓形成，栓子脱落后可随血液循环进入肺动脉引起栓塞。

* 孕妇和服避孕药者　孕妇血栓栓塞病的发生率比同龄未孕妇女多 7 倍，易发生于妊娠的头 3 个月和围产期，确切机制不清。服避孕药的妇女静脉血栓形成的发生率比不服药者高 4～7 倍。

* 结缔组织疾病患者　结缔组织疾病中以系统性红斑狼疮和抗磷脂综合征（反复动脉或静脉血栓、病态妊娠和抗磷脂抗体持续阳性疾患）合并肺栓塞者较为常见。

* 年长者与女性　尸检资料显示，肺栓塞的发病率随年龄的增加而上升，90％致死性肺栓塞发生在 50 岁以上。性别与肺栓塞的发生在儿童及青春期无明显差别，20～39 岁深静脉血栓病的发病率女性比男性高 10 倍。

* 有创伤或手术史者　创伤性骨折或手术后的患者血液处于高凝

状态，极易引起深静脉栓塞或骨折脂肪游出而出现肺栓塞。

  * 活动少者 偏瘫、手术后、长途乘车（或飞机）者，肢体活动减少，血流轴向运动减慢，血液停滞，易形成血栓。且血栓形成的最初数天发生肺栓塞的危险性最高。

（2009 年 10 月 27 日）

急性肺栓塞与恶性肿瘤

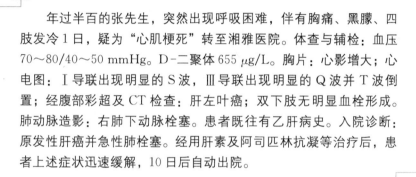

  年过半百的张先生，突然出现呼吸困难，伴有胸痛、黑矇、四肢发冷1日，疑为"心肌梗死"转至湘雅医院。体查与辅检：血压 70～80/40～50 mmHg。D-二聚体 655 μg/L。胸片：心影增大；心电图：I 导联出现明显的 S 波，III 导联出现明显的 Q 波并 T 波倒置；经腹部彩超及 CT 检查：肝左叶癌；双下肢无明显血栓形成。肺动脉造影：右肺下动脉栓塞。患者既往有乙肝病史。入院诊断：原发性肝癌并急性肺栓塞。经用肝素及阿司匹林抗凝等治疗后，患者上述症状迅速缓解，10 日后自动出院。

  肺栓塞（PE）是内源性或外源性栓子堵塞肺动脉或其分支，引起肺循环障碍的病理生理综合征，本病具有误诊率高、漏诊率高和死亡率高三大特点。

  在我国，肿瘤是引起肺栓塞的第二位原因。其原因与以下因素有关：①肿瘤细胞作用于凝血系统，使得机体处于高凝状态及纤溶系统功能异常。②恶性肿瘤继发血小板活性异常及血小板增多症，加重血液的高凝状态。③各种干预措施，包括手术麻醉、长期卧床、肿瘤压迫及补液不足等因素，使得血液流速缓慢及淤积。④肿瘤直接侵犯、放化疗以及中心静脉置管，直接损伤血管壁促发血栓形成。

  肝癌因癌组织本身能分泌促凝物质，具有高血栓形成倾向，更易合并肺栓塞。张大伯曾患有乙肝多年，但遗憾的是未能定期复查，此次发现肺栓塞后才查出肝癌，已属晚期。

癌性肺栓塞的防治

  对初发的无诱因的肺栓塞患者应常规进行癌症筛查，以期早期发现肺栓塞掩盖下的恶性肿瘤。对确诊的癌症合并肺栓塞患者则应采取以下措施：

＊ **一般治疗** 多数大面积肺栓塞患者血流动力学不稳定，应给予血压、心率、呼吸及血氧饱和度监测；患者应绝对卧床，避免血栓再次脱落；胸痛严重者可给吗啡、哌替啶（度冷丁）、可待因等镇痛药物。

＊ **溶栓治疗** 这是目前临床上最普及且有效的治疗方案。溶栓治疗可使肺动脉内血栓溶解，改善肺组织血流灌注，降低肺循环阻力和肺动脉压力，改善右心功能；溶解深静脉系统血栓，还可减少栓子来源、减少肺栓塞的复发；改善生活质量和远期预后。如果诊断为大面积肺栓塞，应采取溶栓治疗。目前常用的溶栓剂有尿激酶（UK）、链激酶（SK）和重组纤溶酶原激活剂（tPA）。

＊ **抗凝治疗** 目前临床上常用的抗凝药有普通肝素、低分子量肝素（LMWH）和华法林，以 LMWH 为首选。

（2010 年 12 月 6 日）

警惕鼾声如雷是种病

打鼾在多数情况下是正常的生理现象，但如果鼾声如雷，并出现呼吸短暂停止，那么就该引起注意了。现在医学界认为，夜间睡眠时如果出现呼吸停止的时间超过 10 秒的症状，则属于病态。此时血液中的氧气减少，机体处于缺氧状态。如果这种呼吸暂停频繁发生，每小时出现 5 次以上或在 7 小时的睡眠过程中累计超过 30 次，就可诊断为睡眠呼吸暂停综合征。这种病如果长期得不到有效治疗，日复一日，年复一年，不仅患者会觉得自己从未睡过一个好觉，而且还会因为呼吸气流中断、缺氧和反复从睡眠中憋醒而产生一系列严重的、危害全身各个系统的病变。

睡眠呼吸暂停综合征的危害

＊ **心血管系统的损害** 睡眠呼吸暂停综合征是高血压、冠心病的独立危险因素，可导致心衰、心律失常、心绞痛、心肌梗死和夜间猝死。

＊ **对神经系统的影响** 睡眠呼吸暂停综合征与脑血管疾病密切相关，尤其是与脑梗死相关，也是导致脑卒中的已知或潜在危险因素。

* **对呼吸系统的影响**　呼吸暂停和低通气可引起低氧血症和高碳酸血症，严重者可导致呼吸性酸中毒和急性呼吸衰竭。低氧血症使得肺动脉血管收缩，引起肺动脉高压，久之可发展为右心肥大和右心衰。

* **对泌尿生殖系统的影响**　可以使患者的肾功能受到损害，如肌酐清除率减低、肾小管回收功能障碍、肾浓缩功能减退等，表现为夜尿增多、遗尿等。对生殖系统的影响表现为性功能下降甚至阳痿。

* **对内分泌系统的影响**　可以引起糖代谢紊乱，糖耐量降低，非胰岛素依赖性糖尿病发生概率增大。其发病机制可能与缺氧导致胰岛素抵抗，以及儿茶酚胺分泌增加有关。低氧血症使得垂体、下丘脑功能不全，促甲状腺素分泌减少，可能导致甲状腺功能减退。而甲状腺功能低下又可能引起或加重呼吸暂停综合征。

睡眠呼吸暂停综合征的防治

* **一般治疗**　减肥、多锻炼、侧卧位睡姿、戒烟酒、慎服镇静安眠药等。

* **持续呼吸道正压通气治疗**　在目前还没有发现更有效的治疗方法之前，倾向推荐使用呼吸机。睡眠时佩戴鼻面罩呼吸机，输送一定压力的空气，从而消除鼾声及呼吸暂停。优点是无创、高效，尤其适合重症患者。

* **病因治疗**　甲状腺功能减退是睡眠呼吸暂停综合征肯定的病因之一，甲状腺素替代治疗后常可减轻或消失。针对不同的病因可施行口腔矫治器或者是手术治疗。

（2015 年 6 月 12 日）

"呼吸"在摩托车上暂停

68 岁的胡先生，驾驶摩托车从县城回家，在车上就昏昏欲睡，为了尽快到家，老人家开足马力往前冲，瞬息之间，连人带车从 4 米高处摔入水坑中，幸亏被路人救起送入医院。由于抢救及时，老人家最终脱离了生命危险。

在为老人欣慰之余，难免会有一些疑惑：开摩托车还会昏昏欲睡？是有意冒险？还是另有原因……经追问病史，患者长期大量饮酒、吸烟，常有鼾声"雷鸣"，有时鼾声戛然停止，甚至呼之不应。曾被诊断为"高血压心脏病，睡眠呼吸暂停综合征"。

"鼾症"会致人行为异常

睡眠呼吸暂停综合征的患者一般会在夜间睡眠过程中出现打鼾，呼吸及睡眠节律紊乱，反复出现呼吸暂停或自觉憋气，晨起头痛，白天嗜睡明显，记忆力下降，并可伴随进行性体重增加，严重者可出现心理、智能、行为异常。由此不难知道，这位胡老先生之所以如此冒险，其罪魁祸首正是睡眠呼吸暂停综合征。

"鼾症"患者少驾车

由于睡眠质量严重下降，睡眠呼吸暂停综合征患者驾车时发生严重车祸的危险性大大增加。据报道，患者出车祸的概率是对比组人员的 2 倍，发生严重车祸的概率更是高出 3～5 倍。但有些患者症状并不严重，而往往意识不到自己的睡眠障碍已影响到了驾驶安全。因此，对睡眠呼吸暂停综合征患者除增加"驾驶危险"方面的特殊警告外，还应进行综合治疗。

目前用于治疗睡眠呼吸暂停综合征的方法不下数百种，但许多方法的疗效并不可靠。有些简单的办法却可减轻病情：①戒酒，尤其是睡前禁饮酒。②禁服镇静安眠药。③减肥。④戒烟。⑤侧卧睡眠。⑥保持鼻腔通畅。对某些病情严重又未发现明显解剖异常者可应用"呼吸机"持续呼吸道正压通气治疗。

（2010 年 1 月 10 日）

宠物狗爱你越深伤越痛

年过花甲的朱女士，家里养着一条宠物狗。她每天和爱犬同吃同睡，一起嬉闹玩耍，爱犬也不时地舔舔朱女士作为真情回报。不久前，朱女士突然出现咳嗽、乏力、发热等症状，被当地医院诊断为肺部感染，用广谱抗生素治疗了 7 日，不仅没有好转，反而咳嗽加重、痰中带血，胸部 CT 检查显示左下肺病变并有空洞形成，空腹血糖 19 mmol/L，餐后 2 小时血糖＞21 mmol/L，痰培养出假丝酵母菌，最后确诊为"2 型糖尿病并发真菌性肺炎"。患者及其家属百思不得其解，朱女士以前本身患有糖尿病，但是真菌性肺炎从何而来呢？

糖尿病为什么易引起真菌性肺炎

感染是糖尿病的常见并发症，发病率高达 32.6％～90.5％，尤以呼吸系统感染最多。据统计，肺部感染占糖尿病患者死因的 22％。有研究发现，甲癣、口腔假丝酵母菌病和阴道假丝酵母菌病，是糖尿病患者最常见的真菌感染类型。

血糖长期处于高水平，可使机体抵抗力下降，白细胞、单核细胞等免疫细胞的黏附性及杀菌能力降低，免疫防御功能失调。此外，蛋白合成减少、分解增强，使组织修复、再生能力减弱，是糖尿病真菌感染的基础。真菌广泛存在于自然界，也寄生于健康人的皮肤、口腔、消化道和阴道内，当人体因某些原因抵抗力低下时，致病假丝酵母菌就会趁虚而入，侵犯人体的多个系统。当假丝酵母菌侵犯到糖尿病患者肺部时，就引发了假丝酵母菌性肺炎。

宠物狗与假丝酵母菌性肺炎有关吗

据统计，目前自然界遍存的真菌有 5 万～25 万种，一般来说，它们和人类以及动物都是"相安无事"的，很少侵犯人体，仅有十几种真菌在特殊的条件下会造成人体感染。过去，我们对于真菌致病的印象仅仅停留在表层的皮肤病，但事实上，一旦人体免疫力低下，则可诱发深部感染事件。朱女士感染的假丝酵母菌性肺炎，就是深部真菌病的一种。

假丝酵母菌性肺炎常继发于糖尿病、结核病，应用抗生素和激素等是主要诱因。广谱抗生素抑制体内细菌，使假丝酵母菌失去制约，皮质激素可抑制体内的免疫功能。患者具有支气管肺炎的各种症状和体征，如咳嗽、咯痰等，应用抗生素治疗无效，X线胸片可见大片状阴影，个别可有空洞状阴影，痰培养能查到假丝酵母菌，经用抗真菌药物治疗显效。朱女士与宠物狗有非常密切的接触史，其临床表现也符合上述规律，假丝酵母菌性肺炎应是宠物狗惹的祸。

喂养宠物应注意的事项

• 宠物买回家后，应做健康检查，注射防疫针，尽量少让宠物进入卧室，更不要与宠物共寝，每日清扫房间特别是卧室，家里应避免使用地毯，因宠物而患过敏症的人或患有糖尿病、血液病或抵抗力低下者，最好忍痛割爱，远离宠物。

• 每年都要为宠物进行一次寄生虫方面的检查，要定期给它们服用杀虫药物。平时尽量不要把宠物狗抱在身上，不要把狗举到自己的面部，用鼻子或嘴去亲吻宠物，也不要让宠物与你同桌进餐，更不能与宠物共用餐具。当接触过宠物后，一定要及时洗净双手。

• 每天都要对宠物休息的场所进行清理，并定期进行消毒。

• 糖尿病、肺结核患者或与宠物亲密接触者，一旦出现咳嗽、发热等不适，应考虑到真菌感染的可能，不要擅自滥用广谱抗生素、激素等退热，应及时就医，以免延误诊治。

（2013 年 2 月 19 日）

吸烟可致多种疾病

今天，是世界卫生组织第十九个世界无烟日，主题是"烟草吞噬生命"，旨在提高公众对众多致命烟草产品的认识，以帮助人们作出健康的选择。

世界卫生组织的统计数字表明，烟草每年造成的死亡人数约为1000万，其中700万人在发展中国家。每10秒，世界上就有一人死在"香烟"上。我国目前约有3.5亿吸烟者，约占世界吸烟者总数的1/3，每年死于相关疾病的人数近100万。面对烟草的威胁，世界卫生组织指出，任何形式的烟草制品对人类都是有害的。国内外流行病学研究证明，下列常见疾病与吸烟有密不可分的关系。

﹡ **肺癌** 据报道，肺癌的发病率，吸烟者为不吸烟者的10.8倍；肺癌的年死亡率，不吸烟者为12.8/10万；每日吸烟10支以下者为95.2/10万；每日吸烟20支以上者为235.4/10万，比不吸烟者高18.4倍。

﹡ **乳腺癌** 美国研究人员发现，长期吸烟可能导致老年女性罹患乳腺癌的风险增加40%。还有研究发现，有过吸烟史的女性罹患乳腺癌的风险比非吸烟女性高30%；目前仍在吸烟的女性比已经戒烟的女性更容易患乳腺癌，而且女性开始吸烟的年龄越小，罹患乳腺癌的风险就越大。

﹡ **猝死** 有研究认为，吸烟是心源性猝死的重要危险因子。因为烟中的尼古丁、一氧化碳等有害物质易诱发冠状动脉痉挛，从而导致心肌缺血缺氧；尼古丁和一氧化碳又可使心肌室颤的阈值降低，而引起心室纤颤。这些因素均可促使猝死的发生。

﹡ **高血压** 有研究提示，烟草中所含的尼古丁能刺激心脏和肾上腺释放大量的儿茶酚胺，使心跳加快、血管收缩、血压升高。

﹡ **脑血管病** 美国报道，吸烟与不吸烟对缺血性脑血管病的相对系数为2.5倍；对出血性脑血管病的相对系数为2.8倍。国内亦有资料表明，烟瘾大、吸烟量大、吸烟时间长者，其脑血管病发病率是不吸烟者的2.5倍。

﹡ **眼疾** 有研究显示，大约28%的视网膜黄斑是由吸烟引起的。

﹡ **生育能力降低** 有研究显示，女性吸烟将使受孕的可能性降低

40％，男性吸烟将造成精子数量减少，质量下降；每天吸烟15～20支的怀孕妇女，其流产概率比不吸烟妇女大2倍，而且更容易产下早产儿或体质衰弱的婴儿；吸烟妇女所生的婴儿在产后期的死亡率，比不吸烟妇女所生的婴儿大约高30％。

（2006 年 5 月 31 日）

肝胆胰疾病潜伏
"杀手"

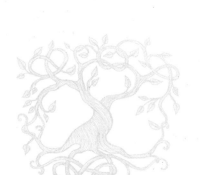

脂肪肝　肝病第二大"杀手"

脂肪肝是指由于各种原因引起的肝细胞内脂肪堆积过多的病变。目前脂肪肝的发病率已呈节节攀升之势，正严重威胁国人的健康，若长期得不到有效治疗，患者就会一步步走上肝硬化，甚至肝癌的不归路，因此，有人也把脂肪肝称为肝病的第二大"杀手"。

诱发原因逐个数

正常肝脏的脂肪含量占肝重的 $3\%\sim5\%$，如果脂肪含量超过肝脏重量的 10%，即称为脂肪肝。

引起脂肪肝的原因很多，常见的有肥胖、高脂血症、糖尿病等。约半数的肥胖者存在肝脂肪变性，重度肥胖者脂肪肝的发生率可高达 $60\%\sim90\%$。长期进食高脂肪、高胆固醇食物，使进入肝脏的脂肪过多，而过量食入糖类也会在体内转为脂肪。此外，长期大量饮酒者，除了酒精及其代谢产物乙醛直接损伤肝细胞，使肝功能降低外，还常影响多种营养物质的吸收和利用；慢性病毒性肝炎，尤其是慢性丙型肝炎容易合并脂肪肝。需要注意的是，并非不肥胖者就不会患脂肪肝，一些人虽然体重未超重却仍患有脂肪肝。

临床症状细观察

脂肪肝起病缓慢、隐匿，病程漫长。一般而言，轻度脂肪肝患者没有任何不适；而中、重度脂肪肝患者可伴有食欲不振、腹胀、消化不良、肝区隐痛、右肩及背部酸疼发胀、容易疲劳等症状，体检时一般都可发现肝脏肿大，严重脂肪肝患者可伴有脾脏肿大。实验室检查可有：血清转氨酶轻度升高，而腹部 B 超检查有助于诊断。

病情危害知多少

* 导致肝硬化、肝癌　长期的肝细胞变性会导致肝细胞的再生障碍和坏死，进而形成肝纤维化、肝硬化，而肝硬化继发肝癌的概率较高。

* 诱发高血压、动脉硬化　脂肪肝患者脂代谢失调，血液中甘油三酯水平升高，并且常伴有高脂血症，血液黏稠度增加，促进动脉粥样硬化的形成。研究表明，酒精性脂肪肝患者常合并高血压、冠心病，容易导致心肌梗死而猝死。

* 诱发或加重糖尿病　脂肪肝患者脂代谢失调，会引发和加重糖代谢失调。糖尿病患者中合并脂肪肝者约占 50%。

* **降低人体免疫与解毒功能** 脂肪肝患者肝细胞出现脂肪变性或坏死，使肝脏的免疫功能下降。另外，肝细胞脂肪变性后，解毒功能降低，容易造成内毒素、外毒素在体内的潴留，对机体造成毒害。

* **脑病脂肪肝综合征（Reye 综合征）** 其发病机制尚不清楚，病理改变主要是弥漫性脑水肿和重度的肝脂肪变性，肝脏肿大，患者常伴有明显的脑部症状：抽搐、进行性意识障碍，甚至昏迷，该病病死率高达 70%～80%。

* **对消化系统的损伤** 脂肪肝患者肝脏功能受损，时间一长就会累及脾、胆、胃、肠。肝脏有病常影响胆囊的功能，据临床研究证实：脂肪肝患者中 20%～30% 的患者伴有慢性胆囊炎、胆石症。

干预治疗要及时

* **合理膳食** 每日三餐膳食要调配合理，做到粗细搭配，营养平衡。足量的蛋白质能清除肝内脂肪。对确诊的脂肪肝患者应绝对禁酒，长期过量饮酒危害极大，可引起酒精性脂肪肝的发生发展，必须彻底戒除。

* **适当运动** 每天坚持体育锻炼，可视患者体质选择适宜的运动项目，逐步达到适当的运动量，以加强对体内脂肪的消耗。

* **慎用药物** 对出现有症状的脂肪肝患者，在选用药物时更要慎重，谨防药物的毒副作用，特别是对肝脏有损害的药物绝对不能用，避免进一步加重肝脏的损害。

* **控制危险因素** 根据脂肪肝发生发展的不同阶段、相关的临床表现和异常的实验室检查的情况，控制引起肝脂肪变性的危险因素，在医生指导下进行药物治疗。

（2010 年 3 月 15 日）

9类人要警惕脂肪肝

近几年脂肪肝患病率成为仅次于病毒性肝炎的第二大肝病。据统计，目前我国每10个人中就有一个患有脂肪肝，而在一些特定人群中患病率就更高，脂肪肝逐渐成为威胁人们生命、健康的疾病。

哪些人是脂肪肝的高危人群

肥胖者　肝内脂肪堆积的程度与体重成正比。有30%～50%的肥胖症合并脂肪肝，重度肥胖者脂肪肝病变率高达61%～94%。

酗酒者　长期嗜酒者肝穿刺活检，75%～95%有脂肪浸润。还有人观察，每日饮酒超过80～160 g者，则酒精性脂肪肝的发生率增长5～25倍。

营养不良者　营养不良导致蛋白质缺乏是引起脂肪肝的重要原因，多见于摄食不足或消化障碍，不能合成载脂蛋白，以致甘油三酯积存肝内，形成脂肪肝。

快速减肥者　禁食、过分节食或其他快速减轻体重的措施可引起脂肪分解短期内大量增加，消耗肝内谷胱甘肽（GSH），使肝内丙二醛和脂质过氧化物大量增加，损伤肝细胞，导致脂肪肝。

有毒环境工作者　工业毒物可经皮肤、消化道、呼吸道进入机体导致肝脏损害。其中能引起肝细胞脂肪变性的毒物包括：黄磷、砷、锑、铝、汞、钡、苯、四氯化碳、氯仿、二硫化碳、二硝基苯、二氯乙烷、四氯乙烃、铬酸盐、铀化物等。

某些药物的服用者　某些药物或化学毒物通过抑制蛋白质的合成而致脂肪肝，如四环素、肾上腺皮质激素、嘌呤霉素以及砷、铅、银、汞等。降脂药也可通过干扰脂蛋白的代谢而形成脂肪肝。

糖尿病患者　研究发现，50%糖尿病患者可能发生脂肪肝。这是因为，患有糖尿病的人，尤其是出现了胰岛素抵抗后，体内的葡萄糖和脂肪酸不能被很好利用，脂蛋白合成也会出现障碍，致使大多数葡萄糖和脂肪酸在肝脏内转变成脂肪，存积在肝内，最终导致脂肪肝。

其他疾病者　皮质醇增多症、甲亢、高尿酸血症、高脂蛋白血症、内分泌代谢性疾病均可引起脂肪变性，结核、细菌性肺炎及败血症等感染时也可发生脂肪肝，接受皮质激素治疗后，脂肪肝更容易发生。

＊白领阶层　现代化的工作环境，多坐少动的生活方式，高脂肪、高热量的膳食结构及生活懒散等因素，会使人肥胖而导致脂肪肝的发生。

（2015 年 4 月 6 日）

酒精肝发病年轻化

不惑之年的舒老总，最近几年，他总觉得气短，呼吸困难。近 1 周来气促、不能平卧，不得不住进了医院。当医生询问老舒的病情时，得到了令人吃惊的回答："父亲开酿酒作坊，我 3 岁就跟父亲学喝酒，每天至少半斤白酒，有时整天喝酒，不喝就难受。"检查发现，他体内的胆红素是正常最高值的 10 倍，谷草转氨酶是正常最高值的 42 倍，诊断为"酒精肝"。

长期大量饮酒引起中毒性肝损害，称为酒精性肝病，包括脂肪肝、酒精性肝炎、肝纤维化、肝硬化和肝细胞癌等。嗜酒者中，约 2/3 可发展为酒精性肝病。乙醇进入肝细胞后，经肝脏多种酶的作用后形成乙醛。乙醛对肝细胞有明显的毒副作用，使其代谢发生阻碍，导致肝细胞的变性和坏死。如每日饮酒 160 g［饮酒量（mL）×酒精含量（％）×0.8（酒精比重）＝g］。8 年就可引起脂肪肝、酒精性肝炎并可发展为肝硬化。

酒精性肝病轻重不同，治疗各异。酒精损害肝脏后，可表现轻重不同的酒精性脂肪肝，一般情况良好、肝脏可肿大，肝功能多为轻度异常，严重者可出现黄疸，少数可因脂肪栓塞突然死亡；酒精性肝炎者，多有全身不适、恶心呕吐、肝大压痛、常伴黄疸，1/3 患者有脾大，肝功能明显异常；酒精性肝硬化多在 40～50 岁出现，80％有 5～10 年大量饮酒史，表现与一般肝硬化相似。极严重者还可发生肝性脑病、门静脉高压、食管胃底静脉曲张，造成消化道出血等严重并发症。

治疗方法包括：

＊戒酒　停止饮用一切含酒精的饮料，如啤酒、米酒、葡萄酒、果酒、药酒等，并且戒酒必需终身坚持。及时戒酒可使病死率明显降低。

戒酒后几周至几个月内病情可明显好转，脂肪肝可望在数月内消失。

＊ **注意增加营养**　给予高蛋白、高热量、富含维生素的低脂饮食。足量优质蛋白饮食［蛋白质 $1 \sim 1.5$ g/(kg·d)］增加脂蛋白合成，有利于将脂质顺利运出肝脏，并促进肝细胞功能恢复和再生。

＊ **对症治疗**　对食欲不振、恶心、呕吐者，应予静脉补充足够热量以及多种维生素，同时补充钾盐和适量脂肪乳剂以及含支链氨基酸的复方氨基酸溶液，以改善全身情况和纠正热量和氮质的负平衡状态。

＊ **抑制肝纤维化的中药**　在我国应用活血化瘀中药治疗慢性肝病已有悠久历史，如桃仁、丹参、当归、何首乌、山楂、姜黄、枸杞子、大黄等，有助于酒精性肝炎肝纤维化的治疗。

（2009 年 3 月 10 日）

服抗结核药勿忘肝损害

　　一位年仅 38 岁的男性农民，因低热、咳嗽、胸痛，左侧胸腔积液，被当地医院诊断为"结核性胸膜炎"。给予抗结核治疗：异烟肼（INH）200 mg/d；利福平（RFP）0.45 g/d；乙胺丁醇（EMB）0.75 g/次，3 次/d；吡嗪酰胺（PZA）1 g/次，3 次/d。除 PZA 服用 2 个月后停药外，其余 3 种药一直服用了 7 个月，因畏寒、头痛、发热、流涕，疑为"流感"到当地医院就诊而停药。停药后仍自觉恶心、呕吐，乏力，尿黄，检查诊断为肺结核并中毒性肝炎。

　　抗结核药对肝脏毒性可分过敏和中毒性两类，两类均有谷草转氨酶（AST）或谷丙转氨酶（ALT）活性升高，前者于用药后不久发生（通常在 15 日之内），后者发生在用药 1 个月之后，发生时间越晚，预后越差，即使立即停药，少数患者仍发生暴发性或亚暴发性肝炎。

减少抗结核药引起肝脏毒性的关键在预防

　　第一，要尽量避免诱发因素。临床资料证明，许多麻醉剂，对乙酰氨基酚（扑热息痛），长期饮酒均具有酶诱导作用；妊娠、慢性病毒性肝炎使用 INH 可引起暴发性肝炎发病率增加。因此，有基础肝脏疾病的患者，应避免使用 PZA 和 INH；使用 INH 的患者勿饮酒和服用对乙酰氨基酚。

第二，要高度重视肝功能的监测。在用药前查肝功能，作为基础的对照。开始治疗后，应按医嘱定期复查肝功能。

第三，对有肝炎病史、酗酒史、药物过敏史及年老体弱者，在用药过程中更要严密观察肝功能变化。对药物已致转氨酶增高者尽量不再重复使用同种药物。对于严重过敏反应者，不应再进行重复试验以免发生危险。

第四，在服用抗结核药物期间，出现畏寒、头痛、发热、流涕时，应想到抗结核药所致的流感样综合征，不要误为一般流感而服用对乙酰氨基酚等药物而加重肝损害。

抗结核药引起的肝损害的治疗，应安静休息，改善饮食，增加营养，补充葡萄糖、多种氨基酸、维生素，必要时住院对症治疗，医生可根据诱发因素使用针对性强的特殊解毒剂。如对乙酰氨基酚引起肝损害可静注乙酰半胱氨酸或口服蛋氨酸来对抗而解毒。

（2001 年 4 月 10 日）

肝血管瘤需不需要手术

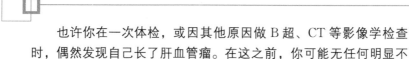

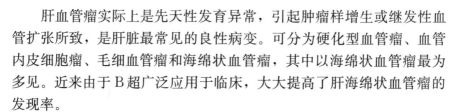
也许你在一次体检，或因其他原因做 B 超、CT 等影像学检查时，偶然发现自己长了肝血管瘤。在这之前，你可能无任何明显不适，检查后却忧心忡忡，不知所措。

肝血管瘤实际上是先天性发育异常，引起肿瘤样增生或继发性血管扩张所致，是肝脏最常见的良性病变。可分为硬化型血管瘤、血管内皮细胞瘤、毛细血管瘤和海绵状血管瘤，其中以海绵状血管瘤最为多见。近来由于 B 超广泛应用于临床，大大提高了肝海绵状血管瘤的发现率。

本病可发生于任何年龄。单发，也可多发，左、右肝叶均可发生。肿瘤大小不一，小者仅在显微镜下才能确诊，大者可重达 10 余公斤。本病发展缓慢，病程可达数年至数十年之久。其主要危险可能有：

①当肿瘤逐渐增大或压迫胃、肠引起上腹部不适，腹胀、腹痛，恶心、呃气等症状。②位于肝表面的巨大血管瘤可自行破裂，可造成腹腔大出血而危及生命。③转变成恶性血管肉瘤，极为罕见。

由于肝血管瘤的生长速度尚无法预测，因此对本病是否需要手术治疗目前尚有争议。①一般认为＜4 cm 的肝血管瘤，不引起临床症状或临床症状不严重，可以观察而不需要手术切除。②＞4 cm 较大肝血管瘤，要结合患者情况、病变位置及手术危险性等综合考虑，既可以手术切除亦可继续观察，但需定期 B 超复查。③对新生儿肝海绵状血管瘤一旦确诊后应尽早手术。有报道新生儿自发性血管瘤破裂者多，带蒂的血管瘤可能发生蒂部扭转引起坏死疼痛亦应手术处理。④对瘤体虽小，恶性肿瘤无法排除者，应尽早手术探查，以免延误治疗。⑤若其直径超过 10 cm 或通过临床观察血管瘤生长较快者，应积极手术治疗或经栓塞治疗缩小后，再行手术切除。但必须到有条件的医院去就诊，切忌贸然一试。⑥对多发性血管瘤或病变范围很广，已侵犯大部分肝组织或邻近大血管，可作肝动脉结扎及注射硬化剂治疗。⑦肝动脉栓塞治疗海绵状血管瘤亦能达到控制其发展的目的。但不要轻信"祖传秘方"和"灵丹妙药"的广告宣传。

（2001 年 5 月 8 日）

酒之祸 肝癌

年仅 53 岁的张总经常自觉腹胀，肝区疼痛，牙龈出血。有人劝他不要喝酒了，他却自豪地回应："我有天生的酒量，每天至少喝 1 斤白酒，不喝就难受！"如此以豪饮为荣的他，自然应酬颇多。近 1 周来全身黄染（皮肤黏膜发黄）、气促、双下肢水肿，不得不住进了医院。"巩膜黄染，腹部膨隆，肝大平脐。胆红素是正常高值的 10 倍，谷草转氨酶是正常高值的 20 倍……"他急急掠过这些看不懂的医学术语，捕捉到了令他痛不欲生的字眼：酒精肝并原发性肝癌。他欲哭无泪。

不是偶然

有诸多证据显示，酒精是直接导致肝癌的元凶之一！美国波士顿地区的肝癌病患者，45％以上合并有酒瘾；英国伦敦地区的研究发现，酒精性肝硬化患者 30％会发生肝癌；我国的统计研究表明，58％的肝癌是喝酒喝出来的。

酒——肝癌之媒

众所周知，肝脏几乎是酒精代谢、分解的唯一场所。酒精首先破坏的"关卡"是对人体有保护作用的胃黏膜。胃细胞受伤后，食物中的有毒物质便有了"通行证"，易被肝吸收，引起酒精肝。天长日久，引起酒精性肝硬化，其中少数患者可以转变为肝癌。

酒精对肝脏也有直接损伤。酒精进入机体后需要肝脏来分解，但分解过程会使肝小叶中央区的肝细胞因缺氧而坏死和纤维化。另有实验表明，酒精能抑制细胞合成糖蛋白和白蛋白。在肝细胞严重受损、肝脏纤维硬化时，如果仍然长期或过量饮酒，会使肝细胞反复发生脂肪变性、坏死和再生，导致肝硬化，最终转化为肝癌。

乙肝病毒持续感染是肝癌的主要原因之一，90％的肝癌患者都有乙肝病史。如果该患者既有酒瘾又有乙肝，则注定难逃肝癌的魔爪。

用理智来预防

1. 少喝酒或尽量不饮酒，是减少患肝癌的关键。因工作需要不得已而饮之，每周饮酒量不要超 150 mL，否则百害无益。

2. 每日食用奶制品，比如牛奶和酸奶，每日坚持食用新鲜水果，也可降低患肝癌的概率。

3. 预防感染乙肝、丙肝病毒，注意服药安全。很多药物都可能引起肝脏损伤，不可乱服，如抗生素、止痛药、避孕药、降糖降脂药等。

4. 乙肝患者应定期到医院进行常规检查，如肝功能、B 超，甲胎蛋白（AFP）。

(2011 年 8 月 10 日)

肝癌　预防胜于治疗

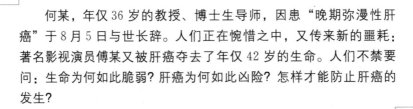

何某，年仅 36 岁的教授、博士生导师，因患"晚期弥漫性肝癌"于 8 月 5 日与世长辞。人们正在惋惜之中，又传来新的噩耗：著名影视演员傅某又被肝癌夺去了年仅 42 岁的生命。人们不禁要问：生命为何如此脆弱？肝癌为何如此凶险？怎样才能防止肝癌的发生？

肝癌死亡率高是因为肝脏是个"沉默"的器官。患肝癌的人早期并没有明显的症状，而待到有症状确诊时却已多为中、晚期。从临床上看，90% 的原发性肝癌是由肝硬化发展而来的。这些患者即使在早期被发现患了肝癌，可他们中的大多数人也难以耐受手术治疗带来的伤痛。有些患者的肝功能较好，尚未出现黄疸和腹水的症状，且能耐受肝癌根治或肝移植手术，其术后 5 年的复发率也高达 60% 以上。尽管如此，肝癌也并非是不治之症。近年来，我国的肝病专家就提出了"肝癌的预防胜于治疗"的新概念。

熟悉导致肝癌的高危因素，是遏制肝癌发生的前提

* **病毒型肝炎的慢性感染**　乙型肝炎病毒（HBV）、丙型肝炎病毒（HCV）、丁型肝炎病毒（HDV）的慢性感染易诱发肝癌的发生。在我国，乙型肝炎病毒是诱发肝癌的主要因素，其次，是丙肝病毒。

* **黄曲霉毒素 B_1（AFB_1）**　我国流行病学调查报告提示：肝癌高发区是粮食易受黄曲霉毒素 B_1 污染的东南沿海温湿地带，尤其是经常食用被黄曲霉毒素污染的玉米和花生油的人群。

　　＊ **饮用被有机化合物、藻类毒素污染的水**　肝癌高发区的调查表明，饮用污染严重的沟、塘水也有促进肝癌发生的作用。

　　＊ **遗传**　在对肝癌高发区的研究中发现，肝癌有显著的家族聚集性，尤其是有血缘关系的近亲和共同生活的家族中肝癌的发生率高。

针对高危因素的预防是关键

　　肝癌是多因素协同作用的结果，它的发生呈多阶段性。因此，预防肝癌就是要针对其生物、化学等因素，采取相应的措施，遏制其发生与发展。目前，预防肝癌的主要措施有：

　　＊ **接种乙肝疫苗**　世界卫生组织（WHO）在肝癌预防会议上指出，乙型肝炎病毒与肝癌的相关性高达 80%。因此，乙肝疫苗的接种是预防肝癌的重要措施。

　　＊ **控制丙型肝炎**　在我国乙肝表面抗原阴性的肝癌患者中，有 28.5% 的患者抗丙肝病毒阳性，这说明丙型肝炎病毒也是重要的致癌因素。从目前的临床患者中发现，80%～90% 的丙型肝炎是经血液及血液制品传播的。因此，严格控制输血源，尽量减少输血或应用血液制品是减少丙型肝炎、控制肝癌发生的有效措施。

　　＊ **禁食霉变食品**　已知黄曲霉毒素是超剧毒物质，其致癌作用比二甲基亚硝胺高 75 倍，它可诱使所有的动物发生肝癌。国际癌症研究机构已将黄曲霉毒素 B_1 列为人类致癌物。因此，要拒食霉变或疑有霉变的食品，尤其是霉变的玉米和花生。

　　＊ **适当补硒**　低硒人群可适当多吃含硒酵母、硒多糖、富硒盐等食物来补充硒元素，提高人体内硒的含量，进而有效地预防肝癌的发生。

　　＊ **其他**　防止水源污染、讲究卫生、改善营养、坚持劳逸结合、增强免疫功能、杜绝滥用药物和摒弃不良习惯等，也能有效地防止肝癌的发生。

　　＊ **提高对肝癌的认识**　凡患有乙肝或丙肝的患者，应及时地进行彻底的治疗，以防止肝硬化的发生。部分肝炎治愈者及有肝癌家族史者，应坚持每年做一次肝脏的全面检查，包括甲胎蛋白的检查，以便及时发现癌变。

（2005 年 10 月 8 日）

以肝破裂为首发症状的原发性肝癌

一位65岁的男性患者，在上山砍柴中自觉右上腹部不适，但尚能忍受；次日，腹痛突然加剧、出冷汗、面色苍白来湘雅医院就诊。体查：P 125次/min；满腹压痛；CT显示：肝右叶7.0 cm×5.0 cm×3.5 cm巨大肝占位病变，并出血。剖腹探查证实：肝占位病变破裂出血，行肝叶切除术，病理诊断为"原发性肝癌"。患者术后恢复良好。患者及其家属对这一诊断感到十分突然，患者既往仅有乙肝"小三阳"病史，但能吃能做，且每餐都要喝酒，哪来的肝癌？肝癌为何会自发破裂……

早期症状隐匿

肝癌的起病比较隐匿，早期一般没有任何症状，绝大多数中晚期肝癌患者以肝区疼痛为首发症状，发生率超过50%。肝区疼痛一般位于右肋部或剑突下，疼痛性质为间歇性或持续性隐痛、钝痛或刺痛。疼痛可时轻时重或短期自行缓解。疼痛产生的原因主要是肿瘤迅速增大，压迫肝包膜，产生牵拉痛，也可因肿瘤的坏死物刺激肝包膜所致。少数患者自发地突然出现肝区剧烈疼痛，多是由于位于肝脏表面的癌结节破裂出血所致。患者可同时伴有血压下降、休克等表现，腹腔穿刺有血性液体，则说明癌结节破裂出血严重。

为何破裂出血

肝癌自发性破裂出血的机制目前仍有争论。多数认为由于肿瘤直接侵犯，使静脉流出道梗阻，肿瘤内部静脉压增高；加之肿瘤中心坏死，而坏死的周边组织脆弱，微小的外伤或腹内压突然增高，即可破裂出血。以及凝血功能下降等原因。

破裂出血≠死亡

肝癌破裂出血发病急，病情险恶，严重危及生命。近年来随着人们对肝癌破裂出血抢救认识的提高，肝癌自发性破裂性出血不应绝对视为晚期表现，应积极手术探查。大量临床事实表明，肝细胞肝癌组织生长快，致使肿瘤组织供血不足，缺血坏死、液化，特别肿瘤位置表浅，纤维组织少，包膜受到外力冲击，很容易破裂导致腹腔内大出血，但大出血本身并不标志肝癌已进入晚期。这类患者非手术治疗的预后较差，病死率几乎达 100%。但只要能耐受手术，就应该积极争取手术探查。个别小肝癌破裂出血经手术切除，仍能存活 10 年以上。

（2009 年 11 月 26 日）

应警惕以骨痛为首发症状的肝癌

近几个月来，刚过不惑之年的郭老师一直感到腰痛。开始自以为患了腰椎间盘突出症，便到某医院按腰椎间盘突出进行治疗。可经过一段时间的治疗后腰痛症状丝毫没有减轻。做了 CT 检查为第 1 腰椎呈溶骨性破坏，为了弄清骨质破坏的原因，经正电子发射体层显像（PET/CT）检查，结果显示：肝左内叶上有肿瘤，门静脉左支及主干上有瘤栓形成；第 1 腰椎的椎体左侧及右髂骨近髋关节处有骨转移瘤；腹膜后淋巴结上有转移瘤；右中肺外侧段有结节。最后该患者被确诊患有原发性肝癌，并有广泛转移。

肝癌是临床上最常见的十大恶性肿瘤之一。肝癌细胞生长活跃，极易侵袭其周围的包膜和血管，从而可导致病变的局部扩散和向远处转移。那么，原发性肝癌通常会向何处发生转移呢？

* **肺部转移**　原发性肝癌向肺部转移的概率最大。由于肝血管内的小癌栓进入血液循环后容易在肺内滞留，形成肺内癌转移结节，从而会使患者出现干咳、胸痛、咯血痰或咯血等症状。

* **骨骼转移**　原发性肝癌患者发生骨转移的概率也较大，肝癌发生骨转移时常侵袭的部位有脊椎骨、髂骨、髋骨、肋骨，有时也可侵袭胸骨、锁骨和颅骨，其中以胸椎和腰椎受累最为多见。病变部位疼痛（或呈放射痛）、按之即痛是骨转移癌患者的主要临床表现。当胸椎或腰椎骨受累时，还可出现四肢麻木的症状，而且还容易发生病理性骨折。

* **颅内转移**　肝癌可通过血液循环转移至脑，从而使患者出现头痛、恶心、呕吐及四肢活动不灵活等神经定位症状和体征。

　　* 淋巴结转移　约有 30％的肝癌患者会发生淋巴转移，其中大多数患者会首先发生肝门淋巴结转移，少数可发生胰、脾、主动脉旁淋巴结以及锁骨上淋巴结转移。

　　* 腹腔、膈、胸腔等处发生种植转移　从肝脏表面脱落的癌细胞可种植于腹膜、膈、胸腔等处，从而可使患者出现血性腹水或胸水。若癌细胞种植于盆腔内，则会卵巢上形成较大的肿块。

　　肝癌患者容易发生骨转移，其症状多似腰椎发生病变，故常被贻误诊治。那么，从郭老师的不幸遭遇中我们应该吸取哪些教训呢？

　　● 凡患过肝炎（乙肝或丙肝）、肝硬化患者有顽固性、进行性的腰腿痛，并有神经压迫症状，尤其是在夜间或休息时出现腰腿疼痛，用一般的止痛药不能缓解，反而使病情加重者，应考虑到患肝癌并发生了骨转移的可能。

　　● 一旦被确诊为患有原发性肝癌并发生了骨转移时，应视其为肝癌的晚期。虽然晚期肝癌患者的预后不良，但仍提倡对原发病灶进行手术治疗，或进行介入治疗，或进行局部放疗、射频消融等治疗，切忌盲目地为患者进行腰椎牵引、按摩或滥用偏方等进行治疗，以免使其病情加重，甚至使其发生病理性骨折或截瘫。

（2008 年 3 月 12 日）

高血脂诱发胰腺炎

　　　　酒局后，张总和朋友在一起跳舞。突然，他感觉上腹部疼痛，伴有恶心呕吐，且疼痛越来越厉害，被立即送入医院。既往有重度高脂血症。经检查确诊为急性胰腺炎。众人都疑惑，高脂血症也会引起胰腺炎？

　　高脂血症是诱发脑卒中、冠心病、心肌梗死、糖尿病的一个重要危险因素。但高脂血症可以诱发急性胰腺炎，却鲜为人知，应引起关注。

　　急性胰腺炎是严重的消化道疾病，高脂血症者过高的甘油三酯会在血管内、肝脏、胰腺等组织中堆积，激活的胰酶会使甘油三酯分解为大量游离脂肪酸，未与白蛋白结合的游离脂肪酸呈很强的毒性，易损伤胰腺，引发急性炎症；或者是血中甘油三酯升高的情况下，脂肪酸可作用于甘油三酯，释放出有毒的游离脂肪酸，引起局部微栓的形成及毛细血管膜的损害，游离脂肪酸可在胰实质产生毒性作用而致急性胰腺炎。

高甘油三酯血症者，若暴饮暴食容易发生胰腺炎。除有急性上腹部剧烈疼痛、剧烈而频繁呕吐、腹胀、腹膜炎等胰腺炎的临床表现外，血甘油三酯值一般为 5.65~11.30 mmol/L，但血清呈乳状者，在排除其他胰腺炎常见的病因后，可诊断为高脂血症性胰腺炎。与其他原因引起的急性胰腺炎不同，约 50% 的患者血淀粉酶测定值在正常范围，常不伴有血淀粉酶的显著升高。但高血脂诱发的胰腺炎早期脏器功能衰竭及后期胰腺脓肿、假性囊肿等并发症发生率均增高。预后差，死亡率高。

对于此类患者治疗，除了与其他胰腺炎一样的处理外，尚需特别纠正高脂血症，使血脂迅速降低至 5.6 mmol/L 以下。其主要措施包括：停用引起高血脂的药物，禁用脂肪乳剂，必要时需施行血浆置换或血脂分离，降低血脂水平是关键。重点限制总能量及糖，减轻体重，要控制精细糖类摄入量，少吃甜食、零食，晚餐不宜过饱，不吃夜宵，吃些有助降甘油三酯的食物，如沙丁鱼、大马哈鱼及鱼油、甜杏仁、马齿苋，还有豆类、大蒜等；加强运动，以"燃烧"体内过多的热能，每天坚持中快速步行（即每分钟速度在 115~125 步）1~2 小时，坚持一年能使体重减少 10~20 kg，对降低甘油三酯也起着积极的作用；在医生指导下适当服用降脂的药物，如烟酸、烟酸肌醇酯、考来烯胺（消胆胺）、非诺贝特及中成药等亦可起到一定的作用。

（2005 年 8 月 30 日）

哪些因素容易引起胆石症

胆石症是发生在胆囊和胆管的结石病，包括胆固醇结石，胆色素结石和混合型结石。我国胆石症的患病率已上升到 10％以上，也就是说我国的胆石症患者已逾 1 亿。那么，究竟哪些因素容易引起胆石症呢？

胆石的成因十分复杂，是综合性因素所致。目前认为其基本因素是胆汁的成分和理化性质发生了改变，导致胆汁中的胆固醇呈过饱和状态，易于沉淀析出和结晶而形成结石；另外，胆囊结石患者的胆汁中可能存在一种促成核因子，可分泌大量的黏液糖蛋白促成核和结石形成；第三，胆囊收缩能力减低，胆囊内胆汁淤滞也有利于结石形成。导致上述情况改变，可能与下列因素有关。

* 性别　胆囊结石以女性常见，尤其多见于多次妊娠、长期服用避孕药或绝经后用雌激素类药物治疗的妇女。因为她们体内雌激素的变化直接影响肝脏的酶系统，使肝细胞分泌的胆汁中胆酸盐含量减少，胆固醇含量增加，还能干扰胆囊收缩功能，胆汁排放受阻，胆汁淤积，促使胆石形成。

* 年龄　随着年龄的增长，胆道运动功能逐渐降低。所以，年龄越大，胆汁中的胆固醇越容易从胆汁中沉积，故胆石症的发病率随着年龄的增长而上升。

* 遗传基因　最新研究发现，在人和动物中确实具有携带胆石症的信息基因。这就证实了胆石症的发生与遗传有关。

* 长期不吃早餐　一些夜间空腹时间长的人，胆汁分泌减少，胆汁的成分也发生变化，其中胆酸含量减少，而胆固醇在胆囊中沉积，长此以往，便形成胆固醇结石。原来就患有胆酸分泌不足或胆固醇分泌过多的人，若经常不吃早餐，更容易发生胆石病。

* 嗜甜食者　过量的糖分会增加胰岛素的分泌，加速胆固醇的积累，造成胆汁中胆固醇、胆汁酸、卵磷脂三者之间的比例失调；过量的糖分还会自行转化为脂肪，促使人体发胖，进而引起胆固醇分泌增加，从而促使胆结石的发生。

* 过食精制糖类　因为过食精制糖类会增加胆汁中胆固醇的饱和度，使胆固醇沉淀而形成结石。

* **过食脂类食物**　摄入大量脂类食物，可促使胆汁成分改变，其中胆固醇和胆色素的含量增加；脂肪代谢也易发生紊乱，胆汁易浓缩，胆囊收缩功能也降低，更易形成胆结石。

* **饮食不洁**　我国胆石症高发区，70％胆石是以蛔虫卵和蛔虫残体为核心。死亡虫卵或虫体一旦成为结石的核心，导致胆道引流不畅，加上虫体带入大肠埃希菌造成的胆道感染，细菌可以使胆汁中可溶性的直接胆红素转变成难溶性的间接胆红素，而后者很容易与钙结合沉淀形成结石。

* **长期素食者**　正常人的胆固醇与胆盐、卵磷脂以一定的比例混合呈微胶柱状悬浮于胆汁中，当这一比例破坏，便会形成结石。一些素食者摄入卵磷脂不足，且素食中过多的纤维妨碍了胆汁酸的重吸收，使胆汁中的胆盐浓度下降。卵磷脂与胆盐不足，导致比例失调，造成结石的形成。

* **胃大部分切除术后**　胃大部分切除时，往往会使迷走神经受到损害，胆囊张力下降，易使胆汁淤滞而形成结石。

* **结肠部分切除术后患者**　结肠部分切除时因吸收肠道中胆盐的能力下降，使胆汁中胆盐的含量下降，溶解胆固醇的能力也会随之下降，胆固醇结石的发病率随之上升。

* **其他**　患有糖尿病、肾炎、甲状腺功能减低、溶血性疾病等患者容易形成胆固醇结石。

（2005 年 6 月 4 日）

胆石症危害不浅

胆石症患者是否出现症状，主要取决于结石是否阻塞胆囊管，导致胆汁淤积和感染；其次是结石本身对胆囊黏膜的机械刺激作用。结石如果数量较少，或是体积较大，表面比较光滑的胆固醇类结石，由于其在胆囊内滚动幅度小，不容易突然堵住胆囊管，一般可不出现症状，或只有轻微的消化道症状，如食后腹胀、消化不良、腹泻等，这些症状往往在进食后加剧，易被误诊为胃炎或消化性溃疡。

胆结石最主要的危害

* **急性胆囊炎**　有时结石因体位的转动或进食油腻性食物，引起胆囊收缩迫使结石阻塞胆囊管，引起急性胆囊炎。常出现胆绞痛，胆

囊积脓，甚至坏死、穿孔、弥漫性胆汁性腹膜炎，休克而危及生命。

　　* **阻塞性黄疸**　胆囊结石有时可自行或药物治疗作用下进入胆总管，继发性胆总管结石症，一旦结石嵌顿，即可出现胆绞痛，畏寒、发热，全身黄染，感染性休克。

　　* **胆石性胰腺炎**　流行病学调查显示，在我国，50％～80％的胰腺炎由胆石症引起。

　　* **胆心综合征**　胆结石导致胆囊病变通过内脏交感神经的兴奋，使心脏冠状动脉痉挛，以致冠状动脉血流减少，从而发生心绞痛，称为"胆心综合征"。

　　* **胆囊癌**　有研究显示，70％～80％的胆囊癌伴有结石，并认为胆囊结石是胆囊癌的一种癌前病变。有人指出，有胆囊结石患者罹患胆囊癌的危险性是无结石者的6～15倍；结石的大小与胆囊癌的发生率也密切相关，有40％的胆囊癌患者结石大于3 cm，且直径3 cm以上者发生胆囊癌的危险性要比1 cm以下的高10倍；结石时间长短亦与发生胆囊癌同样相关，胆囊结石长期存在往往会引起胆囊萎缩、钙化，而钙化性胆囊或瓷样胆囊中有20％～60％的患者发生胆囊癌。

（2005 年 6 月 7 日）

胆囊结石治疗慎选择

　　目前国内外治疗胆囊结石有下列方法可供选择：

　　* **观察与随诊**　无症状的胆囊结石一般认为不需药物治疗或不急于行胆囊切除术，但有一定的潜在危险，如并发胆源性胰腺炎、化脓性胆管炎，甚至胆囊癌。因此必须密切观察和随诊。

　　* **溶石疗法**　目前口服的溶石药物脱氧胆酸和熊脱氧胆酸对胆固醇结石确有一定的溶石效果，但此药物的应用不仅有严格的适应证，而且有肝毒性，反应大，服药时间长，价格昂贵，且停药后结石复发率高。

　　* **中医中药**　诸如中草药、耳针、磁疗仪、振荡仪、气功等，具有一定的消炎利胆、解痉镇痛的功能，对改善症状有一定的作用。

　　* **体外震波碎石**　此法有严格的适应证，还有血气胸、胰腺炎等并发症，现已少用。

　　* **胆囊切除术**　切除胆囊仍是治疗胆囊结石最有效的方法。如有

下列情况时，应尽早考虑手术治疗：①口服胆囊造影检查时胆囊不显影。②结石直径超过 2～3 cm。③胆囊壁局限性增厚或弥漫性增厚大于 5 mm，瓷性胆囊、胆囊萎缩。④胆囊颈部结石嵌顿并胆囊积水。⑤胆囊结石合并胆总管结石或胆囊息肉样病变或腺肌瘤。⑥有胆囊遗传种系基因的患者。⑦疑有胆囊肠道内瘘或胆囊癌者。⑧合并糖尿病但糖尿病已基本控制。⑨老年人和（或）有心肺功能障碍者。后两种情况时，一旦急性发作或发生化脓性胆管炎、胆源性胰腺炎或胆囊积脓、穿孔等并发症而被迫施行急诊手术时，危险性远较择期性手术大。

剖腹行胆囊切除术，不仅可以较为正确地识别胆囊病变，合理地实行病灶清除，同时还可以较全面探查腹腔其他部位的病变，尤其是肝胰的病变，若发现肝囊肿、肝血管瘤或可疑肝癌，可立即行肝囊肿穿刺引流，肝血管瘤局部注射硬化剂或肝脏可疑肿块穿刺或部分切除活检，若病变较局限亦可行根治性切除，可达到一举两得。若术前已证实或高度怀疑有胆总管结石或术中胆道造影证实有结石或术中发现胆总管增粗并扪及结石时应立即行胆总管探查术。

　＊ **腹腔镜胆囊切除术**　即在全身麻醉下，利用电视荧屏的监视，通过 2～3 个腹壁小戳孔，将带有光导纤维的腹腔镜及与之配套的的特殊手术机械插入腹腔进行胆囊切除术，是一种微创性手术。本术式具有创伤小、痛苦轻，对患者全身及腹腔局部的干扰少，术后恢复快，住院时间短和遗留瘢痕较小等优点。适应证同一般剖腹胆囊切除术。

　＊ **消炎利胆、解痉止痛等对症治疗**　胆囊结石并发胆囊炎急性发作时，抗感染治疗是必不可少的，但解痉止痛的中西药仅适用于胆绞痛偶发，或症状轻、胆囊尚有功能的患者，无症状时毋需服药。注意调节患者的饮食结构和饮食习惯，是十分必要的。

（2005 年 6 月 10 日）

胆囊碎石要慎重

　　年过半百的黄女士，患充填型胆囊结石多年，右上腹时常隐痛，医生建议她手术治疗，但她惧怕手术，坚持要求碎石治疗。结果，耗资近 1 万元，碎石数次后，疼痛依然如故。近日，她因腹痛剧烈，伴有畏寒、发热、频繁呕吐来我院求治。入院后检查发现，其血清淀粉酶增高，相当于正常高限值的 26 倍；B 超结果显示：胆囊内充满多个结节阴影，被诊断为胆源性胰腺炎、胆囊结石伴慢性胆囊炎。先给予抗感染、禁食等对症治疗，症状好转后，在腹腔镜下进行了胆囊切除术，术后很快痊愈出院。黄女士出院时深有感触地说："早知如此，何必当初呢！"

　　体外冲击波碎石确实为一少部分患者解除了痛苦。但它具有粉碎结石和引起组织损伤的两重性，而且胆囊结石即使已被粉碎，能否顺利排出，又是一个问题。因此，掌握好体外冲击破碎石的适应证，是提高治疗成功率，减少损伤的关键。

　　胆囊体外冲击波碎石指征应由医生根据其临床表现严格控制，只限于口服胆囊造影剂显影，胆囊壁厚≤2 mm，胆囊管通畅；结石可透X线，最大径≤30 mm；B 超能够识别并定位；患者无急性胆囊炎、胆道炎、胰腺炎、胆道梗阻、胃及十二指肠溃疡。另外，无凝血性疾病或未接受抗凝血治疗者；肝病患者、孕妇、安放起搏器及明显的心律失常者不可碎石。

　　碎石排出体外，是一个比较难的问题，即使胆囊结石碎得均<2 mm，但也并非一定能排出。因为胆囊结石的碎块，首先要借助胆囊收缩力和胆流，通过胆囊管排到胆总管，再借胆总管的压力及胆流，通过奥迪括约肌排出。由于各个方面的原因，粉碎了结石自行排出非常困难，必须借助口服溶石剂，才能确保有一定的效果。

　　另外，在碎石过程中还可产生胆绞痛、胆囊炎、胰腺炎，甚至肺出血、肝损伤及皮肤损伤等并发症。因此，千万不能盲目使用体外震波碎石，若不掌握适应证或碎石后不配合溶石或排石治疗，不仅达不到治疗目的，反而会带来更大的痛苦。以上黄女士的碎石经历值得借鉴。

（2002 年 5 月 5 日）

无症状胆囊结石要切胆囊吗

我国的胆石病在近数十年呈明显上升趋势，胆囊结石的相对发病率已占胆石病的 70%～80%。但是，20%～40% 的胆囊结石患者可终身无症状。对这些临床无症状的胆囊结石患者是否须行预防性胆囊切除，这问题一直困扰着人们。

无症状胆囊结石并非没有风险

常规尸检资料显示，约有半数的胆囊结石患者生前并无症状，因此有不少的人主张不要行预防性胆囊切除。然而另一些研究显示，胆囊癌与胆囊结石的发生存在着极为密切的关系。有 70%～80% 的胆囊癌伴有结石，并认为胆囊结石是胆囊癌的一种癌前病变。近年研究还显示，国内老年人胆石病发病率为 8%～10%，随着年龄的增长发病率亦增高；伴有胆囊结石的糖尿病患者急性胆囊炎的发生率明显增高，且一旦发生并发症其死亡率将增加 5 倍；儿童的胆囊结石多数与某些易感因素相关，如遗传性球形细胞增多症不仅出现溶血性贫血，亦致胆石症，其发生率随年龄的增长而增加。其 20 岁以上的患者，有 50% 并发胆石症。

无症状胆囊结石行切除胆囊有指征

综上所述，无症状胆囊结石虽无明显自觉不适，但并非对人体没有危害，只不过目前尚难做出对人体危害的早期诊断而已。一旦出现明显不适，往往已经危及生命，故有人主张行预防性胆囊切除。

目前，国内外学者认为无症状胆囊结石者有下列情况之一，可行择期性胆囊切除术。

- 中老年女性胆囊结石患者。
- 病程长，胆囊结石病史在 5 年以上者。
- 胆囊结石 B 超提示胆囊壁有局限性增厚或瓷样胆囊。
- 胆囊结石直径＞1 cm 以及结石嵌顿于胆囊颈部者。
- 近期上腹胆囊区疼痛变为持续性疼痛，并有明显乏力、消瘦等症状的胆囊结石患者。

- 胆囊腺肌瘤及腺瘤合并结石者。
- 胆囊息肉样病变，病灶直径大于 10 mm 者，或胆囊结石合并息肉样病变者。
- 糖尿病合并胆囊结石者（在糖尿病已控制时）。
- 儿童胆囊结石。
- 有胆囊癌遗传种系合并结石者。
- 老年人或有心肺功能障碍合并结石者。因为胆结石一旦急性发作或发生并发症而被迫施行急诊手术时，危险性远较择期性手术大。

（2006 年 5 月 10 日）

胆囊结石　保胆取石 vs 胆囊切除

一百多年来，传统的胆囊切除术已被公认为一种安全、有效治疗胆囊结石的方法，目前腹腔镜下胆囊切除技术也已非常成熟。然而，时下盛行保胆手术，加上某些广告的夸大宣传，不少的胆囊结石患者"既怕自己被误切了胆囊，成为终生憾事，又怕成为某些人手中的小白鼠"。

胆囊到底是"切"还是"保"，患者常感无所适从。

胆囊切除有渊源

胆囊位于肝脏下面，主要通过吸收和蠕动来浓缩、储存和排泄胆汁。肝细胞每日分泌 800～1200 mL 胆汁，其中水分占 97%。胆汁进入胆囊进行存储和浓缩。可以这样说，肝脏是胆汁的"生产工厂"，而胆囊则是存放胆汁的"仓库"。

正常情况下，胆囊除了存储胆汁，还会对胆汁进行"精加工"。胆汁进入胆囊之后，胆囊黏膜会将其中的水和电解质吸收返回到血液中，只留下精华成分储存在胆囊内。当人们处于饥饿状态时，储满胆汁的胆囊"紧闭大门"；而在进食 3～5 分钟之后，十二指肠黏膜会产生缩胆囊素，这种激素被传递到胆囊后，胆囊就会"开门放行"，将储存在其中的胆汁排入十二指肠，以帮助食物的消化和吸收。

但是，胆囊虽然有用，但并不像心肺一样是一个不可或缺的器官，有少数人由于胆囊胚胎发育异常，生下来就缺失胆囊，但他们照样过着与正常人一样的生活。

从临床观察来看，做了胆囊切除术的患者，虽然失去了胆囊浓缩和储存胆汁的功能，但对绝大部分患者的消化和吸收功能并无较大影响。尽管胆囊切除术也会出现一些并发症，甚至有报道胆囊切除后结肠癌的发病率增高，但至今尚没有循证医学方面的证据来证明这个说法。目前的腹腔镜胆囊切除手术后一两天便可出院，故胆囊切除术已被公认为治疗胆囊疾患安全有效的方法。

保胆手术非万能

目前流行的保胆手术是通过各种手段取出结石或息肉，同时又保留胆囊。加之有些医生大力提倡保胆，致使不少患者以为保胆是项新技术，觉得"保胆"肯定比"切胆"好。

其实，事实并非如此。首先，国内外文献中公认的保胆取石后胆囊疾病的复发率仍在40％左右，而且不是所有的胆囊结石都适合保胆取石。盲目保胆等于在体内留下病灶，有时如同埋了一颗定时炸弹。笔者曾接诊过一位患有胆囊结石十多年的患者，其胆囊壁厚6 mm，胆囊腔缩小，但是患者本人坚决要求在某医院行保胆手术。手术之后，患者仍有右上腹疼痛，同时伴消瘦，转来湘雅医院经检查发现，其胆囊腔有局限性隆起。患者行胆囊切除术，胆囊壁病理切片报告为胆囊癌。

目前盛行的盲目"保胆"与前些年有些医院盲目开展"切胆"不无关系。随着腹腔镜技术的发展，胆囊切除术出现了扩大化的趋势。传统的胆囊切除术需要开腹，而采用腹腔镜之后，患者手术损伤大大减少，于是有些医生开始忽略严格的手术指征，将有些能够保留的胆囊也切掉了，而切掉尚能工作的胆囊，患者较容易出现消化不良等症状，饮食方面需要特别小心。正是在这种情况下，"保胆"论调一时风起云涌。

其实，到底"保胆"还是"切胆"，最终要视患者的情况而定。如结石性胆囊炎急性发作期，影像学检查提示有萎缩性胆囊炎、胆囊壁增厚（瓷性胆囊）、胆囊腔消失者、胆囊息肉疑有恶变或恶变可能性大者，溶血性贫血患者合并的胆囊结石，糖尿病患者合并的胆囊结石等情况，均不适宜做保胆手术。因此，对于应该切除的胆囊，医患双方都不应该为了盲目追求"保胆"而延误病情。

（2010 年 7 月 26 日）

胆囊结石对妊娠的危害不可小觑

35岁的阿芳，两年前被诊断出有胆囊结石，大小为1.5 cm×0.8 cm，两年来间常有疼痛发作过。她结婚多年尚未妊娠，想做试管婴儿。却不知胆囊结石对妊娠是否有影响，特别是对做试管婴儿的孕妇有没有较大的危害。

"试管婴儿"，即体外授精-胚胎移植，其过程使女方先用药物促排卵，再从卵巢内取出卵子，男方取出精子，在实验室将精子、卵子结合培养成胚胎，然后再将胚胎转移到子宫腔内，使之着床、妊娠，在子宫中孕育成熟。试管婴儿技术虽然成熟，但仍有大量的促排卵的药物之后常常恶心、呕吐、腹部不适及在穿刺取卵的时候可能会疼痛、出血、损伤脏器，或者大出血，可能会引起感染等风险。患有胆囊结石者做试管婴儿，更要承受胆囊结石带来的风险。胆囊结石并急性胆囊炎是妊娠期较为常见的外科急腹症。怀孕本来就是人生一件很开心的大事，如果你已患有胆囊结石，要想在试管婴儿过程母子安全渡过，最好是提前处理好胆结石的问题。

胆囊结石是一种常见病。诚然，胆道系统与生殖系统没有直接关联，从医学角度考虑，胆囊结石患者怀孕生孩子是可以的，也不会给孩子带去胆道系统相关疾病。但胆囊是整个机体不可分割的一部分，一旦患上胆囊结石，如果治疗不及时或者治疗不当，很有可能出现以下窘况：

对孕妇的危害

* 胆心综合征　胆囊结石病变通过内脏交感神经的兴奋，使心脏冠状动脉痉挛，以致冠状动脉血量减少，从而发生心绞痛，称之为"胆心综合征"。

* 急性胆囊炎　妊娠期间摄入营养较平常丰富，活动比平时相对少些，更容易诱发胆石病；妊娠期间胆囊功能及形态都有改变。因激素水平变化，胆囊对缩胆囊素的反应降低，胆囊排空延迟，残余量增加，胆汁淤积，容易引起胆囊炎；结石在胆囊内形成后可刺激胆囊黏膜，不仅可引起胆囊的慢性炎症加重，而且当结石嵌顿在胆囊颈部或胆囊管后还可以引起继发感染，导致胆囊的急性炎症；胆囊炎经久不愈，不仅胆囊积脓，甚至坏死、穿孔、弥漫性胆汁性腹膜炎，休克而危及生命。

＊ **胆源性胰腺炎**　流行病学调查显示，我国50％～80％的胰腺炎是由胆石症引起。胆源性胰腺炎往往是十分严重的出血或坏死性胰腺炎。尽管孕期胰腺炎的发病率很低，大约是0.1％，但其病死率却很高，可达到20％～50％。

＊ **引发胆囊癌**　据相关研究资料显示，70％～80％的胆囊癌伴有结石，并认为胆结石是胆囊癌的一种癌前病变；有胆结石的患者罹患胆囊癌的危险性是无结石者的6～15倍。

＊ **脓毒血症**　胆囊结石有时可自行或药物治疗作用下进入胆总管，继发胆总管结石症，一旦结石嵌顿，即可出现胆绞痛，畏寒、发热，全身黄染，化脓性感染休克。

对胎儿的危害

急性胆囊炎和胆石症可发生于妊娠各期（妊娠晚期尤为多见），由此而起的发热、疼痛，可导致胎儿宫内缺氧、诱发宫缩，引起胎儿流产、早产；如果在妊娠期间发生胆囊坏死、穿孔及胆汁性腹膜炎，到时候你是选择吃药？还是手术呢？吃药，即便此时保守治疗成功，但期间所用的抗生素及其他药物对胎儿是否有影响尚无定论；若母亲手术更难免会对胎儿造成更大的风险。

防范于未然是最佳的选择

有鉴于此，对于有生育要求的胆囊结石、胆囊炎患者，尤其是伴有腹痛、腹胀、厌食及厌油等症状者，建议先治疗后怀孕。手术是根治胆囊炎和胆囊结石的最好办法。因此，为了确保孕期母子平安，凡有以下情况之一：凡胆囊结石伴有明显的症状或反复胆囊炎发作者；胆囊结石颗粒较多，直径较小，易落入胆总管导致胆管炎和胰腺炎者；结石直径大于3 cm者；虽无症状而有胆囊癌变危险因素者，应采用手术治疗切除胆囊。一般腹腔镜胆囊切除一个月后就可以进行受孕了。

有胆囊结石存在又无上述表现，且无症状的胆囊结石是否一定要手术切除胆囊尚难定论，但在日常生活中一定要养成良好的生活习惯，严忌暴饮暴食，不要有心理压力，保持心情愉快，定期B超复查，以防不测。

（2016年11月5日）

患了胆囊息肉样病变怎么办

问：我在 2007 年 12 月体检时发现胆囊上长了息肉样病变。我不知道这是一个什么疾病，它会不会癌变，该采取什么治疗方法。请介绍相关知识。

浏阳市　易××

胆囊息肉样病变，是指生长在胆囊内壁上向胆囊腔内突出的异常赘生物，简称胆囊息肉。胆囊息肉样病变分为非肿瘤性和肿瘤性两大类。非肿瘤性以胆固醇性息肉最常见，其次为炎性息肉、腺瘤样息肉和腺肌增生等。肿瘤性息肉以腺瘤多见，其中血管瘤、平滑肌瘤、脂肪瘤多为良性，只有胆囊癌、血管肉瘤和淋巴瘤等为恶性肿瘤，但极为少见。

* **胆固醇性息肉**　直径多在 10 mm 以下，常多发，迄今未见发生癌变的报道。

* **炎性息肉**　是由炎症直接刺激所引起的肉芽肿，单发或多发性广基结节，直径 5 mm 左右者多见，目前还没有发现癌变的报告。

* **腺瘤样增生**　是一种增生性病变，又称增生性息肉，直径 5 mm 左右，单发或多发，大多数病理研究未发现这类病变与恶性病变有明显关系，被公认为一种非炎症、非肿瘤样的良性病变。

* **腺肌瘤病**　为胆囊黏膜上皮与肌纤维增生所致，又称胆囊腺肌增生症，直径均约 10 mm，目前已肯定胆囊腺肌瘤病是癌前病变。

* **腺瘤**　是由于胆囊黏膜的腺瘤性增生而形成的肿块，其特征多为单发、有蒂，是一种癌前病变。胆囊腺瘤的大小与癌变之间存在相关性，恶性腺瘤的直径多超过 12 mm，若合并结石则更增加了癌变的危险性。胆囊腺瘤息肉样病变即使不是癌，也有恶变的可能，且尚难早期确诊。

因此，为防万一，目前主张及时手术治疗。凡有下列情况之一者应行胆囊切除术：①瘤体直径在 10 mm 以上者。②单发者。③年龄 50 岁以上者。④合并胆囊结石，尤其是结石直径在 15 mm 以上或结石嵌顿于胆囊颈部者。⑤凡疑为胆囊癌者。对于直径<10 mm 的单发胆囊息肉样病变，应定期做 B 超复查随访，若发现其有增大趋势，或出现上述情况之一者，应及时手术，以防癌变。

（2008 年 3 月 17 日）

胆结石不手术可能癌变

68 岁的黄女士 8 年前经 B 超发现胆囊结石，因无明显症状拒绝手术治疗。不久前，黄女士出现上腹饱胀、巩膜黄疸的症状，去医院就诊，经检查发现胆囊结石并且肝内有肿块，诊断为胆囊结石并发胆囊癌肝转移。黄女士的这种情况在临床上并不少见，患者往往在胆结石手术时才发现胆囊癌，多为晚期，疗效极差。

胆囊癌是一种发生于胆囊黏膜的恶性肿瘤，占到胆道系统肿瘤的 2/3，发病呈逐年上升趋势。胆囊癌最常见的致病因素是胆囊结石。胆囊长期被结石刺激，引起慢性炎症反复发作，促使胆囊黏膜纤维萎缩，组织细胞变性，进而发生癌变。一般认为，胆囊结石直径 3 cm 比直径小于 1 cm 引起胆囊癌的危险性大 10 倍。

尽管胆囊癌的临床表现缺乏特异性，但其早期仍有蛛丝马迹可寻：

* **消化道症状**　早期胆囊癌患者会出现一些消化道症状，如食欲不振、恶心、呕吐、腹泻、右上腹不适等。此时如果没有发现胆囊疾病以外的其他消化道疾病，那就要警惕是不是胆囊出了问题。

* **右上腹疼痛**　如果出现右上腹疼痛，呈钝痛、胀痛或绞痛，伴恶心、呕吐，就应该及时到医院就医，查清病因，以免延误诊断。如果患者既往有胆囊疾病，右上腹疼痛由间断性变成持续性，药物治疗效果差，那就要警惕是否有胆囊癌的发生。

* **原有症状加重**　50 岁以上慢性胆囊炎或胆囊结石患者，如果原有症状加重或发作频繁，以及既往有胆囊炎、胆囊结石或胆囊息肉，近期有原因不明的乏力、消瘦伴消化道症状者，应该及时就医，全面检查。有数据显示，胆囊癌患者中 50 岁以上的患者占 2/3。

因此，凡胆结石病史在 5 年以上，有上述表现的高危人群，且 B

超检查出现以下情况：胆囊息肉直径＞1 cm，基底较宽或复查增大较快；胆囊壁不规则增厚＞0.5 cm 或有钙化斑；胆囊轮廓不清或边界不规则等；胆囊结石直径＞2 cm 的患者，特别是 50 岁以上的患者，要高度怀疑胆囊癌，应尽早手术切除胆囊，以防癌变或能及早清除病灶，提高治愈率。

（2016 年 11 月 11 日）

胆囊癌的危险因素知多少

　　胆囊癌恶性程度最高。1994 年，有人调查了 73 个不同国家医院的 724 例胆囊癌病例后，发现胆囊癌患者的中位生存期为 3 个月，80％以上的患者于 1 年之内死亡，5 年生存率低于 5％。由于目前对胆囊癌的早期诊断尚存在诸多困难，因此深入了解胆囊癌发生的危险因素及病因，是提高治愈率的关键。哪些是胆囊癌最常见的危险因素呢？

　　＊ **胆囊结石**　胆囊癌与胆结石有着密切关系，欧美国家胆囊癌患者合并胆囊结石达 54.3％～100％，国内为 20％～82.6％。从胆结石角度看，胆石症患者中有 1.5％～6.3％合并胆囊癌。

　　＊ **慢性胆囊炎**　慢性胆囊炎与胆囊癌往往合并存在。胆囊黏膜经化生、增生或息肉样变可演变成原位癌。有研究显示，胆囊不典型增生到晚期癌的进展时间大约为 15 年。

　　＊ **胆囊腺瘤**　胆囊腺瘤分为乳头状腺瘤、管状腺瘤、管状乳头状腺瘤。胆囊腺瘤的特征多为有蒂、单发，目前已被公认为是胆囊癌前病变。

　　＊ **胆囊腺肌增生症**　是一种增生性疾病，主要以胆囊黏膜和肌层增生为特点，形成壁内憩室、囊肿等。但近年陆续有胆囊腺肌增生症的基础上发生胆囊癌的报道。

　　＊ **胆胰汇合部畸形**　即胰胆管合流为先天性消化系统畸形。关于胰管合流异常引起胆囊癌的机制，可能是由于胆汁中卵磷脂被胰液中的磷酸酯 A_2 水解产生脱脂酸卵磷酯，后者有损害细胞膜的作用，它积聚在胆囊壁内刺激胆囊上皮，使上皮细胞发生变性，非典型增生以致癌变。

　　＊ **工业致癌物质**　动物实验显示氮甲苯、亚硝胺等可致胆囊癌的发生。

＊**其他**　胆囊癌的发生还与年龄有关，原发性胆囊癌多在 50～70 岁的中老年人中产生；体重超过正常的 20％～30％可增加胆囊癌发生的危险性，有研究显示体重指数≥24〔体重指数＝体重（kg）÷身高^2（m^2）〕是胆囊癌的高危因素。

（2005 年 11 月 1 日）

肝脏占位性病变并非都是癌

不少患者在 B 超、CT、磁共振扫描检查时，发现报告中写着"肝脏占位性病变"，自以为"肝癌"降临而忧心忡忡，惶惶不可终日。其实也不必那么紧张。

肝脏占位性病变是医学影像诊断中的专门名词，通常出现在 B 超、CT、磁共振检查结果中。它泛指被检查的肝脏有一个"多出来的东西"。根据性质不同可分为肿瘤（良性或恶性的）、寄生虫、脓肿等不同性质疾病，并不是肝癌的代名词。肝脏占位性病变可分为：

肝脏的良性病变

＊**肝囊肿**　肝囊肿有先天性和后天性，通常所说的肝囊肿是指先天性肝囊肿，是因肝内胆道和（或）淋巴管胚胎发育异常导致。后天性肝囊肿则由寄生虫、炎症和创伤造成。多数肝囊肿无任何症状，仅在 B 超检查或腹部手术时发现。肝囊肿对人体的健康影响不大，多数不需治疗。

＊**肝腺瘤**　本病发生的真正原因未明，现认为其发生与口服避孕药有着密切的关系：超过 90％的肝腺瘤患者发生于年轻女性，绝经后妇女极少有肝腺瘤发生；发生于男性的肝腺瘤可能与糖尿病、糖原储积症及使用雄性激素等有关。

＊**肝脓肿**　常有痢疾或化脓性疾病史而无肝病史，有或曾经有感染表现，有发热、外周血白细胞和中性粒细胞增多等，脓肿相应部位的胸壁常有局限性水肿，压痛及右上腹肌紧张等改变。

＊**阿米巴肝脓肿**　阿米巴肠病常并发阿米巴肝脓肿，国内临床资料占 1.8％～10％，起病较缓慢，病情较长，可有高热，不规则发热，盗汗。穿刺有典型的巧克力样脓液，则可诊断。

＊**肝包虫**　往往有流行牧区居住及与狗、羊接触史，肝脏进行性肿大，质地坚硬和结节感、晚期肝脏大部分被破坏，包虫皮内试验

（Casoni 试验）为特异性试验，阳性率达 90%～95%。

* **肝血管瘤** 肝毛细血管组织感染后变形，导致毛细血管扩张，肝组织局部坏死后血管扩张形成空泡状，其周围血管充血扩张，致使血管形成海绵状扩张。小（5 cm 以下）而无症状者无需治疗，可隔 1、2、3 个月重复超声检查。

肝脏恶性肿瘤

* **原发性肝癌** 多发生在慢性肝炎和（或）肝硬化的基础上。早期可以没有明显症状，到晚期可出现肝区疼痛、肝大、黄疸、腹水和全身消耗症状。

* **继发性肝癌** 身体其他部位的恶性肿瘤通过血液循环和淋巴管等途径转移到肝脏形成的肿瘤称为继发性肝癌。近 50% 身体其他脏器的恶性肿瘤可发生肝转移，常见的有胃、肠、肺、胆囊、乳腺等。

* **肝肉瘤** 来源于肝脏血管内皮细胞的恶性肿瘤，比较少见转移。

* **肝母细胞瘤** 肝母细胞瘤是儿童期常见的恶性肿瘤，1～2 岁高发。

（2012 年 10 月 15 日）

肝脏内的 FNH 就是癌吗

年仅 20 岁的罗小妹，自觉右上腹隐痛间断发作一年。未婚，月经正常。无任何肝炎病史和家庭癌症史。查体：浅表淋巴结不大，巩膜不黄染，双肺呼吸音清，未闻及干湿性啰音；腹平，肝脾肋下未触及；肝功能、血清 AFP、癌胚抗原均属正常范围。超声检查：肝边光整，左肝内叶可见 2.8 cm×2.4 cm 低回声区。诊断为肝左叶占位性病变转来我院。经 MRI 等检查，诊断为肝左叶 FNH。患者对这一诊断很不理解：什么是 FNH？FNH 就是癌？……

什么是 FNH

FNH 为肝脏局灶性结节性增生的简称，是一种肝脏少见的病变。以往文献中曾有多种命名，如局灶性肝硬化、肝脏错构瘤、肝脏炎性假瘤等，直至 1958 年方被 Edmondson 命名为肝脏局灶性结节性增生。该命名在 1975 年被世界卫生组织及 1976 年国际肝脏研究协会所采纳。

FNH 它仅次于肝血管瘤的肝脏良性肿瘤之一，占肝脏原发肿瘤的 8%，在人群中的患病率约为 0.9%。由于近年来影像技术的发展，肝脏局灶性结节性增生的报道逐渐增加。至今发病原因不清。目前认为 FNH 是肝实质对先天存在的动脉血管畸形的增生性反应，或与炎症、创伤等引起的局限性血供减少有关，而非真正意义上的肿瘤。临床上 FNH 偶与血管瘤等血管异常病变伴发，也支持先天性血管异常病变学说。也有研究者认为 FNH 的发病可能与雌激素有关。绝大多数 FNH 患者无临床症状、只有不到 1/3 的患者因为轻微的上腹疼痛不适或右上腹有一质硬肿块，有压痛、表面光滑，随呼吸上下移动。常误以为肝癌而忧心忡忡。

FNH 应与肝恶性肿瘤相鉴别

对 FNH 的担心很大程度上害怕误诊，尤其是担心漏诊肝癌。FNH 应与高分化肝细胞癌、肝纤维板层癌相鉴别。FNH 的诊断主要根据患者良好的健康状况，无肝炎，无肝硬化病史，肝功能检查及 AFP 水平一般正常；除临床症状外，CT、MR 等检查对 FNH 定性有一定价值。

* **CT** 平扫为低密度或等密度占位，有 1/3 的患者在肿块中央可见低密度星状瘢痕；89%～100% 病变增强后动脉期即出现快速、显著、均匀的强化，中央瘢痕为低密度或轻微高密度，延迟期多数病灶为等密度，中央瘢痕可呈等密度或高密度。

* **MRI** 除瘢痕信号均匀，T1WI 为等信号或稍低信号，T2WI 为等或稍高信号。注射 Gd-DTPA 后有两种典型的动态增强方式：①无瘢痕的 FNH 在动脉期明显增强、门静脉期和延迟期轻至中度增强或呈等或稍低信号。②有瘢痕的 FNH 在动脉期明显增强（瘢痕无增强）、门静脉期轻至中度增强或呈等或稍低信号、门静脉和延迟期瘢痕逐渐增强。FNH 不典型影像表现有多发病灶、存在假包膜、无瘢痕、出血和不均匀增强等。约有 50% 的患者可见中央瘢痕，其 T1 加权相为低信号，T2 加权期高信号。

* **核素检查** 采用 ^{99m}Tc 硫胶闪烁照相，有 50%～70% 的 FNH 显示硫胶浓集，可与不含 Kuffer 细胞的肝癌、肝腺瘤等鉴别。

* **血管造影** FNH 显示为多血管肿块，表现为中央动脉供血并向周边放射性灌注，肝实质期染色均匀，门静脉期呈现充盈缺损，病变不侵犯门静脉，无血管渗漏及动静脉瘘。

FNH的诊断与鉴别

主要依据影像学检查，结合临床表现及实验室检查可以初步诊断。最终诊断需要手术切除病变，经病理组织学诊断。FNH 组织学具有 4 种特征性形态学改变：结节中央有星状的纤维瘢痕、异常结节状结构、畸形血管和小胆管增生。高分化肝细胞癌肝细胞具有异型性，易见核分裂象，肝细胞排列多在 3 层以上，易见核内包涵体，切面缺乏星状瘢痕，与 FNH 不同。肝纤维板层癌与经典型 FNH 有较多类似之处，但肝纤维板层癌突出的组织形态学是癌细胞含有大量深染的嗜酸性颗粒，胞质内含有淡染小体，癌巢内可见呈板层状排列的胶原纤维带，而 FNH 缺乏这些改变。

FNH的治疗

FNH 的治疗有赖于正确的诊断。对影像学确诊的无症状的患者，B 超随访观察 6 个月即可，无需特殊治疗。若 FNH 患者出现症状，即应进行手术切除。对症状明显而肿块又难以切除或多发者，可采用肝动脉栓塞以缓解症状。对于 FNH 引起肝衰竭者，可考虑肝移植。

(2017 年 5 月 1 日)

从肥姐沈殿霞去世谈肥胖与胰腺癌的关系

据报道，香港资深艺人沈殿霞 2005 年被查出罹患胰腺癌，其后接受肿瘤切除手术，医治无效于 2008 年 2 月 19 日在香港玛丽医院病逝，享年 60 岁。

从去年的帕瓦罗蒂到今天的肥肥都因胰腺癌而离开我们。令人悲伤的人们脑海中仍回旋着"世界首席男高音"歌唱家鲁契亚诺-帕瓦罗蒂，嗓音丰满、充沛，带有透明感的歌声和"肥肥"主持的一台台的幽默而搞笑节目，可惜再也见不到他们的风采了。从"歌王"和"肥肥"不幸病逝，再次向人们敲起了警钟！

被称作"癌中王"的胰腺癌并非罕见

胰腺癌是消化道常见的恶性肿瘤之一，占消化道恶性肿瘤的 8%～10%。45～65 岁多见。近年来，其发病率呈明显上升趋势，在美国和日本其病死率占全部肿瘤病死率的第 4 位。我国胰腺癌的年发病率为 5.1/10 万，较 20 年前大幅升高。胰腺癌一般早期无明显症状，缺乏敏感及特异性的诊断方法，临床确诊者大多已属晚期。它的特点是病程短、进展快、对放化疗不敏感，所以死亡率极高，所以胰腺癌被称作"癌中王"。

肥胖可增加胰腺癌的发生风险

肥胖与不爱动可增大患胰腺癌的可能性。研究人员称，在连续调查的过程中共有 350 人患上胰腺癌，与正常人相比，轻度肥胖者的患病概率明显增大，肥胖者的患病概率要比正常人高 72%。每星期步行 4 小时以上，会使超重或肥胖人群患胰腺癌的概率平均减少 54%。

肥胖被定义为体重指数〔BMI＝体重（千克）除以身高（米）的平方〕≥30，BMI 既考虑了体重因素也考虑了身高因素。BMI 为 25～29.9 的人被认为是超重。研究人员报告说，肥胖的男、女性被诊断为胰腺癌的风险性比 BMI<23 的人高 72%。

胰腺癌与饮食、生活习惯有关

胰腺癌的病因尚不明确，吸烟、饮酒、高脂肪和高动物蛋白饮食、饮咖啡和糖尿病等因素可能与其发生有关。酗酒是导致胰腺癌的另一重要危险因素。酒精对胰腺细胞有毒性，易使局部细胞恶变。同时，酗酒影响肝脏排毒功能，也增加胰腺癌的危险；吸烟也是胰腺癌危险因素之一，吸烟者胰腺癌的发生率比不吸烟者高 2～3 倍。最近一项研究发现，如果每日喝两杯以上的碳酸饮料，也有可能患上胰腺癌。

改变不良生活方式可预防胰腺癌

• 少吃高动物蛋白、高脂肪饮食；应保证饮食中肉、蛋、蔬菜、水果、粮食的合理搭配，不挑食，不偏食，少吃煎、炸、烤食品，并适当多吃些粗粮、蔬菜和水果。忌暴饮暴食。

• 戒烟。吸烟不但是肺癌的主要诱因，亦能使胰腺癌发病率明显升高。

• 坚持体育锻炼。超重的人如果每周步行不少于两个小时，能有效防患胰腺癌。

- 保持持良好的心态。
- 少接触萘胺和苯胺等有害化学物质。

（2008 年 4 月 12 日）

血液系统疾病与
输血的危害

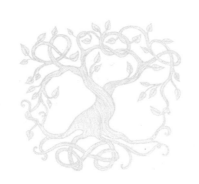

不明原因出血勿忘血友病

　　患者，男，21 岁。因呕吐伴中腹部阵发性胀痛 7 小时，于 2010 年 1 月 28 日急诊入某院。查体：体温 37.8℃，脉搏 121 次/min，血压 85/50 mmHg；意识清楚；重度贫血貌；心肺检查未见异常；板状腹，全腹压痛及反跳痛，移动性浊音阳性。辅检：腹腔穿刺抽出不凝固血液。血红细胞 $2.16×10^{12}$/L，血红蛋白 66 g/L，白细胞 $20.9×10^{9}$/L，血小板 $181×10^{9}$/L。诊断：急腹症（实质性脏器破裂）。拟行急诊手术治疗，患者家属拒绝手术。转上级医院，经追问病史，得知患者自幼有因小创伤出血不止的病史，测得Ⅷ因子缺乏被诊断为"血友病甲"。而后，经输注凝血酶原复合物（PCC）、扩容等抗休克治疗，患者出血停止，病情转危为安。

　　血友病是一组由于血液中某些凝血因子的缺乏而导致患者产生严重凝血障碍的遗传性出血性疾病。其包括血友病 A（血友病甲）缺乏凝血因子Ⅷ（占患者总数的 80% 左右）、血友病 B（血友病乙）缺乏凝血因子Ⅸ和血友病 C（血友病丙）因子Ⅺ缺乏症，前两者为性连锁隐性遗传，后者为常染色体不完全隐性遗传。据报道，我国有 6.5 万～13 万名血友病患者，但由于对血友病缺乏了解，很多医院不能独立诊断，目前仅有不足 10% 的患者获得诊治。

临床表现

　　由于患者血浆中缺乏某种凝血因子，一旦血管破裂后，血液较正常人不易凝结，体表的伤口所引起的出血通常并不严重，而内出血则严重得多。而当内脏出血或颅内出血发生时，常常危及生命。最常出血的是膝关节、肘关节和踝关节。血液淤积在患者的关节腔后，会使关节活动受限，使其功能丧失。

　　我国血友病的误诊、漏诊比例非常高。究其原因，一是部分临床医生对血友病的认识不足。患者不明原因出血常被误诊为"白血病"；关节腔内出血、肿痛往往误诊为关节炎。其次，血友病的确诊需要进行一系列的实验室检查，而一些基层医院不具备这样的诊断条件。因此，几乎所有未得到有效治疗的血友病患者，都会因关节肌肉出血而导致剧烈疼痛，还会导致关节变形，最终造成90％以上的患者出现肢体残疾。但若能及时补充所缺乏的凝血因子，即使重度血友病患者也可以达到或接近正常人的寿命及生活质量。

诊断思路

＊ **发病特点**　多为男性患者，有或无家族史，有家族史者符合X-连锁隐性遗传规律，＜2岁或童年发病，发病越早、症状越重，反复出血，终身不愈。

＊ **出血特点**　自发或轻微外伤即见渗血不止，甚至持续数天，多为瘀斑、血肿；膝、踝、肘、腕等关节易出血，反复出血可致关节畸形，口鼻黏膜出血也多见。

＊ **凝血检查**　出血时间正常，凝血时间延长，凝血酶原时间（PT）正常，活化部分凝血活酶时间（APTT）延长；能被正常新鲜血浆或硫酸钡吸附血浆纠正者为血友病A（甲）；能被正常血清纠正，但不被硫酸钡吸附血浆纠正者为血友病B（乙）。

治疗原则

因本病属遗传性疾病，应教育患者本人及家属了解优生优育的道理，若产前羊膜穿刺确诊为血友病，应终止妊娠，以减少血友病患者的出生率。对已确诊的血友病患者应注意避免对患者进行静脉注射及肌内注射；避免外伤和手术；忌服阿司匹林等影响凝血的药物。一旦出现因外伤或其他原因引起的出血，要及时处置，以免引起并发症和后遗症。患者若需手术，必须在手术前备好Ⅷ因子、Ⅸ因子或进行替代治疗。

＊ **替代治疗**　①血友病A：输注新鲜冰冻血浆或因子Ⅷ浓缩物。②血友病B：治疗原则同血友病甲，输新鲜冰冻血浆、因子Ⅸ浓缩物。

＊ **手术治疗**　对关节严重畸形，影响正常活动者，在严格替代治疗情况下，可行矫形手术。

（2010年3月8日）

从萨达姆患淋巴瘤说起

萨达姆被驻伊联军逮捕，向世人宣告了萨达姆时代的彻底终结。一年多以前，在美英联军尚未进攻伊拉克之时，媒体已盛传萨达姆患有淋巴瘤，最多活不过两年……而今，萨达姆虽历经劫难，仍然顽强地活着，正在顽强地应对美军的审讯……

"什么是淋巴瘤?""淋巴瘤就是癌吗?""淋巴瘤是否为不治之症?"据此，就来谈谈淋巴系统的肿瘤吧。

淋巴系统是由淋巴管、淋巴组织和淋巴器官组成。淋巴组织是由淋巴细胞和网状结缔组织构成的一种特殊组织。淋巴器官主要由淋巴组织构成，包括淋巴结、脾、胸腺等。淋巴系统是一个独立的系统，它的任何组成部分都可因炎症、创伤、寄生虫或其他疾病造成机械性或功能性梗阻、肿瘤转移等。

淋巴系肿瘤的分类

* **淋巴管瘤** 可分为毛细淋巴管瘤、海绵状淋巴管瘤、囊状水瘤等，都属于先天性良性肿瘤。据有关资料统计，发生于头面部者约占50%，其余分布躯干各部位。除少数较小可自行闭合外，多数可经手术切除以解除症状，对人体生命不造成威胁。

* **淋巴瘤** 即发生在淋巴网状细胞的恶性肿瘤，主要位于淋巴结内，但由于淋巴网状细胞在全身各处广泛分布，实际上淋巴瘤可发生于淋巴结以外，如肺、胃肠道、肝、骨、睾丸等部位。临床上常见的淋巴瘤可分为霍奇金淋巴瘤和非霍奇金淋巴瘤，总称恶性淋巴瘤。该病首发部位较广，但首发淋巴结者均占50%以上，其次为胃肠道、鼻咽、脑、乳房等部位。

恶性淋巴瘤的诊断

主要依靠临床表现，如不明原因的进行性淋巴结肿大和不明原因的长期低热和肝脾大或周期性发热伴淋巴结肿大，参考 X 线、B 超、CT，但确诊仍需淋巴结或肿块穿刺病理学检查。

恶性淋巴瘤并非不治之症

放射治疗与化学治疗是当今治疗恶性淋巴瘤的主要措施，且已取得显著疗效，尤其是霍奇金淋巴瘤的治疗效果已取得重大进展，总的10年生存率已提高到50％以上，其中绝大多数可能已经治愈。现代治疗对中、高度恶性非霍奇金淋巴瘤亦取得较显著疗效，存活期即已由几个月延长至2年以上。其综合治疗方法有：

﹡ **放射治疗** 直线加速器和^{60}Co治疗机均可，必要时选择电子束治疗。

﹡ **化学治疗** 化疗的适应证为：不适于单用放射治疗的患者；在紧急情况下需迅速解除压迫症状者，如脊髓压迫症、气管受压有窒息危险等；可作为局部淋巴瘤放射治疗的辅助疗法，以破坏照射范围以外的肿瘤隐匿灶，从而弥补局部放疗的不足。

﹡ **干细胞移植** 霍奇金淋巴瘤对放、化疗敏感，大多数可以根治，不需要移植治疗，仅有少数复发或难治性晚期病例需要进行移植治疗，争取获得治愈的希望。

﹡ **手术治疗** 对于胃肠道有局部病灶者，可行手术切除，但不强调彻底清除，术后可辅以化疗或放疗。

﹡ **生物反应调节剂治疗** 生物反应调节剂中，各种集落刺激因子和造血干细胞在淋巴瘤的应用已十分肯定。如干扰素α（IFN-α）对低度恶性非霍奇金有效，可首选或与化疗联用。

（2004年3月5日）

疑有白血病及早查骨髓

白血病是常见的恶性肿瘤之一，已成为儿童肿瘤"第一杀手"。白血病的病因和发病机制复杂，目前一般认为与遗传因素、激素水平、母亲孕期接触柴油、化肥及新房装修等有关。

急性白血病会产生复杂多样的症状体征。尤其是在病程早期，极易与其他疾病混淆而造成误诊，其误诊率为20％～58.2％。有以下几种情况：

急性白血病的早期，因成熟红细胞减少出现贫血，有70％～100％的患者可出现不同程度的乏力、皮肤黏膜苍白等贫血症状。

患白血病时因正常成熟白细胞减少，抗感染能力下降，故半数患者以发热为早期表现。可有低热，亦可高达 39℃～40℃ 以上，常被误诊为各类感染性疾病，如急性扁桃体炎、肺炎等。或因高热、肝脾大、外周白细胞减少误诊为伤寒；或因高热伴白细胞增多误诊为败血症；局部感染明显者多误诊为外科感染性疾病，如化脓性关节炎、骨髓炎、局部蜂窝织炎等。

白血病患者由于贫血或白细胞浸润，合并链球菌感染后，发生免疫变态反应而出现心脏扩大、关节疼痛、高热，易误诊为风湿热、心肌炎、心内膜炎等。白血病细胞浸润中枢神经系统，轻者表现为头痛、头晕、重者有呕吐、颈项强直，甚至抽搐、昏迷。易误诊为颅内原发性肿瘤。粒细胞白血病形成的粒细胞肉瘤，又称绿色瘤，常累及骨膜，以眼眶部位最常见，可引起眼球突出、复视或失明。

骨髓穿刺检查对本病的诊断具有特殊的价值。因此，凡遇有下列情况之一者，应做骨髓穿刺检查：①不能解释的贫血。②反复感染或间断发热无明显感染灶者。③有出血倾向，特别是轻微损伤后的出血不止。④不明原因的肝脾及淋巴结肿大。⑤局部肿块，如皮肤、骨及眼部肿块。⑥神经系统损害，如不明原因的喷射性呕吐、头痛，突然出现失明、偏瘫及昏迷者。⑦皮肤病变，主要指皮肤暗红色或紫红色的扁平斑块结节等。骨髓检查一次未发现异常，而高度怀疑本病时，应多次多部位行骨髓穿刺涂片、或进一步行骨髓活检，用血液浓缩法检查，以避免误诊漏诊。

（2002 年 6 月 6 日）

警惕输血会使感染增加

输血是临床治疗的重要手段，由于严重的疾病或意外事故伤害，输血拯救了一个又一个人的生命。但不当输血不仅可以传播某些疾病，还会造成免疫抑制，可能是导致术后感染的因素之一。这些至今尚未引起足够的重视，关于输血的误区比比皆是，不少人把血视为生命，一旦有所出血，就惶恐不安，尤其是手术时总希望医生给予输血、多输血……有些医生也为了迎合一些患者的心理，把输血当"进补"，"输人情血"；为了减少医疗纠纷，手术过程中不管有无失血，失血多少，都要挂上一瓶血以"保太平"。殊不知输血对受血者的特异性和非特异性免疫均有明显抑制作用。

临床研究发现异体输血可增加术后感染率和病死率。如在髋关节或脊柱手术患者中；围术期输异体血患者，其术后感染率是输自体血或不输血患者的 7～10 倍。有对胃肠癌根治术后感染率研究，术后感染率与输血量呈量效关系。有研究发现，肿瘤外科围术期输注异体血，术后细菌感染明显增加，而且与输注血液制品的种类及输血量有关，感染率随着输血液制品量的增加而增加。

　　还有研究表明：输血时间与术后感染有相关性，术中输血比术前、术后输血具有更大的危险性。推测感染增加的原因主要是由于异体血液中的白细胞成分及其分解产物引起的免疫抑制。另外有文献报道，输血后病毒感染的机会亦增加，特别是巨噬细胞病毒和艾滋病病毒。

预防输血后感染增加的措施与对策

　　• 首先要转变旧的输血观念，防止输"人情血""保险血"，或把血液当成补品。让人们知道血液仅是特殊的药品，输血实际上是一种危险的类似器官移植手段的干预性治疗手段之一。

　　• 严格掌握输血指征，避免不必要的输血，传统的输血指征为血红蛋白＜100 g/L 或红细胞压积＜0.30，近年来的临床研究证明，如无心肺疾患，大多数血红蛋白水平在 100 g/L 左右的患者围手术期不必要输血。美国已把围手术期输血指征降至血红蛋白 80 g/L，急性失血超过血容量的 20%～30% 时，才是输血的指征。对低危患者输血指征应以血红蛋白 70～90 g/L 为宜。

　　• 输含有白细胞的血液或血液制品有讲究，血液中引起免疫功能抑制的成分是白细胞及其降解产物，所以对于必须输血时，应尽量避免输全血，即使成分输血也应使用白细胞过滤器去除血液中的白细胞，以减少术后感染。

　　• 自体输血，对非贫血患者术前自体储存或术中自血回收式输血可减少输血后的感染率。欧美等国家已经把自体储存式输血列为择期手术患者术前常规措施，值得借鉴。

（2004 年 12 月 5 日）

输血可能引起肿瘤复发

尽管肿瘤复发的因素是多方面的，但免疫抑制起着极其重要的作用，而这种免疫抑制的罪魁祸首之一就是人们滥用血液制品，这绝非危言耸听。

过去人们对输血不良反应的认识多局限在输血反应和疾病传播方面。近年来的研究表明，输血对受体的免疫调节起着双重的作用，一方面它可使移植成活时间延长，另一方面也可能引起肿瘤复发。目前认为可能的机制有非特异性免疫抑制，封闭性抗体，血浆抑制因子，抑制性淋巴细胞，抑制 NK 细胞的活性和供、受者微嵌合体白细胞的形成等。有报道 100 例随访 5 年以上的头颈部肿瘤患者术后复发率，输血组为 69%，而未输血组则为 19%，两者之间有显著性差异（$P<0.05$）；尽管对输血与肿瘤复发的认识尚不完全一致，但大多数作者还是倾向于输血可能增加肿瘤复发的观点。

前车之鉴，后事之师，若注意以下几点有可能减少输血后肿瘤复发。

* **严格控制输血指征，避免不必要的输血** 有作者认为，术前测红细胞压积（HCT）是输血的重要指标，当 HCT>0.33 时可输晶体液，<0.33 时才输血，并认为患者若无冠状动脉疾患，HCT $0.25\sim0.30$ 的血流稀释所产生的生理改变无害且可能有益，益处是既可能改善肾功能，减少术中红细胞的丢失量，又能维持动脉血氧、血凝时间、血小板部分凝血酶原时间、纤维蛋白原在正常范围。

* **输去除白细胞的血液或血液制品** 有研究表明，血液中引起免疫功能抑制的成分主要是白细胞及其降解产物，所以对于非输血不可者，也应在输血时应尽量避免输全血。即使成分输血也应使用白细胞过滤器去除血液中白细胞，以减少肿瘤复发。

* **输浓缩红细胞或洗涤红细胞** 输不同成分血液对肿瘤患者的影响不同，输全血和血浆与肿瘤复发有明显相关性，而只接受$\leqslant 3$ 单位浓缩红细胞的患者与不输血者，肿瘤复发率相似。

* **使用添加剂红细胞** 研究表明输 SAG-M（生理盐水、腺嘌呤、葡萄糖、甘露醇）红细胞和自体输血，术后肿瘤复发率相似，因为，SAG-M 红细胞能够防止输血诱导的免疫抑制。

＊**自体输血**　对非贫血患者术前自体储存或术中自血回收式输血是比较安全的。它不但可减少输血不良反应和输血相关疾病，且可减少输血后的肿瘤复发。

（2004 年 02 月 25 日）

输血可传播哪些病毒

＊**丙型肝炎病毒（HCV）**　是一种单股正链 RNA 病毒，呈世界性分布。丙型病毒性肝炎占输血感染性肝炎的 90％，半数以上 HCV 感染者可发展为慢性肝炎，其中 20％可发展为肝硬化和肝癌。HCV 是对我国输血安全构成威胁的主要致病病毒。

＊**乙型肝炎病毒（HBV）**　是一种小的环状双股 DNA 病毒，呈世界性分布。我国感染率最高，是对输血安全构成严重威胁的主要病毒之一。

＊**丁型肝炎病毒（HDV）**　是一种独特的单股 RNA 病毒。它的传染和复制依赖于 HBV 的存在，即机体感染 HDV 后，必须在同时感染 HBV 的情况下，HDV 才能在体内复制，引起肝炎。

＊**庚型肝炎病毒（HGV）**　是一种有包膜的正链 DNA 病毒，呈全世界分布。健康供血者该病毒抗体的阳性检出率为 16％，在静脉吸毒、输血或使用过血液制品的人群中，检出率为 52％～73％。现已确定该病毒经血传播。

＊**输血传播病毒（TTV）**　呈全世界分布。其感染在人群中普遍存在，献血者本病毒检测阳性者达 5.0％～14.7％。多次输血或使用血液制品者、静脉注射毒品成瘾者、血液透析患者、器官移植患者等，均是 TTV 感染的高危人群，但目前尚缺乏 TTV 相关性肝炎的证据。

＊**艾滋病病毒（HIV）**　全球艾滋病病毒感染者 5％～10％为经血传播。血液中的任一成分和全血一样，都能传播艾滋病病毒，其危险性与输血量、输血次数呈正相关。

＊**巨细胞病毒（CMV）**　是人类疱疹病毒属中的一种双链 DNA 病毒。在正常人群中 CMV 感染率很高。若将带有 CMV 的血液及血制品输给早产儿或骨髓移植、器官移植、恶性肿瘤、AIDS 等免疫功能低下患者，即可引起输血后 CMV 感染的临床症状，严重者可导致死亡。

＊**嗜人 T 细胞白血病病毒**　该病毒在美洲的一些地区和日本等地

流行较为广泛。可通过输血传播。已有调查显示，我国的嗜人 T 细胞白血病病毒流行率很低；由输血传染引起的成人 T 细胞白血病至今没有明确的病例报道。

输血所致病毒感染已成为全社会关注的焦点，但也不必"谈血色变"，只要做到以下几点就能将输血的风险降到最低：①净化献血者队伍，从低危人群中寻找血源。②加大采血供血机构统一管理。③严格血液的筛查检测。④规范血液的质量标准及质量监控标准。⑤强制科学合理用血，不该输血坚决不输，需要输血尽量输成分血、自体血。

（2002 年 10 月 4 日）

如何预防献血反应

随着国民素质的提高，无偿献血已成为时尚。在献血过程中绝大多数献血员是没有任何反应的，有少数人尽管平时身体素质较好，但在献血过程中出现头晕，恶心、呕吐、面色苍白、心慌、胸闷，出冷汗、脉细等。这可能与献血者的生理、心理、采血环境及采血护士的工作态度和操作技术等多种因素有关。医学上称此为以血容量突然降低及自主神经功能障碍为主的综合征。

根据献血者全身反应的症状，可分轻（头晕、目眩、面色、苍白）、中（除轻型症状外，尚有胸闷、恶心呕吐、皮肤湿冷、心悸等）、重（除上述表现外，尚有神志模糊、抽搐、心音低钝、血压下降、心律失常等）。经对症治疗及精神护理，均可在数分钟后恢复常态。

出现献血反应的原因

为什么会出现献血反应呢？究其原因，可能与下列因素有关：

* **精神因素** 由于献血者对献血知识了解不深，常有精神过度紧张和恐惧心理。首次献血比二次以上献血者高 2 倍，其他职业比医护人员高出 2 倍。

* **空腹献血** 空腹献血者，多有相对血容量不足或精神紧张，可出现一过性血糖过低而出现的低血糖反应。

* **环境因素** 气温、气候、气氛对献血者的影响不容忽视。

* **过度疲劳、睡眠不佳或身体不适** 这类人群出现献血反应在所难免。

预防献血反应的对策

针对上述原因，采取如下对策，可将献血反应减少到最低限度。

* **严格献血者的体检**　凡志愿献血者，严格执行体检标准，全面评估献血者身体素质和思想状况，让献血者做好采血前的准备，并做到三不采：不合格者不采，空腹、过度疲劳、睡眠不佳不采，不超过标准采取血量。

* **优化献血环境**　要像北京等城市那样专门开设献血屋，为献血者创造一个设备齐全，环境优美，具有空调、立体声音响等舒适环境，让无偿献血者不再对献血产生畏惧心理。

* **提高采血人员技术服务水平**　接待献血者要和蔼热情，操作要娴熟，使静脉穿刺准确率达到 100%，减少局部疼痛，消除精神紧张。

献血反应的紧急处理

仔细观察，早期发现献血者全身反应的各种先兆。对恶心呕吐者，嘱其绝对卧床，头偏向一侧，防止呕吐物引起窒息；对表情淡漠、烦躁、意识模糊、面色苍白者，应立即输液，尽快恢复血容量，防止或纠正休克，以减少严重献血反应的发生。

（2003 年 1 月 5 日）

非罕见的真性红细胞增多症

　　52 岁的徐大哥，因面红、肝脾大前来我院就诊。询问病史，反复头昏、胸闷伴左下肢活动障碍多年，5 年前曾被某医院诊断为高血压，脑梗死，但治疗后没有明显效果。查血压 170/100 mm-Hg；头颅 CT 示右基底节脑梗死，左下肢无力；血常规检查血红蛋白、红细胞显著升高，白细胞、血小板增多；骨髓象见骨髓各系增生极度活跃。诊断为真性红细胞增多症。患者及其家属听到此病名，顿时感到茫然……

真性红细胞增多症并非罕见，它是一种由于异常的多能干细胞克隆增殖造成的骨髓增生性疾病，患者以红细胞增多为主，伴有白细胞、血小板增多。发病率约 1/10 万，多发生在 60 岁左右的老年人，男性多于女性。起病缓慢，可在病变若干年后才出现症状，有的甚至在偶然查血时才被发现。

本病的病理生理基础主要是血（红细胞）总容量增多，血液黏滞度增高，导致全身各脏器血流缓慢和组织缺血。早期可出现头痛、眩晕、疲乏、耳鸣、眼花、健忘等类似神经症症状。以后有肢端麻木与刺痛、多汗、视力障碍、皮肤瘙痒及消化性溃疡症状。由于血管充血，内膜损伤，以及血小板Ⅲ因子减少、血块回缩不良等原因，可有出血倾向。约半数病例有高血压，尤其伴有血小板增多时，可有血栓形成、梗死或静脉炎。血栓形成最常见于四肢、脑及冠状血管。患者皮肤和黏膜显著红紫，尤以面颊、唇、舌、耳、鼻炎、颈部和上肢末端（指及大小鱼际）为甚。眼结合膜显著充血。约有 79.9% 的患者肝大，部分系充血所致，大多为轻度，后期可导致肝硬化。87.8% 患者有脾大，大多较明显，可发生脾梗死。预后差，多死于静脉栓塞、大出血，或发展成为骨髓纤维化及急性白血病。

怀疑此病的患者可做血常规、骨髓象、血容量、红细胞压积、中性粒细胞碱性酶等检查，予以确诊。

大多数真性红细胞增多症患者不需要根本治疗，而是需要观察，对有症状者进行对症处理，如血压高者降压，有缺血表现者服用抗凝药物等。对于红细胞显著增多（如血细胞比容 > 0.60）而有可能发生血栓形成或其他并发症时，应及时就诊，医生会考虑对症治疗，包括静脉放血、化疗、同位素 ^{32}磷静脉注射或口服、干扰素肌内注射等，以抑制骨髓的造血功能，尽快使血容量及红细胞容量接近正常。

（2011 年 10 月 1 日）

细数甲状腺疾病的危害

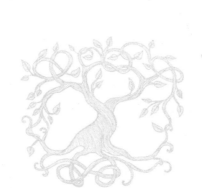

表现特殊的甲亢容易被误诊

年逾花甲的段大爷，多年来在多家医院诊断为"冠心病"，房颤、心功能不全，但治疗后总不见好转，近一月来消瘦30多斤。日前，他又以冠心病、房颤来院就诊。笔者查房时发现其明显消瘦、手心多汗、双侧甲状腺轻度均匀肿大，疑为甲亢，遂查 T_3、T_4、TSH，结果确诊为甲亢。治疗1周后段大爷房颤消失，心功能恢复正常。患者及家属对其多年的顽疾迅速好转感到欣慰，同时也感觉疑惑：老人甲亢为什么会误诊？

众所周知，典型的甲亢症状有甲状腺肿大、多食易饥、消瘦、怕热、多汗。再进行相关检查，多数不难诊断。然而，有些甲亢的症状比较特殊，易与其他疾病相混淆，往往容易被误诊误治。那么，哪些特殊表现要警惕甲亢呢？

＊ **腹泻**　甲亢患者因甲状腺激素分泌过多，导致胃肠蠕动加快，大便次数增多，表现为顽固性腹泻，常易被误诊为慢性肠炎、痢疾、消化道肿瘤。因此，凡食欲增加与消瘦并存，腹泻、大便镜检正常，特别是老年患者，应想到甲亢。

＊ **周期性瘫痪**　甲亢周期性瘫痪是常染色体异常，常发生于青壮年男性。甲亢周期性瘫痪发作时，症状与低钾性周期性瘫痪相似，如果只满足于低钾性瘫痪的肤浅诊断，而未深究其原发病因，就会导致误诊。因此，对发作频繁的周期性瘫痪者，应排除是否患有甲亢。

＊ **肝损害**　甲亢患者机体处于高代谢状态，氧消耗增多，致使肝脏相对供氧不足，肝糖原耗损增加，各种营养物质均消耗增加；甲亢可因心力衰竭可造成肝淤血，肝小叶中央坏死；当并发感染或休克时肝脏遭受重大打击等，会出现肝损伤的状况，如食欲缺乏、乏力、厌油、黄疸以及转氨酶和总胆红素升高等症状。常常会被误诊为黄疸型肝炎。因此，对原因不明的肝功能异常，又无其他原因可寻者，应想到甲亢的可能，及时做甲状腺功能检查。

＊ **心脏病症状**　甲亢时由于甲状腺激素分泌过量，对心脏有直接

毒性作用，会出现心律失常、心脏增大、心力衰竭等一系列心脏病表现。老年人易误诊为冠心病、肺心病。青年人易误诊为风心病、心肌炎等。

　　＊ 神经精神症状　部分甲亢患者可以神经精神症状为突出表现。即神经过敏、注意力不集中、性情急躁易怒、坐立不安、失眠，甚至出现狂躁、幻觉等精神症状。这些患者常被误诊为神经症、更年期综合征等。

　　＊ 眼球突出　有些甲亢患者以突眼为主要表现，而且双侧眼球突出不对称，往往一侧更明显，眼睑及眼眶周围都肿胀，眼结膜充血水肿。这些患者常常易误诊为眶后部肿瘤，而首诊于眼科。

　　＊ 血小板减少　甲亢患者代谢旺盛，消耗过多，形成铁、维生素、叶酸等营养物不足，进而影响巨核细胞生成障碍而致血小板减少。亦可因促血小板生成因子调节障碍，或者过多的甲状腺素损伤干细胞，影响巨核细胞或血小板的生成而使血小板减少。少数甲亢患者可出现脾大，脾脏是破坏血小板的主要场所，脾功能亢进时血小板破坏过多可致血小板减少性紫癜，易误诊为其他病因所致血小板减少性疾病。

（2005 年 10 月 7 日）

甲亢亦可引起黄疸

　　甲状腺功能亢进症（简称甲亢）患者出现黄疸并非罕见。

　　甲亢引起黄疸的病因较复杂，一般可分原发性和继发性两类。原发性指由甲亢引起的高结合胆红素血症和高非结合胆红素血症而出现的黄疸。当甲亢时内脏血流增加，动静脉氧压差明显增大，门静脉处于低氧状态，肝脏代谢的需氧量远高于供氧量，促使肝脏迅速发生改变或分解代谢增强，肝糖原耗损，必需氨基酸及维生素消耗过多，肝脏本身的保护作用减弱或并发感染、充血性心力衰竭以及甲状腺素的直接毒性作用，均可损害肝脏而致黄疸。

　　甲亢继发黄疸则可见于：①重型甲亢或危象时，可因并发心力衰竭而出现心源性黄疸。②甲亢并发慢性活动性肝炎。现已证明甲亢和病毒性肝炎均与自身免疫密切相关。③药物性黄疸：抗甲状腺药物均可引起过敏反应，硫脲嘧啶可致肝细胞损害，他巴唑可致肝内胆汁郁滞而出现黄疸。

甲亢合并黄疸应尽早就诊，在医生指导下积极治疗甲亢的同时，兼顾护肝、降黄疸等治疗。

（2001 年 6 月 26 日）

中年女性"发福"警惕"甲减"来袭

48 岁的杨女士，近 3 年缓起怕冷、乏力、嗜睡、纳差、便秘，伴有月经不调、面色苍白，眼睑水肿，双下肢水肿等。曾先后在多家医院就诊，均未得到明确的诊断，自以为中年"发福"。但其家人发现，以前十分开朗健谈的她，变得少言懒语，反应迟钝，食欲减退体重反而增加……入院体查：患者表情淡漠；颜面水肿、蜡黄，眉毛稀疏、外 1/3 脱落；皮肤干燥、增厚、发凉，局部皮肤出现粗糙脱屑，呈非凹陷性水肿；心率缓慢。化验检查示：甲状腺激素（T_4）降低、促甲状腺激素（TSH）明显升高。诊断：成人甲状腺功能减退症。

甲状腺功能减退症（简称甲减），是由于各种原因造成的甲状腺激素分泌减少而引发的一组低代谢症候群。甲减发病出现在胎儿期或新生儿期称为"呆小症"；出现在儿童期称为"幼年甲减"；而出现在成年称为"成人甲减"。成年人"甲减"多见于中年女性。甲减起病隐匿，早期症状不典型被称为"亚甲减"，病情进展缓慢，症状又缺乏特征性，有时可长达十余年，此时极易被误诊为心血管、神经、造血或泌尿系统方面的疾病。临床上因为甲减首诊的患者寥寥无几。

早期发现是关键

甲减早期症状往往是感到疲乏无力，出汗减少，怕冷；记忆力明显下降，反应较为迟钝，说话变慢，分析解决问题的能力下降；同时出现水肿，尤其是眼周围的水肿，双下肢特别是胫骨前水肿，用手指压之皮肤水肿不下陷；阴毛和腋毛稀疏、脱落；育龄期女性月经过少、性欲减退，严重者还会出现闭经等症状，此时应高度怀疑甲减的可能。

血液检查发现高胆固醇血症、高甘油三酯血症、高脂蛋白血症者，应考虑甲减；血清 T_4 降低而三碘甲状腺原氨酸 T_3 正常，可作为早期诊断甲低的指标之一。血清促甲状腺激素（TSH）测定对甲低有重要意义，如甲状腺本身破坏所致，TSH 显著升高，且常先于 T_4、T_3 改变，是原发性甲低的最早表现。

替代治疗要及时

* **甲减的治疗主要是甲状腺激素替代治疗**　由于甲减患者自身不能产生足够的甲状腺激素，故需服用甲状腺激素药品来替代治疗。目前，替代治疗药品主要是左甲状腺素钠（优甲乐）和甲状腺素片。

这种药可长期安全地服用，甚至在孕期和哺乳期。病情改善的关键在于长期坚持服药。因每个患者缺乏的激素量不同，需要仔细观察，在医生指导下及时调整剂量。

* **病因治疗**　甲减患者应积极查找病因，若是因药物导致的甲减，停药或减量后甲减可以自行消失；若是下丘脑或垂体病变（如垂体肿瘤），行肿瘤切除后甲减可得到不同程度的改善；若是甲状腺炎引起的甲减，根据不同类型的甲状腺炎（如亚甲炎、桥甲炎等）应在医生指导下，考虑治疗方案。另外，对长期缺碘引起的甲减，需补充碘的摄入。

（2010 年 2 月 1 日）

警惕老年甲减患者心血管表现

甲状腺功能减退症简称甲减，是由于甲状腺激素合成或生理效应不足所致的机体代谢及各系统功能低下的临床综合征。老年人甲减发病率为 $2.3\%\sim4.4\%$，并且随着年龄增长而增加，尤以年龄较大的女性为多。老年人甲减因起病隐匿，进展较慢，以心血管疾病等表现突出时酷似心脏病、冠心病或高血压性心脏病，容易误当成心脏病。因此对老年人尤其是女性，如果伴有原因不明的高血压、心脏扩大、高脂血症、心前区疼痛、心包积液等，均应考虑有甲减性心脏病的可能，需做相应检查，以免误诊误治。

* **高血压**　有报道称，$7.8\%\sim25\%$ 的甲减老人会发生高血压。这是由于其 α-肾上腺能神经作用减弱，去甲肾上腺素分泌增多，以及周围组织黏液水肿等，从而使周围血管阻力增加所致。

* **心脏扩大**　甲减患者由于心脏黏液性水肿、间质水肿、心肌纤维化，导致心肌松弛，收缩无力，形成心肌肥大性甲减性心脏病。

* **高脂血症**　甲减时脂肪代谢发生变化，正常胆固醇半衰期约为75日，甲减时延长至150日。这可能是本症中血胆固醇增高的原因，也是促使患者发生冠心病的危险因素。

* **心前区疼痛**　甲减性心脏病心绞痛和心肌梗死的发生率分别为8.25%和3.5%。甲减性心脏病或甲减患者使用甲状腺激素治疗时，也可诱发心绞痛甚至心肌梗死。故凡有心前区疼痛者，应判断是否为甲减性心脏病所致。若为甲减性心脏病者，用左旋甲状腺素治疗，且必须小剂量谨慎应用，临床要严密观察。

* **心包积液**　常见于晚期病例或治疗不及时的原发性甲减。心包对甲状腺素特别敏感，一旦甲状腺素合成或分泌不足，使机体各器官和组织代谢率降低，导致水钠潴留，组织毛细血管通透性增加及局部淋巴回流减慢，以及因局部黏液性水肿而有嗜水性，多糖和黏蛋白堆积。若不用甲状腺激素替代疗法，约80%的甲减性心脏病会有心包积液。

（2015年6月17日）

老年人甲减要注意并发症治疗

老年甲减的表现其实并不典型，常与一些退行性病变、脑功能下降等相混淆，极易漏诊或误诊。

甲减并发症的治疗不容忽视。其中比较常见的如下：

* **高血压**　甲减患者常存在脂肪代谢紊乱，久病者多有动脉粥样硬化，若黏液水肿明显常并发心血管疾病。若甲减得到及时治疗和控制，其冠心病、高血压可以相应改善。甲减心脏病开始治疗阶段慎用降压药，单用甲状腺素治疗可使1/3患者血压恢复正常。在甲状腺功能恢复正常后血压仍高者，才考虑使用降压药治疗。但降压不可过快过低，以免诱发心绞痛或原有心绞痛加重，甚至猝发心肌梗死。

* **心绞痛**　老年患者中有严重心绞痛而甲减又未纠正，是治疗上的难题。可用硝酸甘油及其长效制剂对症治疗甲减心脏病。

* **心力衰竭**　可在应用替代治疗的同时加用洋地黄制剂。洋地黄在体内半衰期延长，加之心肌纤维黏液水肿，对洋地黄的反应改变，故往往疗效不佳又易中毒，需小量慎用。

* **高血脂**　甲减会导致血脂紊乱，因此甲减的患者应正确评价血

脂水平，给予相应的处理。

* **心包积液** 在甲减的晚期病例中较为常见。尽管患者的心包内可能会蓄积大量液体，但很少有患者会出现心脏压塞症状。甲状腺素替代治疗后大多数能吸收消退，故一般不需穿刺抽液。若有心脏压塞者，仍需心包穿刺减压。

* **睡眠呼吸暂停综合征** 甲减患者有睡眠呼吸暂停综合征者并不少见，这些患者的甲状腺功能减低程度多较严重。其原因是由于黏液性水肿使得上呼吸道阻塞，呼吸道狭窄，多导睡眠图监测示有特征性异常，甲状腺激素治疗后，甲减与呼吸暂停均明显改善或消失。

（2015 年 7 月 21 日）

警惕甲亢危象被误诊

病例 1 21 岁的游某，乘摩托车被汽车撞伤 4 日，昏迷 3 日。患者于 2009 年 10 月 9 日 9 时乘摩托车被汽车撞倒受伤，被某医院诊断为"多处骨折、血气胸"。患者当晚急起高热至 39℃，烦躁不安，大汗淋漓，大便频频，继起昏迷不醒。查体：T 38.5℃，P 140 次/min，BP 189/70 mmHg。深昏迷，瞳孔等大等圆。甲状腺弥漫性肿大，多发肋骨骨折，左肱骨折（已固定）。追问病史：患者有 5 年甲亢史，服"他巴唑"治疗，10 多天前自行停药。实验室检查示：FT_3 9.8 pmol/L，FT_4 48.17 pmol/L，TSH＞0.005 μg/mL。诊断：多发伤并发甲亢危象。

病例 2 22 岁的杨某，2009 年 10 月 7 日傍晚骑摩托车摔倒，当时神志清楚，次日高热、大汗、昏迷，当地医院诊断为"脑挫伤"。按"脑挫伤"治疗无效转入湘雅医院。既往消瘦。查体：T 38.5℃，P 180 次/min，深昏迷，骨瘦如柴，实验室检查示：FT_3 18.02 pmol/L，FT_4 62.84 pmol/L，TSH＞0.005 μg/L。诊断：外伤后并发甲亢危象。

以上两病例急诊入院后均立即按甲亢危象急救处理：予吸氧，口服碘剂、丙硫氧嘧啶、普萘洛尔（心得安）、氢化可的松以及物理降温等治疗。分别于 2 日、5 日后，患者一般情况转好，腹泻停止，体温正常，神志逐渐清醒。

甲亢危象是甲亢病情急剧恶化，导致全身代谢严重紊乱，心血管系统、消化系统、神经系统等功能严重障碍，常危及生命，如诊断和抢救不及时，死亡率极高。即使诊断治疗及时，5％～15％的患者也难免遇难。

常见临床表现：高热，常超过 39℃；大汗淋漓，继之汗闭；大量吐泻，常达 8 次/d；心率增快，常超过 140 次/min，且常伴心律失常；躁动不安至昏迷不醒。

本病的发生原理迄今尚不完全清楚，常常是在甲亢未得到治疗或经治疗尚未控制的情况下，遇某些应激因素而导致甲亢危象发生。在应激的情况下，甲状腺合成大量甲状腺激素并将其释放入血液，使原有的甲亢病情急剧加重，而且应激可以使儿茶酚胺的活力明显增强，进一步加重病情。

甲状腺危象的发生往往与以下诱发因素有关：①一般情况下，常见于甲状腺手术后，由于术前甲亢没有得到有效的、满意的控制即行手术治疗，手术和麻醉的应激而导致甲状腺危象发生。②严重的应激时，如糖尿病失去控制、创伤、急性感染、严重药物反应、心肌梗死或肺梗死、突然停用抗甲状腺药物、过度挤压甲状腺、严重精神刺激等。尤以感染、创伤为最常见，其次为劳累、精神创伤、药物反应等。

根据甲亢危象发作的诱因和机制，以下几点对于预防甲亢危象有重要意义。

1. 提高对甲亢及甲亢危象发作诱因的认识，凡疑有甲亢病史，一旦有外伤，应密切观察病情变化，如有危象早期表现，如发热、心率加快等，即应考虑甲亢危象的可能，以防误诊。

2. 甲亢合并创伤需要紧急手术者，手术前应先使用抗甲状腺药物满意控制甲亢症状，手术操作要轻柔，尤其不要过分挤压甲状腺，术后可补充适量的糖皮质激素，术后 2 日内要密切观察病情，并做好应急抢救措施。

（2010 年 8 月 23 日）

手足搐搦　勿忘甲状旁腺功能减退症

　　53 岁的何某因反复手足搐搦 2 年，记忆力减退 3 个月，烦躁 20 余日而入院。患者于 2 年前，未发现明显诱因始发现有发作性四肢抽搐伴意识丧失，每次历时 1～2 分钟，醒后不能回忆。当地医院诊断为"癫痫"，经卡马西平及苯妥英钠治疗效果不佳。否认既往有头部外伤、感染、中毒、慢性腹泻、甲状腺手术史。查体发现心脏扩大及充血性心力衰竭。脑电图正常。实验室检查：血磷 4.97 mmol/L，血钙 1.22 mmol/L，甲状旁腺素（PTH）0.15 pmol/L（正常参考值 1～10 pmol/L）。其他血常规、尿常规、血生化、肝肾功能、甲状腺 B 超、腹部 B 超无异常。诊断为"特发性甲状旁腺功能减退症"。住院后经钙尔奇 D、维生素 D_3 等治疗，半月后未再有抽搐发作。患者及其亲属欣慰之余，也有众多疑虑。

什么是甲状旁腺功能减退症

　　甲状旁腺功能减退症（简称甲旁减）是因为甲状旁腺素分泌合成减少或代谢障碍、作用障碍以及受体缺陷等原因所引起的钙、磷代谢异常，出现低血钙、高血磷的临床综合征。主要有以下原因：①甲状腺或甲状旁腺手术或颈部手术损伤甲状旁腺或其血液供应。②特发性，可能与自身免疫异常有关。③极少数是由于遗传缺陷，甲旁腺靶器官受体异常所致。

甲状旁腺功能减退症的临床表现

* 神经肌肉兴奋性增多，轻者有感觉异常，四肢麻木、刺痛，重者发生手足肌肉出现抽搐，强直性收缩，双手呈鹰爪样痉挛，严重者伴有自主神经功能紊乱，出现哮喘、腹泻、腹痛、尿频、尿急、呃逆。
* 神经精神症状：烦躁、恐慌、兴奋、记忆力减退、幻觉等。
* 皮肤粗糙、脱屑、色素沉着、头发干粗、易脱落等。
* 当心肌受累时可有心脏扩大、心动过速、心律失常，甚至出现充血性心力衰竭。

甲旁低为什么易误诊为"癫痫"

甲状旁腺功能减退是一种内分泌系统疾病，有些以手足搐搦为主要临床表现者则易被误诊原发性癫痫。据报道，特发性甲旁低患者中有手足搐搦、"癫痫"样发作者占 40%～80%，甚至 100%，误诊率达40%。尽管甲旁低癫痫样发作与"癫痫"有相似的表现，但"癫痫"常有意识丧失，大小便失禁，脑电图有癫痫波，血钙、磷和 PTH 正常，脑 CT 及心电图正常。若对此有所认识，本病例有可能避免漏诊和误治。

甲旁低应如何治疗

甲旁低的治疗主要是补充钙剂（凯思立）和骨化三醇（罗钙全）或阿法 D_3。

- 在搐搦发作期，应即刻补充 10% 葡萄糖酸钙 10 mL，必要时还可重复，如发作严重，还可辅以地西泮（安定）等镇静药；避免各种精神刺激，亦可减少手足抽搐的发作。

- 间歇期给予高钙低磷饮食及钙和维生素 D 的补充。应吃含钙高的奶制品、虾皮、海带、紫菜、榨菜、黑木耳等高钙低磷食品。

- 要长期服用钙剂及维生素 D 制剂，不可随便停药，并定期复查血钙、血磷后调整剂量。

- 有条件者还可试用甲状旁腺的移植。

（2008 年 5 月 26 日）

甲状腺结节勿忘癌

年近七旬的李奶奶，8 年前发现右颈部肿块，经 B 超证实肿块生长于右侧甲状腺，医生建议她手术治疗。但她自觉心不慌，头不晕，能吃能睡，不痒不痛，拒绝手术，家属也只好顺从。不久前，李奶奶出现声音嘶哑，且进行性加重。转来湘雅医院，经 B 超检查发现其甲状腺肿块比原来增大了 5 倍，且肿块旁边又出现新的肿块。采用细针抽吸活检，病理报告为甲状腺腺癌，同时 X 线检查发现有肺转移，目前已无手术根治的可能。

甲状腺结节是常见病，在人群中的患病率为 5％～50％。差异如此之大，受地区（含碘量）、年龄、性别等影响。一般而言，女性患病率高于男性。

引起甲状腺结节的常见病因

有甲状腺的退行性变、自身免疫性疾病、炎症及肿瘤等，根据其临床表现可分为：胶质性、囊性、淋巴细胞性（桥本氏）甲状腺炎、亚急性甲状腺炎、甲状腺腺瘤、恶性肿瘤。

病因不同，治疗各异

患者和医生最为关注的莫过于甲状腺结节是否为癌。尽管甲状腺结节中恶性肿瘤仅占 5％，多数属于良性病变却遭到手术切除，而实为恶性病变的结节，又未能得到及时治疗。因此，如何正确识别甲状腺结节的良恶是治疗的关键，关系到患者的安危。目前，识别甲状腺结节良恶的方法有：高分辨率的超声检查、核素扫描、CT、MRI、高敏感度的促甲状腺素（TSH）测定、细针抽吸活检（FNA）等。以 FNA 实用价值最高，一般可根据上述检查的结果决定治疗的方法。

* **实质性单结节** 核素扫描为热结节的甲状腺单发结节，癌变可能性较小，可先试用甲状腺素抑制治疗或核素治疗。冷结节多需手术治疗。凡发展快、质地硬的单发结节，或伴有颈部淋巴结肿大者或儿童的单发结节，因恶性可能大，应早日手术。

* **多结节甲状腺肿（MNG）**　对于 MNG 的处理首先要排除恶性。若 TSH 降低提示为甲亢。若 FNA 细胞学诊断为恶性或可疑恶性者，应予手术治疗。

　　* **囊肿良性或恶性退行性变**　皆可形成囊肿，纯甲状腺囊肿罕见，凡持续或复发的混合性肿块应予以切除。

　　* **摸不到的结节**　近年来，由于 B 超、CT、MRI 的发展，在做其他检查时，可意外地发现小的摸不到的甲状腺结节。结节小于 1.5 cm，只需随访观察，若结节＞1.5 cm，可在超声指导下作 FNA，然后根据细胞学结果，再进一步处理。

　　* **放射结节**　头颈部接受放射治疗者易发生甲状腺癌，放射后早至 5 年，晚至 30 年。凡头颈部接受放疗后甲状腺出现结节者，应做 FNA 确诊。

（2002 年 9 月 27 日）

产后甲状腺肿大并非"甲亢"

　　而立之年的阿芳，刚获得硕士学位后又喜得贵子，真是双喜临门。但天不作美，两个月后阿芳自觉心悸，注意力不集中，易发脾气。家人发现其脖子增粗。当地医院疑为"甲亢"，并建议其服抗甲状腺药物。因其顾虑药物影响婴儿发育，而前往大医院就诊。经过医生详细检查，诊断为"产后甲状腺炎"。患者和家属很不理解，"不红、不痛、不发热，何来的炎症？""甲状腺增大，心率很快，心烦不适，为什么不是'甲亢'？会不会搞错？""甲状腺炎，应如何治疗？"……

　　为了解除患者一个个疑虑，还得从头说起：产后甲状腺炎（PPT），1976 年已有学者提出此新概念。此后，许多人相继对此病作了深入广泛的调查研究。

　　目前普遍认为，PPT 是一种自身免疫性甲状腺疾病，是产妇甲状腺功能异常最主要的原因。其产后发生率为 5%～10%，多在产后 1～7 个月发病，临床上以一过性、无痛性、弥漫性或结节性甲状腺肿大，伴有可自行缓解的甲亢和（或）甲减（甲状腺功能减退）。甲状腺过氧化物酶抗体（TPOAb）阳性，甲状腺吸碘率降低等为特征。患者多于产后一年内恢复正常，随后继发甲减，其中部分病例甲减不消失，呈持续性。但 60％的病例只有甲亢期，经治疗直接过渡到痊愈期。部分患者仅有无痛性甲状腺肿大，而无甲状腺功能变化。

PPT 发病机制目前认为：妊娠期为了使与母体抗原不同的胎儿能够成活，母体免疫功能相对减弱，细胞免疫和体液免疫均受抑制。患有自身免疫性甲状腺疾病的患者，在妊娠中后期，抗体浓度下降，甚至消失。分娩后可出现暂时性免疫反跳，抗体高滴度恢复到妊娠前的水平，甲状腺滤泡急剧破坏，血中甲状腺激素水平一过性增高而出现甲亢症状，继而出现甲状腺功能减退表现。

本病易与甲亢、慢性淋巴细胞性甲状腺炎相混淆，甚至有被误诊为甲状腺癌者。据报道，其误诊率高达 59.5％。为防止误诊误治，以下几个问题值得注意。

• 要提高对本病的认识。产后甲状腺炎，是一种在产后 1 年内发生的甲状腺功能障碍综合征，并非物理性或细菌性炎症，不需要应用抗菌药物治疗。

• 对起病较急、甲亢症状较轻，甲状腺Ⅰ度至Ⅱ度肿大，无痛及无触痛，促甲状腺激素及甲状腺激素异常，甲状腺吸碘率降低，TPOAb 阳性，无病毒感染症状，即可确诊本病。

• PPT 与亚急性甲状腺炎有许多相似之处，起病初期都有血清甲状腺激素水平暂时增高，甲状腺[131]I 吸收率降低，在治疗上均对糖皮质激素有效。无甲状腺疼痛，组织细胞学征象与后者明显不同，本病一般无需治疗，只有当甲状腺肿大或有结节者，才考虑使用糖皮质激素治疗。

• PPT 症状多数可自行缓解，预后良好。25％～40％的患者，再次妊娠时有复发的可能。其肿大的甲状腺有可能缩小，但半数左右不能完全恢复至正常大小。

• PPT 的主要危险是永久性甲减，应注意长期随访观察。对于持续性甲减者，应长期服用甲状腺激素制剂作为替代治疗。

（2004 年 7 月 5 日）

老年人疾病重在防

贫血的老年人要当心患恶性肿瘤

赵大爷今年 74 岁，最近，他总是面色苍白，并伴有头晕的症状。去医院做血常规检查后，赵大爷被诊断为贫血。但经过较长时间的治疗后，赵大爷的贫血症状并没有得到明显的改善。为此，医院为赵大爷做了全面的身体检查，结果发现，赵大爷竟然患有结肠癌，而且病灶已经扩散到其肝脏及肺脏。这就是赵大爷患贫血的原因所在。

贫血是许多恶性肿瘤的主要表现之一。据统计，有 40％左右的恶性肿瘤患者会出现贫血的症状，其中患淋巴瘤、结肠癌、胃癌、多发性骨髓瘤、肺癌、卵巢癌的患者出现贫血的概率可高达 60％以上。那么，恶性肿瘤为什么会引起贫血呢？

* **恶性肿瘤可使患者出现营养不良**　一些患消化道恶性肿瘤患者常因进食困难、消化不良等并发症，加之，有些肿瘤的生长速度极快，大量地消耗患者体内的营养成分，使患者出现营养不良和贫血。

* **恶性肿瘤可影响骨髓的造血功能**　临床研究发现，无论是骨髓中的原发性肿瘤还是转移瘤，都会影响骨髓的造血功能，从而引起贫血。

* **恶性肿瘤本身可导致出血**　一些恶性肿瘤如胃癌或肠癌的病灶表面会出现溃疡面或生长出菜花样物质。这些病变很容易破溃出血，这会使患者处于慢性的失血状态，从而导致患者贫血。

* **恶性肿瘤引起的急慢性炎症可抑制骨髓的造血功能**　如肺癌、支气管癌、膀胱癌、子宫癌等可引起继发性感染。它可抑制人体骨髓的造血功能，从而引起贫血。

另外，由于放疗、化疗等治疗手段可抑制人的骨髓功能，使人的骨髓干细胞及红细胞大量坏死，并可引起人体内红细胞生成素的水平下降。因此，一些正在接受放疗或化疗的恶性肿瘤患者也容易出现贫血。

综上所述，老年人若出现了不明原因的贫血症状时，应首先考虑自己是否患有恶性肿瘤。应及时通过做 B 超、CT 检查或检测肿瘤指标（如甲胎蛋白、糖类抗原、癌胚抗原等）检查，一旦被查出患有恶性肿瘤，应首先进行抗癌治疗。因为恶性肿瘤对人体的危害要远远超过贫血对人体的危害。一般来说，只要患者体内的癌症病灶得到控制，其贫血的症状就能得到缓解。不过需要注意的是，老年人在出现贫血的症状后，不要随意采取服用铁剂或输血的方法进行治疗，也不能随意地增加营养或进补，因为这样做容易掩盖贫血的症状，不能及时地查出贫血的病因，而会延误对恶性肿瘤的治疗。

（2008 年 5 月 15 日）

不明原因贫血要警惕结肠癌

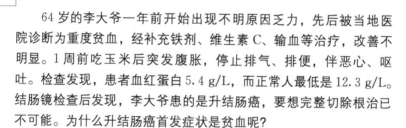

64 岁的李大爷一年前开始出现不明原因乏力，先后被当地医院诊断为重度贫血，经补充铁剂、维生素 C、输血等治疗，改善不明显。1 周前吃玉米后突发腹胀，停止排气、排便，伴恶心、呕吐。检查发现，患者血红蛋白 5.4 g/L，而正常人最低是 12.3 g/L。结肠镜检查后发现，李大爷患的是升结肠癌，要想完整切除根治已不可能。为什么升结肠癌首发症状是贫血呢？

实际上，以缺铁性贫血为首发症状的结肠癌并不少见，因其早期无腹痛、腹胀，便秘和腹泻交替发生，又无腹部肿块等结肠癌的典型症状，极容易被漏诊。癌细胞浸润破坏结肠内壁黏膜及黏膜下血管，会造成慢性失血。有研究发现，右半结肠癌患者每日平均失血量为 9.3 mL，约 30% 的右半结肠癌患者因癌肿溃破持续出血而出现贫血。临床上，右半结肠癌患者往往被误诊为缺铁性贫血而辗转于多家医院治疗。因此，提高医患双方对大肠癌的认识，才能减少漏诊和误治。

除了贫血，出现以下症状时要警惕结肠癌。

* 腹痛不适　约 50% 的结肠癌患者有食欲不振、饱胀嗳气、恶心呕吐等现象。约 75% 的患者有腹部不适或隐痛，常位于右下腹部，初为间歇性，后转为持续性，很像慢性阑尾炎发作。

* **大便改变** 患者早期粪便稀薄，有脓血，排便次数增多。癌肿溃疡形成、肿瘤体积增大时会影响粪便通过，因此腹泻与便秘可交替出现。

* **腹部肿块** 半数以上患者就诊时可发现腹部肿块。这种肿块可能就是癌肿本身，也可能是肠外浸润和粘连所形成的团块。

（2016 年 4 月 25 日）

扑朔迷离的多发性骨髓瘤

76 岁的肖奶奶，两年前出现腰背部酸痛，今年 4 月自觉右髋疼痛，被诊断为"右股骨颈骨折"而行股骨头置换术。术后 2 个月又发现左股骨颈骨折而卧床不起。近日，因咳嗽、胸闷、气促由某医院转入湘雅医院。CT 等检查显示：患者胸 9、胸 12 椎体楔形改变，即压缩性骨折；肺部感染；右股骨头置换术后；左股骨颈骨折。化验：血红蛋白 40 g/L；总蛋白 97.3 g/L；球蛋白 73.0g/L；尿本周蛋白异常增高；骨髓可见巨型、多枚骨髓瘤细胞。诊断为"多发性骨髓瘤并发多处骨折、贫血、肺部感染"等。

认知低危害大

多发性骨髓瘤（MM）是骨髓异常浆细胞增生的恶性肿瘤，已超过急性白血病，导致多脏器功能损害，如：①溶骨损害，骨骼疼痛是最常见早期出现的症状，约占 70%，多为腰骶、胸骨、肋骨疼痛，甚至导致病理性骨折。②抑制骨髓正常造血，导致贫血，血小板减少，出血症状多见，严重可见内脏及颅内出血。③正常浆细胞受抑，正常免疫球蛋白生成减少，机体抵抗力降低，反复感染，最常见为细菌性肺炎、泌尿系感染、败血症等。④肾脏功能受损，50%～70%患者尿检有蛋白、红细胞、白细胞、管型，出现慢性肾衰竭。⑤骨质破坏导致高磷酸血症、高钙血症、高尿酸血症，可形成尿酸结石。⑥血液中的免疫球蛋白异常增多导致血液黏度增加，肝脾大。⑦部分患者在早期或后期可出现肢体瘫痪、嗜睡、昏迷、复视、失明。

本病病因和发病机制目前尚不十分清楚，临床观察和动物实验提示，遗传因素、慢性炎症、肿瘤、病毒、电离辐射、慢性抗原刺激与本病发病有关。它多发于中、老年人，且随着年龄的增高，发病率也在逐步增加，特别多发于 60 岁以上的老人，已成为中老年人不应忽视的恶性血液肿瘤。

表现复杂易误诊

多发性骨髓瘤典型病例的诊断并不困难，但由于本病起病隐匿，症状表现复杂多样，首发症状不一，首诊科室多，有些医生对本病认识不足，而缺乏系统检查；对于球蛋白异常或贫血等异常检验结果疏于重视，对临床表现及化验检查缺乏全面正确分析，这些都是多发性骨髓瘤易发生误诊的重要原因。另外，部分患者对骨痛不以为然或不愿意接受骨髓穿刺检查也是误诊漏诊的重要原因。国内文献报道，其误诊率达到 54.7%～78.8%，其中多数误诊在半年以上，并且多次误诊，有的误诊时间达数年之久。

提高医患双方对本病的认识，是减少误诊的关键。凡有以下表现之一，应想到 MM 的可能：①不明原因骨痛或病理性骨折，查体有骨压痛，扁骨有肿块者，早期截瘫症状（如下肢无力、排尿困难等）。②中老年患者原因不明的蛋白尿、氮质血症、贫血与肾衰竭程度不相平行。③反复出现感染，经抗感染治疗无效，尤其是合并贫血、骨痛、血沉增快而持续不降者。④实验室检查发现显著增高的球蛋白血症或球蛋白明显降低者。

（2009 年 11 月 12 日）

老人要防药源性骨折

据报道，我国 65 岁以上老年人发生跌倒，其中骨折发生率为 6.3%～24.4%。骨质疏松是老年人骨折最主要的原因。有研究表明，骨质疏松症中，有 8.6%～17.3%并非由于缺钙、维生素 D 或疾病引起，而是药物因素致体内矿物质代谢紊乱所致，临床上又称药源性骨质疏松症。常见可引起骨质疏松症的药物有：

＊ **糖皮质激素类药物**　如醋酸可的松、泼尼松和地塞米松等类药物是最常见引起药源性骨质疏松症的因素。一旦确诊，要适当补充营养，同时给予钙剂、维生素 D、蛋白质同化激素（苯丙酸诺龙）治疗，有助于避免或推迟本病的发生。

＊ **抗癫痫药物**　长期服用苯妥因钠、苯巴比妥等抗癫痫药，可出

现骨质疏松症或者自发性骨折。一般在用药 6 个月后出现。因此，凡是长期应用抗癫痫药物的患者，应在用药 3～4 个月后开始口服补充维生素 D 和钙剂。

＊**甲状腺激素**　甲状腺激素如果过量的话，可导致骨质疏松症。因此，使用时切忌过量。

＊**肝素**　有研究发现：患者应用肝素超过 4 个月就可能会发生骨质疏松症或者自发性骨折，这可能是由于肝素促使骨胶原溶解或某种酶受抑制而引起。预防的关键在于严格控制剂量，避免长期大剂量，而应分阶段使用，并在用药期间注意维生素 C 的补充。

此外，某些抗肿瘤的化疗药物、长期使用异烟肼及锂制剂等治疗，也有诱发药源性骨质疏松的可能性，也应予以重视及防治。

（2009 年 8 月 10 日）

老年人跌倒后莫急扶

老年人容易跌倒，其发生规律是年龄越大，跌倒的发生率越高，65 岁和 80 岁的人群，每年发生跌倒的概率分别为 30％和 50％。易导致老年人跌倒的原因有很多，因此老人突然跌倒最好先不要急着扶。这是为什么呢？因为老年人摔倒有不同的原因，有些情况急于搀扶，不仅不利于急救，还很可能"帮倒忙"。

老人摔倒的常见原因

1. 老年人常患有心脑血管疾病，如高血压、冠心病、脑动脉硬化、椎基底动脉供血不足、心律失常等，均可导致短暂的脑供血不足，致大脑缺血缺氧，使患者突然发生脑功能失调，出现意识丧失而摔倒。

2. 年事已高的老人常出现蹒跚步态，身体重心前移，使身体处于前倾状态，有的还可因小脑肿瘤、出血或前庭疾患等，也使步态失调，很容易发生跌倒。

3. 老人多有视力减退，且常易患白内障、青光眼、黄斑退行性病变，视力由于敏感度减弱或夜间视力下降，就更容易在行走中被障碍物绊倒。

4. 部分老人患有某种慢性病，需长期服药治疗，如高血压患者服降压药过量，可以出现"降压供血不良综合征"，常易跌倒。

5. 糖尿病患者跌倒的概率比正常人高 4 倍。多因糖代谢控制不良或服药不当而出现低血糖、酮症酸中毒等均可出现头晕而跌倒。

6. 老年人常因骨质疏松而引起骨折，如椎体压缩性骨折、髋骨或股骨颈骨折等。骨折后可出现肢体畸形；肢体非关节部位出现了不正常假关节的活动等。

7. 老人跌倒还可发生于醉酒之后；热水洗澡时间过长、久蹲大便、站立小便等可引起短暂性脑缺血而发生跌倒。

旁观者急救三原则

第一，要判断是否猝死。平素"健康"或病情稳定者突然、快速、意料不到即1小时内出现意识丧失、颈动脉搏动消失者应视为猝死。对这类患者，应立即使其平卧在硬板上，严禁搬动，马上进行徒手心肺复苏术，并速请120急救前来救治。

第二，要判断是短暂性脑缺血发作还是脑梗死。短暂性脑缺血是指颈动脉、椎动脉与脑内大动脉病变引起的一过性局限性神经功能障碍或缺损。表现为突然发生的、持续几分钟，通常30分钟内完全恢复正常，不留后遗症。而脑梗死常表现为：头晕、眩晕、一侧肢体无力、偏瘫、运动障碍等。对此类患者，应尽可能避免将其搬动。正确的做法是：若患者坐在地上尚未倒伏，可搬来椅子将其支撑住，或直接上前将其扶住。若患者已完全倒地，可将其缓缓拨正到仰卧位，同时小心地将其头偏向一侧，以防呕吐物误入气管产生窒息。

第三，要判断有无骨折。跌倒发生骨折时也不要匆忙扶起，如脊柱骨折可能会损及脊髓，导致患者截瘫。对凡疑有骨折者一律按骨折进行处理：即让其安静，保暖，止血，止痛，防止休克；用纱布、绷带包扎起来，然后就地固定；疑为脊柱骨折，应保持伤员躯体不动，尤其应避免一切脊柱活动，严禁一人抱头，另一个人抬脚等不协调的动作。固定完毕立即转送医院。争取尽早治疗。

（2008年4月18日）

老年人谨防脆性骨折

脆性骨折，是一种随年龄增长而骨量减少，骨显微结构异常，骨脆性增加，仅在轻微外伤或无外伤情况下引起的骨折。脆性骨折多发生在老年人，是骨质疏松症的最严重后果，所以又称骨质疏松性骨折。

那么，老年人应该如何预防脆性骨折呢？

* 自己预测　平时是否有骨质疏松的先兆，如腰背疼痛、疲乏无力、指甲软而断裂、脱发、多汗、驼背等。测量自己的身体是否缩短：最可靠的诊断方法就是去看医生，做相应的检查，比如照X光片，测量骨密度，血、尿的生化实验室检查等。

* 尽量减少骨量的丢失　维持骨量，使骨质疏松症病情稳定。要达到这个目的，就必须要持之以恒地补钙，保证每天钙摄取量在 1200 mg 以上。同时进行体育锻炼，有计划地安排运动时间和运动方法，还要多晒太阳，接受紫外线照射，促进钙的吸收，

* 饮奶有利于预防骨质疏松　奶类不仅钙含量高，而且钙、磷比例比较合适，还含有维生素 D、乳糖、氨基酸等促进吸收的因子，吸收利用率高，是膳食优质钙的主要来源。

* 精心照顾，小心行走　加强对老年人的照顾，尽量不要让老年人单独活动。年纪较大的老人外出活动时应有人陪伴。同时，老年人在行走时也要格外小心，行走时看好路，不与人谈话，雨天、雪天不要外出。

* 室内舒适，衣着得体　冬季天较冷，可适当提高室内温度，减少穿衣，以防穿得过于臃肿而影响活动。卫生间地面要保持干燥，防止积水、结冰，必要时可使用拐杖。穿鞋应选择轻、软、防滑的，最好穿布鞋，或保暖鞋，既保暖又不滑。

* 避免用不适当的药物　老年人应禁用或慎用类固醇、利尿药等，以避免药源性诱发脆性骨折的发生。

（2011 年 12 月 1 日）

老年男性夜尿频并非都是前列腺增生

　　退休以后，老罗就发现自己夜尿多了起来，有时一夜要起来四五趟。儿子在网上查了一下，说是前列腺增生的症状，是老年男性最常见的老化特征之一。既然如此，老罗也就没放在心上，该吃的吃，该玩的玩，最近一段时间感到有些疲惫，身子也有些懒。恰好单位里组织退休老职工体检，就赶快去检查一下，谁知竟然得了糖尿病，而且肾功能已受到了损害。

　　一般正常成人白天排尿 4～6 次，夜间 0～2 次。如果老年男性无论白天或夜间，排尿次数比往常增多，人们常想到前列腺增生症。但老年男性前列腺增生症除表现为尿频、尿急、夜尿频多外，还会有尿液滴沥不尽、排尿淋沥不畅或排尿中断等症状。因此，老年男性若仅表现为尿频、尿急、夜尿频多，并非都是前列腺增生症。

　　* **老年人生理性多尿**　如老年人睡眠质量下降，易被轻度尿意刺激觉醒而增加如厕次数；有的老年人肾脏浓缩尿液功能降低，摄入少量水分即可生成一定尿液，而且老年人盆底部肌肉松弛，膀胱括约肌萎缩，膀胱弹性差，容积减小，较少的尿量便可引起较强的尿意。

　　* **糖尿病**　因血糖过高，尿中有大量糖分排出，可引起溶质性利尿；由于血糖升高，机体为了代谢增加饮水量以便稀释血液，也是引起多尿的原因。老年糖尿病患者出现夜尿多，是糖尿病的并发症对患者体内肾功能的影响，也就是我们常说的糖尿病肾病。

　　* **肾功能不全性夜尿多**　肾脏疾病引起的多尿见于慢性肾衰竭的早期，此时以夜尿量增加为其特点。急性肾衰竭的多尿期或非少尿型的急性肾衰竭，都可表现为多尿。

　　* **心力衰竭**　有多年高血压病史和患过心肌梗死的中老年人，一旦出现夜尿增多的现象，这有可能是慢性心衰的表现之一，别误认为是前列腺"惹的祸"而不加重视。

　　* **阻塞性睡眠呼吸暂停综合征（OSAHS）**　患者由于睡眠状态下反

复出现呼吸暂停和/或低通气，引起低氧血症、高碳酸血症和睡眠紊乱。大量研究显示 OSAHS 患者夜间血压增高，夜排尿量增加。应用经鼻持续气道正压通气（CPAP）治疗后，夜尿症状可以明显改善，表明 OSAHS 与夜尿增多明显相关。

　　* 尿崩症　因下丘脑-神经垂体功能减退，抗利尿激素分泌减少，引起肾小管再吸取功能下降而引起多尿。

　　* 高钙血症　患有甲状旁腺功能亢进症，或多发性骨髓瘤导致血钙升高损害肾小管使其再吸取功能下降时，亦可表现为多尿。同时，还容易形成泌尿系统结石，使肾小管功能进一步受损，加重病情。

　　综上述可见，导致老年男性夜尿频多的病因有许多，有的甚至是危及生命的重症表现。因此，凡有上述疾病的男性患者出现夜尿频繁，千万不要仅仅停留于前列腺增生症的诊断与治疗，应该去正规的医院接受全面检查，确定引起多尿的真正病因，制订治疗方案，积极地配合治疗，才能防范疾病危害，保障身体健康。

（2015 年 3 月 1 日）

警惕中老年人药源性高尿酸

　　中老年人常同时患上几种疾病，比如肥胖、糖尿病、血脂异常、高血压、动脉粥样硬化、冠心病等。有研究表明，高尿酸血症与上述病症密切相关。老年人组织器官衰退，对药物的吸收、代谢、排泄的能力降低，若在治疗上述疾病过程中，用药频繁、品种多、剂量大甚至成瘾时，就容易发生药源性高尿酸血症。那么，哪些药物易诱发高尿酸血症呢？

　　* 利尿药　临床研究发现，几乎所有的利尿药都可以引起高尿酸血症。其中以呋塞米、依他尼酸、氢氯噻嗪等药最为明显。另外，若经常服用珍菊降压片、吲达帕胺（寿比山）、复方降压片等含有利尿药成分的降压药，也易患高尿酸血症。

　　* 抗结核药　抗结核药吡嗪酰胺（PZA）和乙胺丁醇均可以导致高尿酸血症，其机制是药物或其代谢产物与尿酸竞争有机酸排泄通道，减少尿酸排泄。

　　* 巯嘌呤片（6-巯基嘌呤）　用于治疗急性淋巴细胞白血病、急

性非淋巴细胞白血病及慢性粒细胞白血病，在大剂量给药时，其代谢产物沉积在肾小管内而致高尿酸血症。

* 阿司匹林 阿司匹林对尿酸代谢的影响是双向的：即当小剂量使用阿司匹林时可引起尿酸潴留，而当大剂量时则会增加尿酸的排泄量。因此，长期小剂量地使用阿司匹林可引起高尿酸血症。

* 肌苷片 肌苷为次黄嘌呤核苷，又是嘌呤代谢的中间产物，在人体内代谢的最终产物是尿酸，最后由肾脏排出，若尿酸产生量超过排出量，即可导致高尿酸血症。

* 降糖药 格列本脲、格列美脲等磺脲类降糖药可影响肾脏的功能，减少尿酸的排泄量；双胍类降糖药可使人体内的乳酸积聚，使乳酸与尿酸竞争排泄路径；胰岛素可使肾脏对尿酸的重吸收增加。故人们长期使用上述降糖药均易引起高尿酸血症。

* 维生素 C 临床观察证明，若长期而又超量服用维生素 C（4～12 g/d），尿中草酸盐含量可增加 10 倍，敏感患者可致高尿酸血症。

* 含有乙醇（酒精）的药物 此类药物可导致人体内的乳酸和酮体发生积聚，使乳酸和酮体中的 δ-羟丁酸与尿酸竞争排泄路径，使尿酸的排泄量减少，从而引起高尿酸血症。

* 左旋多巴 该药进入人体后可代谢成高香草酸和苦杏仁酸。这两种物质会与尿酸竞争排泄路径，使尿酸的排泄量减少，从而引起高尿酸血症。

* 烟酸 烟酸属于 B 族维生素，可用于血脂异常的辅助治疗。近年来的研究发现，当人们大剂量使用烟酸时，可出现尿酸升高的现象。

药源性高尿酸血症应如何防治

首先，要提高对药源性高尿酸血症的认识。老年和伴有糖尿病、高血压或血脂异常等患者，尤其是已有高尿酸血症和痛风的患者，应进行药学监护干预，使其血尿酸水平基本控制在合适的范围内，同时尽量慎用可引起血尿酸升高的药物。在关注血糖、血压和血脂的同时也需关注血尿酸，定期测定血尿酸浓度。

一般情况下，因药物引起的血尿酸升高不需要特殊处理，通过多饮水，保持每日尿量在 2000 mL 以上，以促进尿酸排泄，必要时可以加用口服碳酸氢钠碱化尿液，常用剂量每日 3～6 g。值得注意的是，经过上述处理血尿酸值仍持续上升时，应该停用有关药物并及时就医，以防不测。

（2015 年 9 月 1 日）

哪些因素易引起阿尔茨海默病

阿尔茨海默病，俗称老年痴呆症，是由于大脑神经细胞发生病变，致使大脑功能逐渐衰退的一种病症，患者的记忆、理解、语言、学习、计算和判断能力都会受影响，严重者生活不能自理。

目前，引起阿尔茨海默病的病因还不完全清楚。但多数学者认为，阿尔茨海默病除了有一定的遗传因素外，还与人的生活环境、饮食习惯、不良生活方式等多种因素有关。

＊ 大脑"挨饿"　大脑的重量只占人体重量的1/40，但其耗氧量却占人体总耗氧量的1/4。经研究证实，人的大脑一旦缺氧，只要持续5～8分钟，就会危及生命。另外，脑细胞对人体内的血糖含量也极为敏感。当人的血糖低于 4 mmol/L 时，大脑就会受到严重的损伤，使人出现头晕目眩、四肢无力的症状，严重者可发生晕厥，甚至昏迷。也就是说当机体缺氧或低血糖，使大脑处于"挨饿"的状态时，易引起阿尔茨海默病。

＊ 用脑减少　研究证实，人在出生后，大脑细胞的数量就不会再增加了。但经常用脑的人，其脑神经细胞间的树突会明显增多。这种变化会使人的思维活跃、头脑灵活。反之，不爱动脑的人，其大脑接收到的信息就匮乏，脑细胞就容易发生老化，就会导致阿尔茨海默病。

＊ 脑血管病变　临床发现，患有脑动脉硬化、脑梗死等脑血管病变的人，也易患阿尔茨海默病。

＊ 酗酒和体内缺乏维生素 B_1　长期大量地酗酒，会抑制大脑皮质的神经活动，使大脑受损。嗜酒者在酒后通常不吃东西，这使他们体内的维生素 B_1 的含量偏低。而维生素 B_1 有维护人的记忆力及动作协调的作用。因此，酗酒和体内缺乏维生素 B_1 的人易患老年痴呆症。

＊ 吸烟　经研究证实，长期大量地吸烟，会损害大脑皮质，使大脑皮质发生萎缩，从而诱发阿尔茨海默病。

＊ 孤独　据报道，丧偶、独居、没有朋友或与子女关系不融洽的老年人，比一般老年人患痴呆概率要高 60%。

＊ 长期便秘　人的粪便中含有许多有毒物质，如氨、硫醇、吲哚、硫化氢等。长期便秘，这些有毒的物质就会被肠道大量地吸收到体内。当被吸收的有毒物质不能被肝脏完全分解时，便会损伤大脑，进而引

起阿尔茨海默病。因此，老年人应积极地治疗便秘，以防发生阿尔茨海默病。

  ＊ **失眠** 睡觉是大脑休息的最佳方式。充足的睡眠时间和良好的睡眠质量可有效地消除大脑的疲劳。据调查显示，睡眠好的人比长期失眠的人寿命长，患阿尔茨海默病的概率也相对低。

  ＊ **不良的饮食习惯** 调查显示，爱吃油条和粉丝的人易患阿尔茨海默病，因炸油条时所用的明矾中含有铝元素，做粉丝的原料中也含有铅元素。动物实验证明，铅和铝均会损伤脑神经。因此，老年人不宜多吃油条和粉丝，以防发生阿尔茨海默病。

（2005 年 5 月 8 日）

中老年人要精心呵护肾功能

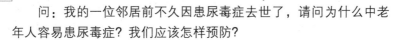

  问：我的一位邻居前不久因患尿毒症去世了，请问为什么中老年人容易患尿毒症？我们应该怎样预防？

衡阳　何××

  肾脏是人体泌尿系统的重要脏器，除有排泄功能外，还有调节水钠和酸碱平衡的作用。若肾脏不能及时排出有毒物质和机体代谢废物，则可能出现肾衰竭，甚至罹患尿毒症。

  为什么中老年人容易患尿毒症

  ＊ **与年龄相关** 诱发尿毒症的原因中，年龄是不可忽视的一个关键因素。肾脏的基本功能单位为肾单位，健康成年人约有 1000 万个肾单位，年龄越大，肾单位越少，储备、排泄、调节功能也相应降低。故而老年人一旦遇到感染、感冒、失血、缺水、肾毒性药物等意外情况，很容易导致肾功能的进一步损伤而发展成尿毒症。

  ＊ **与高血压有关** 高血压发病率随年龄的增长而增加，40 岁以上者多见。高血压患者中的 15％会直接转化为尿毒症。

  ＊ **与糖尿病有关** 2 型糖尿病常见于老年人，年龄越大，患病概率也越大。30％的糖尿病患者有直接转化为尿毒症的可能。

  ＊ **与肾脏疾病有关** 体检发现，17.3％的老年人患有不同类型的

肾脏疾病。所有患慢性肾脏疾病者，最终结局都将转化为尿毒症。

* 与泌尿系统感染有关　慢性肾盂肾炎是尿毒症的第二位因素。

* 与应用药物的毒副作用有关　研究表明，约 25% 的肾衰竭患者与药物的肾毒性有关。

如何预防尿毒症

* 提高对尿毒症的认识　积极预防能导致肾功能损害的疾病发生，已经发生的要控制其发展，并密切监测肾功能，如糖尿病、高血压、贫血等，如果有以上疾病和不适发生，就应到医院做血液、尿液分析，做肾功能（肌酐、尿素氮、肌酐清除率）、肾 B 超，甚至做肾脏穿刺活检，以及肾脏影像学检查等，以明确肾病病因和病理改变等，以便为肾病的治疗提供依据。

* 治疗原发病　原发疾病，如高血压、糖尿病、高尿酸等应控制平稳，减轻防止肾动脉和肾小球硬化的加重程度，以防止这些疾病引发继发性肾脏病，造成肾功能衰退。

* 注意饮水　日常生活中，除一日三餐外，每日应注意喝水，以排除机体代谢废物，降低有毒物质在肾脏中的浓度，避免肾脏受到损害。饮水一般保持在每日 2000 mL 为宜，出汗多时或生病时更要多饮水。若严重脱水或进食困难时，应及时送医院进行静脉补液。

* 积极控制感染　要防止泌尿道和呼吸道感染。

* 平衡膳食　减少盐的摄入，日常饮食要注意以平衡膳食为主。做好荤素搭配，均衡饮食，避免暴饮暴食。摄盐量一般以每人每日 3～6 g 为宜。

* 避免接触有毒物质　如毒品、生物制品、重金属、蛇毒等。一旦接触上述有毒物质而诱发尿毒症时，应采取积极有效的治疗措施。

* 慎用药物　老年人肾功能已明显减退，应尽量不用或少用有肾毒性的药物，如庆大霉素，丁胺卡那霉素，磺胺药以及木通、草乌等中药。

* 科学养生　药补不如食补，食补多用蔬果补，有些中草药中有病虫、农药和有害成分，长期大量服用中草药补品，都可能缓慢地引起肾损害。总之，尿毒症患者一定要积极治疗，早期患者应使肾功能长期稳定在正常范围；晚期尿毒症患者应长期坚持合理透析，这样，患者能存活 10～30 年以上。

（2013 年 7 月 1 日）

老人长期卧床谨防尿道结石

年过七旬的李奶奶，因不慎摔倒以臀部着地，造成第 3 腰椎压缩性骨折，遵医嘱睡硬板床休息了两个月。正当她准备下床活动时，突然感到右侧腰部剧烈绞痛，B 超检查诊断为肾结石。李奶奶和家人十分不解：受伤前体检并未有肾结石，受伤后怎么会发生结石呢……

人体的泌尿系统由肾脏、输尿管、膀胱、尿道组成。肾是泌尿系形成结石的主要部位。长期卧床老人泌尿系结石患病率明显增加，其主要原因是：

• 骨骼的废用性脱钙。由于肢体活动不足，骨骼脱钙，引起高钙尿和尿磷排出增加，在卧床早期特别明显。结果使尿中钙盐饱和度增加，抑制物活性降低，促使泌尿结石形成。

• 长期卧床的患者极易并发尿路感染，特别是截瘫患者由于膀胱功能不全，需要留置导尿，常易合并尿路感染；而所留置的导尿管又可作为异物，成为泌尿结石形成的核心。

如何预防结石

• 多活动，借以减少骨质脱钙，增进尿流畅通。可以进行一些力所能及的床上活动以及一些被动性的活动。

• 不憋尿，多饮水，可稀释尿液，降低尿内晶体浓度，有利于预防结石形成及促使尿石排出，每日饮水量 2000～3000 mL。

• 少吃肉类及动物内脏。因为肉类代谢产生尿酸，动物内脏是高嘌呤食物，分解代谢也会产生高血尿酸，是形成结石的主要成分。

• 少吃盐，饮食太咸会加重肾脏负担，并且会干扰防治肾结石药物的代谢过程。

• 减少钙的摄入，增加钾、镁、锌、焦磷酸盐的摄入；也可服用降低尿钙的药物（正磷酸盐和噻嗪类利尿药），减少肠道对钙的吸收，降低尿石症的发生率。

• 保持尿液引流通畅，尽早除去尿路梗阻因素，如前列腺增生症、尿道狭窄等。

• 治疗和预防尿路感染。留置导尿管的患者应定期更换导尿管（一般一个月更换一次）。

• 其他：戒除咖啡、茶和酒；少食含草酸高的食物，如菠菜、土豆、红茶、豆类、栗子等；少吃糖，食糖后尿中钙离子浓度、草酸及尿的酸度均会增加，可使尿酸钙、草酸钙易于沉淀，促使结石形成。

（2012 年 8 月 1 日）

莫让澡堂成为老年人的"杀手"

在寒冷的冬季，洗个热水澡，可以消除疲劳，维护健康。但不少患有心脑血管疾病的老人因洗澡方式不当，却惹来杀身之祸。从临床急诊来看，因洗澡不当导致的意外时有发生。最常见的有以下几种：

* **冬浴综合征**　据报道，每年约有 10% 的老年人和 20% 的高血压患者在冬季洗澡时晕倒。造成"晕澡"的原因主要是淋浴室的湿度太高，空气污浊，缺氧。其先兆为头晕、胸闷、心慌、出冷汗、眼前发黑等。因此，如洗澡时感到不舒服，应立即停止，并呼叫家人将自己扶到新鲜空气处平卧，下肢抬高 30°；若见效不显著者，宜速送医院救治。

* **澡堂溺水**　澡堂溺水已经成为一种新型溺水，主要以老年群体为主，发生率逐渐升高。在热气腾腾的热水大池里泡澡时间过长，血管扩张，造成脑供血不足；再加上澡堂氧气含量不足，导致低氧血症，身体不受控制，一下子就滑到水池里，发生溺水事故。若抢救不及时，就有生命危险。如果发现有人溺水，周围的人应立即将溺水者抬出水面，清除其口、鼻腔内的水及污物；如果溺水者心跳呼吸停止，应立即进行口对口人工呼吸、胸外心脏按压复苏。

* **卒中**　过高或过低的水温和洗澡时的过度体力消耗，可促使中老年人，特别是高血压患者的血压进一步急剧升高，当升高的血压超过了脑血管管壁的承受力时，血管就会破裂，发生出血性脑卒中；洗澡时如出汗过多，又可导致血液浓缩黏稠，流动缓慢，对原有血压偏低和脑血管原本就不太通畅的中老年人，又可诱发一过性脑供血不足或脑梗死。因此，中老年人应注意洗澡水的温度，掌握好洗澡的时间，不要出汗过多和过劳，以防中风的发生。

* **一氧化碳中毒** 在浴室里放煤球炉取暖或把燃气热水器装在浴室里，或者装在厨房等地方的热水器没有管道把废气抽到室外，室内又封闭，可导致浴室里有大量一氧化碳，一氧化碳和红细胞结合力是氧气的 200 倍。因此，身体和大脑缺氧可造成中毒，严重者死亡。一旦发现或怀疑有人一氧化碳中毒，应立即打开门窗通风，迅速将中毒者转移至空气新鲜流通处，保持平卧，松解衣物，并注意保暖。对神志不清者应将头部偏向一侧，以防呕吐物吸入呼吸道引发窒息。对于昏迷或抽搐者，应迅速送往医院。中毒情况严重者，进入高压氧舱进行抢救。

（2004 年 12 月 1 日）

老人更要警惕这些头痛

几乎每个人都有过头痛的经历，有些人头痛了吃片止痛药、休息一下就会好。但值得警惕的是，老年人突然出现剧烈的头痛往往是严重疾病的先兆症状，一旦延误诊治有危及生命的危险。在此，就常见的致命性头痛疾病及表现介绍如下。

* **脑血管病性头痛** 很多老年人患有动脉硬化和高血压，脑出血的首发症状就是头痛；蛛网膜下腔出血，则会引起剧烈头痛，感觉仿佛刀劈或是爆炸一般。

* **颅内动脉瘤或先天性脑血管畸形** 颅内动脉瘤多为先天性的，平时可隐匿在大脑深处的颅底，若不破裂出血，则不发生头痛，也不损伤神经。如果颅内动脉瘤破裂出血，首先出现的是突然剧烈头痛、恶心呕吐、头胀，犹如天崩地裂，接着是昏迷、抽搐；有时可见一侧眼睑下垂，眼球活动不灵、视力下降或失明等。

* **颅骨骨折或颅内出血** 多为头部受伤之后出现头痛，常表现为短暂的神志丧失，不久就可苏醒，但苏醒后又可再度发生剧烈的头痛，并伴有呕吐、吵闹不安，又渐渐神志不清。要警惕迟发性脑出血。

* **颅内肿瘤** 老年是肿瘤的高发阶段，90% 以上的老年脑肿瘤患者存在头痛症状。这种疾病的头痛常发生在早晨四五点钟，患者往往在熟睡中被痛醒，起床活动后，到上午八九点钟，头痛症状会逐渐减轻，以至消失。

颅内肿瘤患者除清晨头痛外，还常伴有恶心、呕吐及局灶神经功能障碍等症状。因此，当老年人经常出现清晨头痛的症状或伴有恶心、呕吐等症状时，应考虑是否患颅内肿瘤的可能。

* **头面部神经痛** 头面部疼痛以三叉神经痛最为常见。疼痛常在刷牙、洗脸、剃须时突然发作，表现为一侧面部剧烈头痛，如刀割火灸一般。每次发作时来得快，去得也快，持续时间从数秒到数分钟不等。有时头痛发作还会引起面部肌肉抽搐、眼结膜充血等其他症状。

（2014年10月1日）

老人睡前用热水洗脚好处多

医学典籍指出："人之有脚，犹似树之有根，树枯根先竭，人老脚先衰。"说明预防衰老应从腿部保健做起，睡前用热水洗脚就是一个好方法，冬天随着气温逐渐降低，睡前用热水泡脚还有保暖作用，更为老人所喜爱。

睡前用热水洗脚六大好处

* **调节血液循环** 中医学认为，双脚是运行气血、联络脏腑、沟通内外、贯穿上下经络的重要起始部位，故有"第二心脏"之说。脚离人体的心脏最远，负担最重，因而最容易导致血液循环不良。足浴之水的温热作用可扩张足部血管，促进足部和全身血液循环。

* **促进新陈代谢** 热水足浴调整了足部和全身的血液循环，进而调节各内分泌腺体分泌各种激素，如甲状腺分泌的甲状腺激素，肾上腺分泌的肾上腺激素，这些激素均能促进新陈代谢，有延缓衰老的作用。

* **消除疲劳** 用热水浸泡双足能降低血液中的乳酸，恢复疲劳。可见，热水足浴是消除身体疲劳最简单有效的办法。

* **安神助睡眠** 足部有丰富的神经末梢和毛细血管，用热水泡脚对其有温和良好的刺激作用。这种刺激对大脑皮质有抑制作用，使兴奋的交感神经顺利地向副交感神经转换。副交感神经兴奋使人处于安静休息状态，从而改善睡眠，消除失眠症。

* **防治疾病** 脚是人体的多汗部位之一，由于潮湿的缘故，容易引起真菌感染，产生脚癣。经常洗脚，患脚癣的机会就会减少。冬季易患普通感冒，发热而不出汗，热水洗脚可使全身发汗，有利于体温下降，减轻感冒症状。

＊ **延年益寿** 睡前用热水泡脚是我国传统的保健方法之一。据报道，湖南省桃江县范香秀老人在 106 岁时背不驼、眼不花、耳不聋，拄拐还能走两里路，她的生活习惯之一就是睡前用热水泡脚。

热水泡脚注意事项

＊ **水温** 以 40℃～50℃ 人体感觉暖和舒适为宜，要边洗边加热水以保持水温。泡脚时间不宜过长，以 15～30 分钟为宜。洗脚时水量以淹没脚踝为好，双脚浸泡时，同时用手缓慢、连贯、轻松地按摩双脚。

＊ **泡脚时间** 避免在过饱、过饥或进食状态下泡脚，因为热水泡脚会加快全身血液循环，容易出现头晕不适的情况。饭后半小时内不宜泡脚，会影响胃部血液的供给，影响消化。

＊ **身体有恙不宜泡脚** ①病情严重的心脏病、低血压患者，用热水泡脚后会扩张体表血管，全身血液会由重要脏器流向体表，导致心脏、大脑等重要器官缺血缺氧，有增加心血管事件的危险。②糖尿病患者应特别留意水温的高低，因为这类患者的末梢神经不能正常感知外界温度，容易被烫伤，引发感染的严重后果。③足部有炎症、皮肤病、外伤或皮肤烫伤者也不宜泡脚，容易造成伤口感染。

＊ **足浴盆要经常清洗消毒** 足浴盆清洁不彻底或者桶壁内没有进行抗菌处理，脚上细菌就容易残留在桶壁内，造成重复感染。

（2015 年 1 月 1 日）

老年人双下肢水肿莫大意

老年人双下肢水肿，多数都认为是随着年龄增长，机体老化、功能衰退和肌肉松弛造成的，不是什么病，更用不着治疗。殊不知，除老年人生理性水肿外，多数下肢水肿都是疾病引起的信号，甚至会危及生命，不容忽视。

＊ **肾性水肿** 水肿多从脸部开始，最初是早晨起床后眼睑水肿，发展迅速，多见于慢性肾炎或肾病综合征、糖尿病性肾病等。由于肾血流减少，钠、水潴留，毛细血管通透性增加，尿蛋白丢失，使组织间隙液聚集而引起。

＊ **心源性水肿** 从双下肢脚踝开始，逐渐发展到全身，多见于冠心病和高血压性心脏病。当各种心脏病发生右心衰时，由于静脉血液

不能顺利回流，引起静脉内压力升高，体液漏出进入组织间隙，引起水肿。

＊**肝性水肿**　首先出现踝部水肿，逐渐向上蔓延，最后发展到全身水肿，多见于肝硬化、肝坏死、肝癌、急性肝炎等。因肝硬化时肝脏细胞破坏，门静脉压力增高，以及肝衰竭时血浆白蛋白过低等所致。

＊**营养不良性水肿**　见于多种病理情况，继发性摄食不良（厌食、重大疾病时的食欲缺乏、胃肠疾患、精神神经疾患等）、消化吸收障碍、排泄或丢失过多以及蛋白质合成功能受损等，严重时出现全身性水肿。

＊**甲减黏液性水肿**　甲状腺功能不全导致甲状腺素缺少，面部及双下肢出现蜡样水肿，用指头按压不出现凹陷性改变。多见于原发性甲减或甲亢手术甲状腺切除过多或放疗破坏甲状腺功能。

＊**深静脉血栓**　下肢深静脉血栓引起血液回流不畅，导致下肢水肿。

若出现双下肢不明原因的水肿，千万不要不当回事，更不要乱用药。必须及时到医院查明原因，做到早诊断，早治疗。

（2015 年 6 月 1 日）

中老年要防肺栓塞

老王患有高血压、高血脂、冠心病，还有下肢静脉曲张。这天一大早到医院去做 CT 检查，患者多，老王在候诊室坐了近 3 个小时，护士才叫到自己。老王早饭没吃，水也没喝，一站起来就感到头晕，呼吸困难，剧烈胸痛，接着就什么也不知道了。醒来时已躺在医院的病床上，医生说，老王是久坐加上脱水，发生了肺栓塞。

肺栓塞是指静脉或动脉系统血栓性或其他性质的栓子（如气体、羊水、脂肪、肿瘤组织等），进入肺动脉及其分支，阻断组织血液供应所引起的临床综合征。造成肺栓塞的危险因素都有哪些，在日常生活中如何及时发现，及时治疗呢？

＊**年龄与季节——好发人群莫忽视**　栓塞的发生率随着年龄的增

长而增加。循证医学资料显示，好发年龄为 50～80 岁，占总发患者数的 77.5％，而且每增加 10 岁，危险性增加 2 倍。冬春季节多发。因此，50 岁以上者在冬春季节要特别当心。

＊ 血栓性静脉炎和静脉曲张——血栓来源要早治　血栓性静脉炎和静脉曲张容易引起深静脉血栓的形成，是引发肺栓塞的元凶。因此，有这两种疾病者要及早治疗，以防后患。

＊ 全身性疾病——谨慎防治莫侥幸　中老年人常见的慢性心肺疾病，如风湿性心脏病、心肌病、慢性阻塞性肺疾病、先天性心脏病、冠心病、高血压，以及肾病综合征、心房颤动伴心力衰竭患者，容易发生肺栓塞。对于这些慢性病患者，一旦出现剧烈胸痛、呼吸困难等症状，要及时就医及时治疗。

＊ 创伤、手术——积极预防可免祸　一些创伤如胫骨骨折、骨盆骨折、大面积烧伤等，也是形成肺栓塞的因素。在治疗这些疾病时，只要注意预防，就可以避免肺栓塞的发生。

＊ 肿瘤——治疗过程中要当心　恶性肿瘤患者易并发肺栓塞，可能与体内凝血机制异常有关。常见肿瘤如肺癌、泌尿道癌、结肠癌、胃癌、乳腺癌等，都有可能会并肺栓塞。因此，肿瘤患者在治疗过程中要警惕肺栓塞。

＊ 制动——多做被动活动最重要　久病卧床不起，如下肢骨折、偏瘫、手术后、重症心肺疾病及健康人长期卧床或长途乘车时，肢体活动减少，血流速度减慢到最低点，就会引起深静脉血栓，从而引起肺栓塞。对这些患者，家属要定期为其做被动活动。

＊ 其他　如肥胖，也是引发肺栓塞的因素，肺栓塞随体重的增加发生率增加；脱水、某些血液病、代谢性疾病及静脉内插管等也易引起肺栓塞，需要引起重视。

（2013 年 6 月 1 日）

老年人溃疡病缘何不"报警"

年过七旬的陈翁，清晨外出散步，突感腹胀、头昏、呕吐鲜血，在如厕时又发现大便呈柏油样，继起晕倒，被 120 急救入院。经胃镜检查确诊为"胃溃疡出血"。家属很纳闷，缘何老年人溃疡病不"报警"？

溃疡病多以上腹部节律性、周期性疼痛为主要特征。但有些患者虽有胃黏膜溃疡，却缺乏上腹部节律性疼痛的症状，临床上称为无痛性溃疡病，其中 90% 以上是老年人。

为啥出了问题而不发信号呢？现代医学研究表明，这是因为疼痛警报系统失灵造成的，多见于以下几种情况：

- 一些老人对疼痛敏感性差，约 40% 的人并无明显腹痛。

- 一些老年患者平时经常服用解热镇痛药物或糖皮质激素类药物，能对疼痛产生抑制作用，因此这些患者如果再患有溃疡病则不易感觉到疼痛。

- 老年人胃肠道平滑肌张力降低，发生溃疡病后不易引起胃肠痉挛，因而出现疼痛的概率减少。加之老年人胃酸分泌功能减低，对溃疡面的刺激减轻，也使得他们患有溃疡病后不容易表现出疼痛。

- 老年人在患有溃疡病的同时还合并有慢性支气管炎、肺气肿等疾病，由于咳嗽、咯痰、胸闷、气短等症状相对较重，溃疡病的疼痛症状反而被掩盖，这些都使得老年人在患有溃疡病后不易表现出疼痛。

值得警惕的是，无痛性溃疡病比一般溃疡病严重得多，有的发病开始就发生出血，出血量大，不易停止，往往发生失血性休克、穿孔，若抢救不及时可危及生命。个别老年患者可因出血较多，血压急骤下降而诱发脑血栓形成和心肌梗死，甚至发生猝死也并不鲜见。所以，对无痛性溃疡病一点也不能掉以轻心。

（2008 年 12 月 9 日）

老年男性应防排尿性晕厥

年过七旬的张先生，日前，午夜起来排尿时，突然出现头昏眼花，下肢发软，昏倒在地，神志不清，约 2 分钟后自行苏醒。次日来院拍脑 CT 未见异常。被诊断为排尿性晕厥。

老年人排尿时为何会突然发生晕厥呢？这是因为，人在睡眠时迷走神经张力增加，肌肉松弛，血管扩张，血压降低，心率减慢。若这时匆忙起床排尿，体位从平躺突然变成直立，会产生直立性低血压，大脑突然短时间内缺血，从而发生晕厥。如果排尿速度太快，会使膀胱体积突然缩小，腹腔内压力下降，静脉血回流减慢，血液壅积在盆腔内，这也可能导致一时性血压下降。此外，膀胱突然缩小还可引起迷走神经兴奋性过强，抑制心脏收缩功能，反射性地引起血压下降。

排尿性晕厥表现为极短暂的头晕、眼花、胸部不适感，有的则无任何征兆，仅是猝然倒地。一般来说，晕厥发生 2～3 分钟后患者即可自行苏醒，且不留后遗症。因此排尿性晕厥的危害主要是由于摔倒所造成的各种严重后果，比如骨折、中风等。

如何预防老年人排尿性晕厥呢？

1. 睡前不宜过多地喝水，上床之前不管有无尿意都上一次卫生间，尽量避免夜间小便或减少小便次数。

2. 不要憋尿。尿意憋得越久，膀胱就越充盈，小便时腹压骤减的程度就越大，引起反射性低血压的可能性也越大。

3. 不管是夜间还是白天，都应该避免做体位突然大幅度变化的活动，高龄老人尤其如此。改变体位时动作应缓慢，不能性急。久坐或久卧之后，起身之前应有一个缓慢的适应过程。有人建议老人夜间起床时做到"3 个半分钟"，即醒后在床上躺半分钟，接着在床上坐半分钟，然后移到床边，双下肢着地在床沿上再坐半分钟。经过这样一个过程，人体的神经系统和骨关节运动系统才能调整、适应过来，避免因体位突然改变造成的血压骤降。

4. 有排尿性晕厥病史或小便时曾有过头晕、胸闷病史的患者，如厕时应尽量采取坐位排尿。便池旁边最好安装扶手。

5. 家人发现老人发生排尿性晕厥时，不要慌乱，在拔打"120"的同时，应立即让患者平卧，抬高其下肢 15 分钟，以增加回心血量。应解开患者衣领和腰带。如果患者发生呕吐，则应将其头倾向一侧，以防呕吐物回流或被患者吸入气管引起窒息、吸入性肺炎。当患者神志恢复后，可扶其至坐位继而慢慢站起，不能急于让患者站起来。

（2010 年 4 月 1 日）

关注老年人结核病刻不容缓

据报道，中国是全球 22 个结核病高负担国家之一，结核病患者数居世界第 2 位。2005 年全国法定报告传染病疫情显示：与 2004 年相比，肺结核发病率上升 29.03%。全国结核病抽样调查显示：60 岁以上结核病患者占全部肺结核的 39.3%。

老年人肺结核的特征

* **发病率高** 据资料显示，老年人患肺结核为儿童的 26 倍，比成年人高 70%，于 60~70 岁达到高峰。原因是结核分枝杆菌可在人体内长期潜伏，其中有 5%~8% 的人在感染后几年甚至几十年中，处于静止不活动状态。当老年人由于全身免疫功能下降，肺组织弹性减弱，呼吸道分泌功能减低时发病。

* **症状不典型** 由于老年人病况和生理的特点，约半数的老年肺结核发病隐匿，较少有典型的低热、盗汗等症状，当出现咳嗽、咯痰、气喘等症状时又常被认为是慢性支气管炎而不予以重视。既使进行了 X 线检查，但因胸部 X 线表现半数以上不典型而被忽略。因此，老年肺结核误诊、漏诊的极多。

* **合并症多** 老年肺结核患者可合并有多种老年性疾病，最常见的是慢阻肺、硅沉着病（矽肺）、糖尿病和心血管疾病，这些基础疾病，尤其是糖尿病患者合并肺结核的发生率比非糖尿病患者高 2~4 倍，且暴发型肺结核多见。

* **难治性病例多** 老年肺结核的难治性表现在老年患者感染菌株的耐药率高以及合并症多。这是造成难治性肺结核，甚至是不治之症的罪魁祸首。

* **危害性大** 老年结核病患者是结核病传染的重要源头，一个传染源可导致 10～20 名健康人感染结核分枝杆菌。临床工作中已发现不少儿童结核病是家里老年人传染的。

　　＊ 死亡率高　有调查资料表明，老年肺结核的死亡率 10 倍于全人口肺结核死亡率。

　　遏制老年人肺结核的对策

　　＊ 加深认识　要警惕各种不同原因引发的免疫功能低下、慢性酒精中毒、营养不良以及患有硅沉着病、糖尿病等老年人特别容易患肺结核。

　　＊ 关注易感因素　如不明原因的体重减轻、贫血、低蛋白血症等，尤其当出现低热、乏力、盗汗等结核中毒症状者更要警惕。

　　＊ 重视可疑症状　凡有咳嗽、吐痰等可疑症状 2 周以上不愈的老年人，均应进行胸部 X 线和痰结核菌检查，以便确诊。

　　＊ 早诊早治　一旦确诊为肺结核病，及时遵循"早期、联合、适量、规律、全程"的原则，合理用药。在治疗过程中针对不同的并发症，兼顾其他疾病，协调用药。

　　＊ 切断传染途径　结核分枝杆菌通过呼吸道传染，因此禁止随地吐痰，对带菌阳性患者的痰、日用品，以及周围的东西要加以消毒处理。

　　＊ 增加营养　在使用抗结核药的同时必须增加机体抵抗力，加强营养，力求达到高热能、高蛋白质、高糖类、高维生素的膳食摄入，同时禁烟、戒酒。

（2006 年 3 月 24 日）

前列腺增生并发症的危害不容忽视

　　前列腺增生症是老年男性的常见病，多发病。其主要特征：前列腺体积增大；膀胱出口阻塞；有排尿困难、尿频、尿急等下尿路症状。遗憾的是，在我国大多数老年人对该病重视不够。有人认为是老年病，年龄大了，大多数人都会如此，不必着急治疗；也有的人面子观念强，觉得难以启齿，不好意思到医院就诊；也有的人怕给家人增添麻烦，一拖再拖；还有些人盲目地偏听、偏信虚假医疗、药品广告而耽搁病情。殊不知，前列腺增生可能带来的危害，甚至引起一系列危及生命的并发症。

前列腺增生的危害

* **感染** 俗话说："流水不腐。"膀胱内的残余尿液就像一潭死水，一旦细菌繁殖就会引起难以控制的感染，表现出夜尿次数骤增、尿急、尿痛、畏寒、发热甚至感染性休克。

* **血尿** 前列腺增生时前列腺表面血管扩张、充血，可以发生无痛性血尿，若前列腺增生常合并炎症和膀胱结石时，可使血尿症状更为明显。这种血尿常常是间歇性的，可为镜下血尿，也可为肉眼血尿，多数出现在排尿后。

* **膀胱结石** 前列腺增生的老年人常因下尿路梗阻而导致尿滞留，尿液中结石盐沉积成核，继之形成膀胱结石。

* **急性尿潴留和尿失禁** 过多的残余尿可使膀胱失去收缩能力，滞留在膀胱内的尿液逐渐增加。当膀胱过度膨胀时，尿液会不自觉地从尿道口溢出，这种尿液失禁的现象称为充盈性尿失禁，常导致尿路感染。

* **肾脏损害甚至引发尿毒症** 这是由于增生的前列腺压迫尿道，膀胱需要用力收缩，久之膀胱肌肉会变得肥厚。如果膀胱的压力长期不能解除，残余在膀胱内的尿液逐步增加，膀胱肌肉就会缺血缺氧，变得没有张力，膀胱腔扩大。最后膀胱里的尿液会倒灌到输尿管、肾盂引起肾积水，严重时出现尿毒症。

* **诱发疝等疾病** 有的前列腺增生症患者会出现排尿困难症状，须要用力和憋气才能排尿。由于经常用力，肠子就会从腹部薄弱的地方突出来，形成疝；因排尿困难，腹压长期增加会引起患者出现痔、脱肛、下肢静脉曲张。

* **性功能障碍** 前列腺疾病会导致性神经的兴奋性受损，出现遗精、早泄等症状，甚至出现阳痿或完全丧失性功能。

前列腺增生症应如何治疗

* **密切观察** 症状轻微不影响生活质量的患者无需特殊治疗，但必须密切观察。

* **药物性治疗** 可在医生指导下，应用有关药物，如 α 受体阻滞剂，5α-还原酶抑制剂和植物性药物等。

* **手术治疗** 梗阻严重，残余尿量多，而药物治疗效果不佳，身体状况较好，能耐受手术者可经微创手术治疗（TURP），是一种无需开刀治疗方法，经尿道前列腺切除手术或传统性前列腺切除术。

* **其他治疗** 激光治疗；尿道热疗等。

（2013 年 5 月 1 日）

憋尿的危害

众所周知，正常排尿不仅能排出身体内的代谢产物，而且对泌尿系统也有自净作用。膀胱是一个肌肉发达的储尿、排尿器官，尤其排尿更是靠它的强力收缩才能得以维持。长时间的憋尿，膀胱持续极度膨胀，肌纤维就像我们平时常见的橡皮筋，长期处在过度拉伸状态后，往往会失去原有的弹性。长此以往，会导致膀胱肌肉逐渐变得松弛无力，收缩力量变弱，进而出现排尿不畅、排尿缓慢等现象。甚至会憋出危及生命的大病来，这并非危言耸听。

＊搓麻将导致膀胱破裂　年过花甲的黄大爷，与村里几位老人相聚在茶馆搓麻将。由于当晚他的"手气"特别好，虽然尿急也不肯上厕所，他迷信"撒泡尿，输一吊"，他怕"撒泡尿"之后会霉了"运气"。因此，从当晚的7时多一直憋尿到第二天凌晨。一声咳嗽，突然间他感到肚子剧痛难忍，被同桌牌友急送医院，经检查发现他是由于憋尿太多而导致膀胱破裂，并引起了腹膜炎。幸亏急诊手术，否则性命难保。

＊憋尿造成的"心"病　很多人都有过这样的经验，当憋尿时，可明显感觉小腹发胀，时间越长，情绪会越急躁，身体也出现诸多的不适。这都是因为憋尿使膀胱充盈，至交感神经过于兴奋所致。正常人尚且如此，尤其是患有高血压的老人，在憋尿时引起的生理和心理双重紧张诱导下，血压会升高，心跳会加快，甚至出现心绞痛、心律失常等症状，严重的还会导致猝死。

＊尿路感染　正常排尿不仅能排出身体内的代谢产物，而且对泌尿系统也有自净作用。有研究调查表明，尿流不通畅者，尿路感染的发生率较正常者高12倍。顽固的细菌性膀胱炎有时候还会逆行到肾脏引起更严重的肾盂肾炎。长期反复的慢性感染还会造成肾功能损害，甚至尿毒症。

＊憋出膀胱癌　憋尿还会使尿液中的有毒物质不能及时排出体外，延长了尿液中致癌物质对膀胱的作用时间长了，容易诱发膀胱癌的发生。据美国科学家研究报道显示，有憋尿习惯者，患膀胱癌的可能性要比一般人高出3～5倍。

＊憋出结石　憋尿使尿液在膀胱停留时间，尿中晶体析出增加，更容易结晶聚集，长此以往，会形成膀胱结石。

若能注意以下几点，有助于避免憋尿诱发的危害：

● 老年人有了尿频的症状，一定要顺应它，不能嫌麻烦而长时间憋尿，以免因小失大。

● 积极治疗原发病症，如前列腺炎或泌尿系感染、结石等。

● 排尿时动作要慢，不要突然屏气用力。

● 冬季应注意下身保暖，少饮酒和少食用刺激性食物。对于排尿性晕厥的预防，除睡觉时不要憋尿外，起床小便时，最好先在床边小坐片刻，随后再站起来走动。

（2011 年 10 月 12 日）

甲下恶性黑色素瘤易误诊

某男士左趾伤后甲下反复出血、流脓，曾在某基层医院拟诊为左趾甲沟炎，以高锰酸钾溶液浸洗及四环素眼膏外涂包扎。2 个月后创面仍然不愈合，又在局麻下拔甲，刮除肉芽样组织。3 个月后因创面经久不愈于 2002 年 11 月来我院就诊，见左趾外侧缘趾甲缺损，隆起的褐红色肉芽样组织中夹杂着浅蓝色组织，即行活组织检查，诊断为恶性黑色素瘤，术后给予化疗和干扰素治疗，伤口愈合后步行出院。

恶性黑色素瘤是一种少见的极恶性癌，又称痣癌或色素痣，常有家族史，多为常染色体显性遗传。恶性蕉斑样痣、发育不良黑色素细胞痣、交界痣等黑痣或色素痣。发病原因不明，一般认为与内分泌有关，受长时间日光照射、创伤刺激、不彻底的烧灼或活体检查、免疫功能低下、病毒感染等可诱发本病。甲下恶性黑色素瘤多发生于中老年人，男性略多于女性，好发于下肢，常见于足趾。本病例由于早期自觉症状不明显，未加介意而被误诊，加之首诊医生对本病认识不足，仅按甲沟炎、甲下其他疾患诊治，进行拔甲、扩创，造成对肿瘤的恶性刺激，致病情加重，肿块破溃后流血、化脓，同侧腹股沟淋巴结转移才得以确诊，应视为教训。

从本病例较长时间的误诊中看出，凡有以下情况者，医患双方均应想到恶性黑色素瘤的可能：有甲下黑线或黑褐色病变突然增大，尤其在 45 岁以上者；指（趾）外伤后持续存在甲下损害的症状；病情发展迅速，局部溃烂严重者；按甲下损伤治疗经久不愈者。应及时切取甲下组织行病理学检查，以及早明确诊断。

甲下恶性黑色素瘤诊断一旦成立，应及时行截指（趾）术。病程较长或者区域性淋巴结肿大者，还应及时进行区域性淋巴结清除，必要时结合免疫和干扰素等治疗，有可能提高疗效。切忌不完整的切除或化学烧灼，反而促其扩散或转移，应看做禁忌证。

（2003 年 1 月 20 日）

警惕湿疹样癌

年近古稀的罗翁，右侧阴囊皮肤潮红、渗出、瘙痒，并出现丘疹、结痂 3 年有余。他奔走于多家医院，医生都是按"慢性湿疹及神经性皮炎"进行治疗。用药后病变虽有短期好转，但始终得不到彻底治愈。近半年来，病变局部渗出液开始逐渐增多，而且有一股难闻的臭味。罗翁赶紧再次到医院检查，与以往不同的是，医生在他的右侧阴囊部位看到了约 2.5 cm 的一块溃疡及疣状肿物。做病理切片一看，报告结果为"阴囊 Paget 病"。

什么是 Paget 病

早在 1874 年，外国人 Paget 首先描述了发生在乳头、乳晕部位的一种形似湿疹的病变，该病后来被命名为 Paget 病。1889 年又有学者报道说，在某些男性患者的阴囊部位同样发现了类似的病变。由于该病多有瘙痒、丘疹、潮红、渗出、结痂及脱屑等类似湿疹的表现，故又称之为湿疹样癌，是一种少见的阴囊皮肤恶性肿瘤，临床很容易误诊为阴囊皮肤慢性湿疹或皮炎。由于本病在得到确诊前经历的时间较长，一般可达数月至数年之久，因此稍一疏忽，很容易造成误诊、漏诊。

怎样看待 Paget 病

第一，要提高对本病的认识。阴囊 Paget 病好发于 50 岁以上的老年人。凡阴囊、会阴等大汗腺丰富部位的皮肤出现了湿疹样改变，就应该想到 Paget 病的可能。本病病变初起为小片水疱状皮疹或鳞屑性红斑，边界清晰，搔抓后表面糜烂、渗液、结痂。痂片脱落后皮肤呈疣状增生，且逐渐向外浸润，形成糜烂与红斑交错相间的粗糙皮损，常因继发感染而有令人作呕的臭味。

第二，凡上述部位皮肤有湿疹样改变，经 1～2 月按湿疹等治疗没有明显好转或很快又复发者，尤其是合并慢性溃疡、疣状肿物者，应及时到有条件的医院进行全层皮肤病理检查，以便及时得到确诊。

第三，虽然本病具有发展缓慢、转移较晚的特征，但也不要忽视治疗。一经确诊，应早期在皮肤损害区进行大范围的皮肤切除，并做快速冰冻切片病理检查。如果病理报告发现病变已累及真皮层后，应果断地实施包括同侧阴囊、睾丸、精索在内的扩大切除术，以求达到根治。

第四，本病临床上大多伴有局部感染而使腹股沟淋巴结肿大，不要草率地误以为癌症已经转移而放弃治疗。即便发现腹股沟淋巴结有转移征象者，也应该进行髂腹股沟淋巴结清扫，以提高临床治愈率。

（2003 年 11 月 27 日）

沉迷麻将桌　当心"麻将病"

打麻将是老人喜爱的一种娱乐活动，它可以调节精神，丰富生活，开动脑筋，减缓智力衰退，延缓机体内器官老化，对身心健康确有一定好处的。然而，搓麻将成瘾，则会给身心健康带来很大的危害，甚至惹上杀身之祸。

打麻将可导致的常见病有哪些

* 猝死　年逾七旬的张先生，有冠心病史。不久前，他刚吃完晚饭，就高兴地与熟人打麻将。一开始就和了一把"杠上花"。第二局开始没多久，他抓起一张牌，翻开来看时，突感胸痛，倒在麻将桌上。牌友赶紧把他送到医院，被诊断为心源性猝死。虽经全力抢救，却无力回天。

* 脑溢血　年仅 47 岁的农大嫂，既往有头痛史。起病前得知儿子找到了一份好工作，心情很好，特邀牌友打麻将。这位农大嫂手气出奇地好，连赢 2 盘。此时，3 位牌友还没有来得及给钱她就笑着歪倒在麻将桌上，被送到医院已昏迷不醒，经脑血管造影（CTA）诊断为脑动脉瘤破裂出血。

* 脑梗死　65 岁的李先生被送进医院时，口齿不清，嘴巴歪斜，左侧肢体瘫痪。家人告诉医生，1小时前晕倒在麻将桌上，此前他正和邻居们通宵达旦地搓麻将。次日，经磁共振检查脑部诊断为大面积脑梗死。

* **痔疮** 久坐搓麻将，可致肛门部直肠静脉丛血液回流受阻而曲张、淤血成痔。

* **前列腺炎** 长时间搓麻将，可导致前列腺充血或长期憋尿，会损伤膀胱，造成前列腺疾病。

* **神经衰弱** 玩麻将者精神始终处于过度紧张状态，长此以往易诱发乏力、疲劳、激怒、头痛、失眠、注意力不集中等神经衰弱症状。

* **腰肌劳损** 久坐之后腰肌提直，使椎间盘和棘间韧带长时间呈绷紧状态，不能转身和仰卧，腰背酸痛和僵硬，同时骨盆和骶骨关节长时间负重而影响下肢血液循环，从而出现两腿麻木和肌肉萎缩。

* **"麻将肩"** 虽然打牌时只是双手在牌桌上平举，没有做过多的大动作，但是长期在桌面上，以肩部与手部肌肉维持收缩姿势，易导致肩颈肌肉紧绷、手臂酸麻，这就是"麻将肩"的表现。

* **感染性疾病** 据检测，一只麻将牌上可沾染800多万个致病微生物，其中有大肠埃希菌、金黄色葡萄球菌、链球菌、结核分枝杆菌及各种病毒，搓麻将时用手摸牌，手上沾染了很多细菌，如果再用手和嘴接触，极易感染上肠炎、痢疾、肺结核等传染病。

如何避免麻将病

• 凡未得到有效控制的高血压、糖尿病、冠心病等血管病患者，忌讳打麻将，以防过于兴奋和激动引发引发中风、心绞痛、心肌梗死，甚至发生猝死。

• 患有多种疾病者，切勿长时间打麻将，睡眠不足、饮食不规律，尤其不要忘记服药，以免诱发原发疾病的加重或危象的发生。

• 要把搓麻将做为一种娱乐、消遣，要心平气和，不要为一张牌争得面红耳赤，不要将胜负看得太重，更不要赌钱。

• 切忌放下碗筷立即搓麻将，紧张的用脑，则会减少肠胃的血液供应，造成消化不良与肠胃病的发生。

• 切忌长时间久坐并保持同一姿势，最好打三两圈就起身活动一下肢体，或者坐一会后就换一个坐姿，做一做揉揉肩膀、转转腰身等活动。

• 在打麻将前后应当洗手，中途不要嗑瓜子或者以手拿食物吃，与此同时还要将麻将牌常常清洗并放置日光下暴晒。

（2012年10月8日）

　　本书与一般医学教科书不同之处，就在于以典型病例为引导，突出说明大家最关心、最需要解决的问题，结合浩瀚的文献资料，对举例患者的各种各样罹病诊治过程、疗效、转归以及诊断治疗中的经验教训，进行了理论联系实践的精心剖析。对每一病案都有相应的一段"体会与启示"。冀图把医学科学技术、防病治病方法、医学保健措施让人民群众掌握，用在自我保健上，从而达到防病的目的。使读者一书在手，茶余饭后，随时翻阅，几分钟便可读完一篇。然而，本书所收集的文章，完全保持了发表时的原状，由于时代变迁，医学科学技术的不断发展，有的文章已时过多年，有些观点和诊疗方法已跟不上形势；另外，本书收录的文章参考了一些文献资料，限于篇幅未能一一标注，在此表示感谢并致歉。本书内容涉及面广，编者才疏学浅，疏虞之处，在所难免，望各位不吝赐教，不胜感谢。

　　本书正式出版，得到多方支持和协助。特别要感谢湘雅医院孙虹院长等领导，急诊科主任李小刚、副主任李湘民、张娟教授，宣传部佘丽莎主任、罗闻副主任的鼎力支持。还有卢晓琴博士、李进军硕士为本书多方收集发表的原稿、摄影家言浩生为本书策划提供宝贵意见、湖南科学技术出版社和梅志洁等编辑为本书出版的支持和帮助，凡此等等，我谨表示衷心的谢意。

　　在这里，我还要感谢我的夫人李惠明教授。她不仅是我的每篇文章的第一读者，更是第一审稿者，这次编辑本书，实际承担了全部编务工作，付出极大的辛劳，倾注了她的心血。

图书在版编目（ＣＩＰ）数据

珍爱生命 ——湘雅医院知名急诊专家手记 / 罗学宏著. -- 长沙 ：湖南科学技术出版社，2018.1
ISBN 978-7-5357-9478-9

Ⅰ．①生… Ⅱ．①罗… Ⅲ．①急诊－临床医学 Ⅳ.①R459.7

中国版本图书馆 CIP 数据核字(2017)第 213736 号

ZHENAI SHENGMING XIANGYA YIYUAN ZHIMING JIZHEN ZHUANJIA SHOUJI
珍爱生命——湘雅医院知名急诊专家手记

著　　者：罗学宏
策划编辑：梅志洁
文字编辑：唐艳辉
出版发行：湖南科学技术出版社
社　　址：长沙市湘雅路 276 号
网　　址：http://www.hnstp.com
湖南科学技术出版社天猫旗舰店网址：
　　　　　http://hnkjcbs.tmall.com
邮购联系：本社直销科 0731-84375808
印　　刷：湖南省汇昌印务有限公司
　　　　　（印装质量问题请直接与本厂联系）
厂　　址：湖南省长沙市开福区东风路福乐巷 45 号
邮　　编：410003
版　　次：2018 年 1 月第 1 版
印　　次：2018 年 1 月第 1 次印刷
开　　本：710mm×1000mm　1/16
印　　张：22.75
字　　数：380 000
书　　号：ISBN 978-7-5357-9478-9
定　　价：46.00 元